现代实用医学技术与临床应用系列

SHIYONG ERKE
JIBING LINCHUANG ZHENZHI YAODIAN

实用儿科
疾病临床诊治要点

李 建 刘 蜜 丁秀芳
刘翠婷 宫 文 陈丽琼 主编

中山大学出版社
SUN YAT-SEN UNIVERSITY PRESS
·广州·

图书在版编目（CIP）数据

实用儿科疾病临床诊治要点/李建等主编 . --广州：中山大学出版社，2024.8.
（现代实用医学技术与临床应用系列）. --ISBN 978-7-306-08205-3

Ⅰ. R72

中国国家版本馆 CIP 数据核字第 20249WD175 号

出 版 人：王天琪
策划编辑：谢贞静　陈文杰
责任编辑：谢贞静
封面设计：曾　斌
责任校对：舒　思
责任技编：靳晓虹
出版发行：中山大学出版社
电　　话：编辑部 020-84111996，84113349，84111997，84110779
　　　　　　发行部 020-84111998，84111981，84111160
地　　址：广州市新港西路 135 号
邮　　编：510275　　　　传　真：020-84036565
网　　址：http://www.zsup.com.cn　　E-mail：zdcbs@mail.sysu.edu.cn
印 刷 者：广东虎彩云印刷有限公司
规　　格：787mm×1092mm　1/16　10.75 印张　290 千字
版次印次：2024 年 8 月第 1 版　2024 年 8 月第 1 次印刷
定　　价：45.00 元

编 委 会

前　言

　　儿科学是全面研究儿童的身心发育、保健以及疾病防治的综合医学科学，凡涉及儿童的健康与卫生问题都属于儿科学范围。当前医学发展迅速，新理论、新技术不断涌现，极大地提高了儿科学的诊疗水平。儿科医师担负着保障儿童从胎儿期到出生后发育成熟全过程中体格、精神、心理发育健康及疾病防治的重任，因此，需要不断学习新知识，掌握新技术，才能更好地为患儿服务。

　　本书首先介绍了有关儿童生长发育的内容，然后重点介绍了儿科临床常见病、多发病的诊断和治疗，涉及新生儿疾病、呼吸系统疾病、消化系统疾病、循环系统疾病、血液系统疾病等内容。全书立足临床实践，内容精炼，重点突出，选材新颖，实用性强，适合于各基层医院的儿科住院医师、主治医师及医学院校的本科生、研究生参考使用。

　　儿科学内容广泛，涉及相关学科多，新技术、新进展层出不穷，书中不足之处，敬请同行和广大读者提出宝贵意见，以便再版时充实和完善。

编　者

2024 年 3 月

目　录

第一章

儿科学概述

第一节　儿科学的范围和任务

儿科学是临床医学范畴中的二级学科，其研究对象是自胎儿至青春期的儿童，研究内容可以分为以下四个方面。

（1）研究儿童生长发育的规律及其影响因素，不断提高儿童的体格、智能发育水平和对社会的适应能力。

（2）研究儿童时期各种疾病的发生、发展规律以及临床诊断和治疗的理论与技术，不断降低疾病的发生率和死亡率，提高疾病的治愈率。

（3）研究各种疾病的预防措施，包括免疫接种、先天性遗传性疾病的筛查、科学知识普及教育等，这是现代儿科学最具有发展潜力的方面，将会占据越来越重要的地位。

（4）研究儿童各种疾病的康复可能性以及具体方法，尽可能地帮助患儿提高他们的生活质量乃至完全恢复健康。

以上研究内容归结起来就是儿科学的宗旨：保障儿童健康，提高生命质量。

随着医学研究的进展，儿科学不断向专业的三级学科细化发展，同时也不断派生出新的专业。儿科学的三级学科分支类似内科学，主要以系统划分，如呼吸系统、消化系统、循环系统、神经系统、血液系统、肾脏系统、内分泌系统等，此外，还有传染病和急救医学等特殊专业。小儿外科学则为外科学范畴内的三级学科。儿科学虽然在分类上与内科学相似，但是其研究内容及内在规律与主要关注成人的内科学差别颇大，应予以注意，不能混淆或替代。

新生儿医学和儿童保健医学是儿科学中最具特色的学科，其研究内容是其他临床学科极少涉及的方面。新生儿期的死亡率占婴儿死亡率的60%～70%，此期疾病的种类和处理方法与其他时期的有诸多不同，是一个非常时期；儿童保健医学是研究儿童各时期正常体格生长、智能和心理发育规律及其影响因素的学科，通过各种措施，促进有利因素，防止不利因素，及时处理各种偏离、异常，保证小儿健康成长。由于某些年龄阶段的儿童具有特殊的临床特点，近年来发展出了围生医学。围生医学实际上是介于儿科学和妇产科学之间的边缘学科，一般指胎龄28周至出生后不满1周的小儿，由于此期受环境因素影响颇大，发病率和死亡率最高，而且与妇产科的工作有密切联系，需要两个学科的积极合作来共同研究处理这一时期的问题。随着医学科学和技术的不断发展，儿科学必将向各个分支纵深分化，新的学科、边缘性的学科必将继续应运而生。然而，儿科学的分化发展趋势绝不是儿科学自身的肢解终结，在学习和研究儿科学的某一分支学科时，切不可忽略对儿科学基础和学科总体的潜心研究与关注。

第二节　儿科学的特点

与其他临床学科相比，儿科学有着自身特点，这些特点产生的根本原因在于儿科学的研究对象是儿童。儿童时期是机体不断生长发育的阶段，因此表现出的基本特点有三个方面：①个体差异、性别差异和年龄差异都非常大。因此，无论是对健康状态的评价，还是对疾病的临床诊断都不宜用单一标准衡量。②对疾病造成的损伤的恢复能力较强，在生长发育的过程中，比较严重的损伤也可实现自然改善或修复。因此，只要度过危重期，常可满意恢复，适宜的康复治疗常有事半功倍的效果。③自身防护能力较弱，易受各种不良因素的影响而导致疾病的发生和性格、行为的偏离。因此应该特别注重儿童的预防保健工作。

一、解剖

随着体格的生长发育，身体各部位逐渐长大，头、躯干和四肢的比例发生改变，内脏的位置也随年龄增长而不同，如肝脏右下缘位置在 3 岁前可在右肋缘下 2 cm 内，3 岁后逐渐上移，6～7 岁后，正常情况下右肋缘下不应触及。在对儿童进行体格检查时必须熟悉各年龄儿童的体格生长发育规律，才能正确判断和处理临床问题。

二、功能

各系统器官的功能也随年龄增长逐渐发育成熟，因此不同年龄儿童的生理、生化正常值各不相同，如心率、呼吸频率、血压、血清和其他体液的生化检验值等。此外，某年龄阶段的功能不成熟常是疾病发生的内在因素，如婴幼儿的代谢旺盛，营养的需求量相对较高，但是此时期胃肠的消化吸收功能尚不完善，易发生消化不良。因此，掌握各年龄儿童系统器官的功能变化特点是儿科临床工作的基本要求。

三、病理

对同一致病因素，儿童与成人的病理反应和疾病过程会有相当大的差异，即便是不同年龄的儿童之间也会出现这种差异，如由肺炎球菌所致的肺内感染，婴儿常表现为支气管肺炎，而年长儿和成人则表现为大叶性肺炎病变。

四、免疫

小年龄儿童的非特异性免疫、体液免疫和细胞免疫功能都不成熟，因此其抗感染免疫能力比成人和年长儿低下。例如，婴幼儿时期的分泌型免疫球蛋白 A（secretory immunoglobulin A，sIgA）和免疫球蛋白 G（immunoglobulin G，IgG）水平均较低，容易发生呼吸道和消化道感染。因此，适当的预防措施对小年龄儿童特别重要。

五、心理和行为

儿童时期是心理、行为形成的基础阶段，可塑性非常强。及时发现小儿的天赋气质特点，并通过训练予以调适；根据不同年龄儿童的心理特点，为其提供合适的环境和条件，给予耐心的引导和正确的教养，可以培养儿童良好的个性和行为习惯。

六、疾病种类

儿童的疾病发生的种类与成人有非常大的差别。例如：心血管疾病，在儿童中主要以先天性心脏病为主，而成人则以冠状动脉心脏病为多；白血病，在儿童中以急性淋巴细胞白血病占多数，而成人则以粒细胞白血病居多。此外，不同年龄儿童的疾病种类也有相当大的差异。例如，新生儿疾病常与先天遗传和围生期因素有关，婴幼儿疾病则以感染性疾病占多数等。

七、临床表现

儿科患者在临床表现方面的特殊性主要集中在小年龄儿童，年幼体弱儿对疾病的反应差，往往表现为体温不升、不哭、纳呆、表情淡漠，且无明显的定位症状和体征。婴幼儿易患急性感染性疾病，由于其免疫功能不完善，感染容易扩散甚至发展成败血症，病情发展快，来势凶险。因此儿科医护人员必须密切观察，随时注意病情的细微变化，不轻易放过任何可疑表现。

八、诊断

儿童对病情的表述常有困难且不准确，但仍应认真听取和分析，同时必须详细倾听家长陈述病史。全面准确的体格检查对于儿科的临床诊断非常重要，有时甚至是关键性的。发病的年龄和季节，以及流行病学史往往非常有助于某些疾病的诊断。不同年龄儿童的检验正常值常不相同，应该特别注意。

九、治疗

儿科的治疗应该强调综合治疗，不仅要重视对主要疾病的治疗，也不可忽视对各类并发症的治疗，有时并发症可能是致死的原因；不仅要进行临床的药物治疗，还要重视护理和支持疗法。小儿的药物剂量必须按体重或体表面积仔细计算，并且要重视适当的液体出入量和液体疗法。

十、预后

儿童疾病往往来势凶猛，但是若能及时处理，度过危重期，恢复也较快，且较少转成慢性或留下后遗症，这一点常给儿科医师带来慰藉。因此，临床的早期诊断和治疗显得特别重要，适时、正确的处理不仅有助于患儿转危为安，也有益于病情的转归及预后。

十一、预防

已有不少严重威胁人类健康的急性传染病可以通过预防接种得到避免，此项工作有相当一部分是在儿童时期进行的，是儿科工作的重要方面。目前，许多成人疾病或老年性疾病的儿童期预防已经受到重视。例如：动脉粥样硬化引起的冠状动脉心脏病、高血压和糖尿病等都与儿童时期的饮食有关；成人的心理问题也与儿童时期的环境条件和心理卫生有关。

第三节　儿童年龄分期

儿童的生长发育是一个连续渐进的动态过程，不应被人为地割裂认识。但是在这个过程中，随着年龄的增长，儿童的解剖、生理和心理等功能表现出与年龄相关的规律性。在实际工作中将儿童年龄分为七期，以便熟悉掌握。

一、胎儿期

从受精卵形成到胎儿出生为止，此期为胎儿期，共 40 周。胎儿的周龄即为胎龄，或称为妊娠龄。母亲妊娠期间如受外界不利因素影响，包括感染、创伤、滥用药物、接触放射性物质、毒品等，以及营养缺乏、严重疾病和心理创伤等，都可能影响胎儿的正常生长发育，导致流产、畸形或宫内发育不良等。

二、新生儿期

自胎儿娩出、脐带结扎时开始至 28 天之前为新生儿期，按年龄划分，此期实际包含在婴儿期内。由于此期在生长发育和疾病方面具有非常明显的特殊性，且发病率高，死亡率也高，因此单独列为婴儿期中的一个特殊时期。在此期间，胎儿娩出，脱离母体转而独立生存，所处的内外环境发生根本的变化，但其适应能力尚不完善。此外，分娩过程中胎儿受到的损伤及感染将延续至娩出后的婴儿期，先天性畸形也常在新生儿期表现。

三、婴儿期

自出生至 1 周岁之前为婴儿期。此期是生长发育极其旺盛的阶段，因此对营养的需求量相对较高。此时，各系统器官的生长发育虽然也在持续进行，但是不够成熟完善，尤其是消化系统常常难以适应对大量食物的消化吸收，容易发生消化道功能紊乱。同时，婴儿体内来自母体的抗体逐渐减少，自身的免疫功能尚未成熟，抗感染能力较弱，易发生各种感染和传染性疾病。

四、幼儿期

自 1 岁至满 3 周岁之前为幼儿期。此期儿童的体格生长发育速度较前稍减慢，而智能发育迅速，同时活动范围渐广，接触的社会事物渐多。此阶段小儿消化系统功能仍不完善，营养的需求量仍然相对较高，而断乳和转乳期食物添加须在此时进行，因此适宜的喂养仍然是保持正常生长发育的重要环节。此期小儿对危险的识别和自我保护能力都有限，因此意外伤害发生率非常高，应格外注意防护。

五、学龄前期

自3周岁至6～7岁入小学前为学龄前期。此期儿童的体格生长发育速度已经减慢，处于稳步增长状态；而智能发育更加迅速，与同龄儿童和社会事物有了广泛的接触，知识面得以扩大，自理能力和初步社交能力都得到锻炼。

六、学龄期

自入小学始（6～7岁）至青春期前为学龄期。此期儿童的体格生长速度相对缓慢，除生殖系统外，各系统器官外形均已接近成人；智能发育更加成熟，可以接受系统的科学文化教育。

七、青春期

青春期年龄范围一般指10～20岁，女孩的青春期开始年龄和结束年龄都比男孩早2年左右。青春期的进入和结束年龄存在较大的个体差异，可相差2～4岁。此期儿童的体格生长发育再次加速，出现第二次高峰，同时生殖系统的发育也加速并渐趋成熟。

第四节 儿科学的发展与展望

与西方医学比较而言，我国的中医儿科起源要早得多。扁鹊"为小儿医"已有2 400余年，宋代钱乙建立中医儿科学体系也有近900年。唐代已在太医署正规培养5年制少小科专科医师；隋唐和两宋时期，已有多部专著论述了儿科学，如《诸病源候论》和《小儿药证直诀》等，建立了中医儿科以五脏为中心的临床辨证方法。进入19世纪后，西方儿科学发展迅速，并随着商品和教会进入我国。

20世纪30年代，西医儿科学在我国开始受到重视，至20世纪40年代儿科临床医疗初具规模，当时的工作重点在于诊治各种传染病和防治营养不良。由于儿科人才日趋紧缺，儿科学教育应运而生。1943年，我国现代儿科学的奠基人诸福棠教授主编的《实用儿科学》首版问世，成为我国第一部大型的儿科医学参考书，标志着我国现代儿科学的建立。

19世纪至20世纪末，西医儿科学的重大贡献主要在于有效地防治传染病和营养不良，此两者为当时儿童死亡的首要原因。预防多种传染病疫苗的研制成功，使得儿童中常见传染病的发病率明显下降，婴儿死亡率逐年降低。同时，由于抗生素的不断发展和广泛应用，儿童中感染性疾病的发病率和死亡率也大幅度下降。代乳食品和配方乳的研究与提供曾经在物质匮乏的年代拯救了大量儿童的生命，而近些年来大力提倡母乳喂养使儿童的健康水平进一步提高。

中华人民共和国成立以后，城乡各地建立和完善了儿科的医疗机构，并且按照以预防为主的方针，全国大多数地区建立起妇幼保健机构，同时普遍办起了各种形式的托幼机构。这些机构对于保障我国儿童的健康和提高儿童的生命质量起了至关重要的作用。通过这些机构，儿童的生长发育监测、先天性遗传性疾病的筛查、疫苗的预防接种、"四病"的防治得以落实，儿童中的常见病、多发病能够得到及时的诊治（图1-1、图1-2）。2011年，国务院发布了《中国妇女发展纲要（2011—2020年）》和《中国儿童发展纲要（2011—2020年）》，进一步把妇女和儿童健康纳入国民经济和社会发展规划，作为优先发展的领域之一。

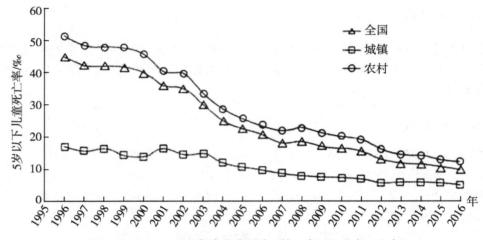

图1-1　1995—2016年我国监测地区的5岁以下儿童死亡率

（资料来自《2017中国统计年鉴》）

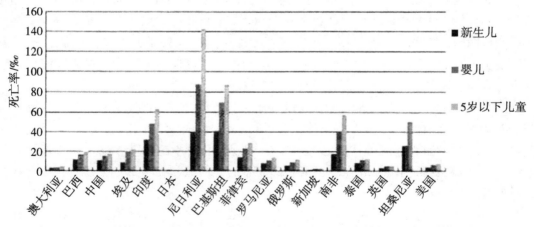

图1-2　我国新生儿死亡率、婴儿死亡率和5岁以下儿童死亡率与其他国家的比较

（资料来自《2013中国卫生统计年鉴》）

尽管我国儿童目前的主要健康问题从总体上看还集中在感染性和营养性疾病中的常见病、多发病方面，但是与20世纪比较而言，这些疾病的发生率和严重性已经降低；并

且在某些发达地区，严重的营养不良和急性传染病已经少见，这些疾病谱的变化昭示我国儿科工作者的注意力应该开始向新的领域发展延伸。儿科学的任务不仅是着重降低感染性疾病和营养性疾病的发病率和死亡率，还应该着眼于保障儿童健康、提高生命质量。因此，研究儿童正常生长发育规律及其影响因素的儿童保健学日益受到重视。笔者认为，儿童保健的临床服务应该由大城市逐渐普及到中小城市和乡村，以保证儿童的体格生长、心理健康、智能发育和社会适应性得到全面均衡的发展。同时，研究儿童罹患各种疾病后如何恢复的儿童康复医学应该受到重视，儿童时期疾患的后遗症将可能影响其今后一生的健康和幸福，而处于生长发育阶段的儿童具有非常强的修复和再塑能力，在适宜的康复治疗下往往可以获得令人满意的效果。此外，某些成人疾病的儿童期预防应受到重视，许多疾病在成年后（或在老年期）出现临床表现，实际上病变在儿童期已经开始出现，如能在儿童期进行早期预防干预，就可能防止或延缓疾病的发生、发展。最近，世界卫生组织和联合国儿童基金会通过制定名为"儿童疾病综合管理"（integrated management of child-hood illness，IMCI）的战略来进一步提高和维护儿童的健康水平。儿童疾病综合管理的目标是降低 5 岁以下儿童的死亡、疾病和残疾发生率，并促进他们更好地成长和发育。儿童疾病综合管理包括家庭和社区以及卫生机构实施的预防性和医疗性的措施内容。在医疗卫生机构中，IMCI 战略提高了儿童期疾病门诊诊断的准确率，保证了对所有重大疾病的综合治疗，加强了对家长的咨询，并提高了严重患儿的转诊速度。在社区医疗服务机构和家庭里，该战略促进了寻求适宜保健的行为，提高了营养和预防保健的意识，并保障了医嘱的正确执行。

儿科学的研究和发展是依托现代医学的进步展开的。当前，现代医学的革命性突破及其引领的发展趋势应该受到儿科工作者的高度重视。相对其他科学领域而言，现代医学的发展历史并不长。迄今为止，虽然对外部因素致病为主导的创伤、感染性疾病等的研究取得了令人瞩目的进展，但是对内部致病因素的研究，以及对内部致病因素与环境因素相互作用导致疾病发生的研究相对滞后，这是目前疾病谱中肿瘤、心脑血管疾病和代谢性疾病居高不下的基本原因。著名的诺贝尔生理学与医学奖获得者杜伯克曾说："人类的 DNA 序列是人类的真谛，这个世界上发生的一切事情都与这一序列息息相关，包括癌症在内的人类疾病的发生都与基因直接或间接有关……"基因组学在基因活性和疾病的相关性方面为破解疾病发生、发展的本源提供了有力的根据和方向，后基因组学、蛋白质组学、表观遗传学、生物信息学、模式生物学等学科的发展和交叉组合已经形成了系统生物医学。系统生物医学能够将各种致病因素的相互作用、代谢途径及调控途径综合起来，运用现代生物学的科学和技术，解析人类疾病发生的根本原因，从而寻求预防、干预和治疗的方法。系统生物医学对儿科学的进展将有不可估量的影响，因为这些研究必将涉及人类生命和健康的本质性问题。

诚然，儿科学目前发展的重点仍然是针对疾病的临床诊治，因为疾病是威胁人类生存的首要问题。然而，随着社会和经济的发展，生存将不再是人类生活的基本诉求，健康将逐渐成为人类生活的更高追求。随着人类对于生命质量的要求不断提升，对于健康的定义也在更新。20 世纪 70 年代，联合国世界卫生组织（World Health Organization，WHO）对健康做了如下定义："健康不仅是躯体无病，还要有完整的生理、心理状态和社会适应能力。"对照这样的目标，我国儿科学在探索如何维护和促进儿童的心理与行为发育，培养儿童具备优秀的社会适应能力方面还需要加倍努力，并需将此项任务列入今后发展的重点内容之一。

第二章

新生儿黄疸

第一节　新生儿胆红素代谢及特点

新生儿黄疸是新生儿时期常见症状之一，尤其是早期新生儿，它可以是新生儿正常发育过程中的表现，也可以是某些疾病的表现，严重者可致脑损伤。因此，新生儿出生后需要监测胆红素水平，出院前评估发生重症高胆红素血症（简称高胆）的风险，并在出院后定期随访，给予适时的干预，这是预防重症高胆红素血症及胆红素脑病的关键。

成人血清胆红素>34 μmol/L（2 mg/dL）时，巩膜和皮肤可见黄染。新生儿早期血清胆红素可高于成人，这是胆红素代谢特点所致。新生儿毛细血管丰富，血清胆红素>85 μmol/L（5 mg/dL）时才能觉察皮肤黄染。正常情况下，足月儿中约有50%、早产儿中约有80%发生的黄疸是肉眼可观察到的。新生儿出现黄疸，应辨别是正常情况下的生理性黄疸还是某些病理因素所致的病理性黄疸，这对新生儿黄疸的诊断和处理十分重要。因此，若要正确识别新生儿黄疸，则必须掌握新生儿胆红素代谢的特点。

一、新生儿胆红素代谢

人体内胆红素代谢是在一系列酶的作用下进行的，受诸多因素影响。如果胆红素代谢发生障碍，临床可出现黄疸，这在新生儿时期尤为常见。

（一）胆红素的形成

胆红素是血红素降解的最终产物，其来源有三个方面。

（1）衰老红细胞的血红蛋白：衰老红细胞可被肝、脾和骨髓的单核吞噬细胞系统及网状内皮系统所吞噬和破坏，其血红蛋白被分解成血红素、铁和珠蛋白。血红素的化学名称为亚铁原卟啉，在血红素加氧酶（heme oxygenase，HO）的催化下，同时有还原型烟酰胺腺嘌呤二核苷酸磷酸（又称还原型辅酶Ⅱ；reduced nicotinamide adenine dinucleotide，NADPH）、细胞色素P450还原酶的参与下，释放出游离铁和一氧化碳，形成胆绿素，胆绿素又很快在胆绿素还原酶和NADPH的作用下转变为胆红素。1 g血红蛋白可降解为34 mg胆红素。由此过程产生的胆红素，约占体内总胆红素的80%。因血红素转变为胆绿素的过程中产生内源性CO，可通过检测呼出CO的产量来评估胆红素的产生速率。

（2）旁路胆红素：是骨髓内一部分网织红细胞和幼红细胞尚未发育到成熟阶段即被分解，其血红蛋白的血红素再转变而成的胆红素。在正常情况下，这一来源的胆红素很少，约占总胆红素的 3%以下。

（3）其他：来自肝和其他组织内含血红素的血红蛋白，如肌红蛋白、过氧化物酶、细胞色素等。此来源的胆红素约占总胆红素的 20%。

根据血红素加氧酶（HO）在胆红素代谢中的作用机制所进行的研究取得了一些进展。哺乳动物体内存在两种不同基因来源的 HO，即 HO-1 和 HO-2。其中 HO-1 的主要生物学功能是调节体内血红素代谢的平衡及催化胆绿素生成。某些外源性刺激（如 X 射线辐射、应激、发热、饥饿等）均能诱导 HO-1 活性，促进血红素转化为胆绿素；HO-2 则不受上述外源性刺激的诱导。体外研究发现，HO 的组织分布有差异，脾以 HO-1 为主，睾丸以 HO-2 为主，肝中 HO-1 与 HO-2 呈 1∶2 组合，脑组织只有 HO-2。目前认为在脑组织中 HO-2 催化血红素分解代谢产生的 CO 的作用是类似 NO 的神经递质，对其确切的作用机制还在进一步研究中。而金属卟啉作为 HO 抑制剂，可竞争结合 HO 而阻断血红素降解，使血红素转变成胆绿素的过程被抑制，从而减少胆红素的形成。

（二）胆红素的化学结构

胆红素的化学结构有 4 个吡咯环，但在人体血浆中并不呈线形排列，而呈内旋形式，分子内 B、C 吡咯环上的丙酸基有氢键，分别与其他 A、D 吡咯环相连，呈脊瓦样结构，称为 Z 型胆红素。由于可形成氢键的亲水基团被包裹在分子内部，而疏水的烃基暴露在分子表面，Z 型胆红素有亲脂、疏水性，从而具有易透过生物膜、血脑屏障及肝细胞膜的生物特性，可造成对组织细胞的毒性作用，对富含磷脂的神经系统的毒性作用尤为严重。Z 型胆红素在适宜波长的光照下发生光化学反应可形成以下两种异构体。

（1）E 型胆红素：是 Z 型胆红素在碳碳双键位置上向外旋转 180°，造成氢键断裂，发生结构改变的产物。这种胆红素易溶于水，在未与白蛋白结合的情况下极不稳定，可较快地逆转为 Z 型胆红素。

（2）光红素：是 Z 型胆红素的化学结构发生内部重组，即第 3 个碳原子上的乙烯基与第 7 个碳原子形成一个新键的产物。光红素比 E 型胆红素更易溶于水，但它不再回逆为 Z 型胆红素。

（三）胆红素在血清中存在的形式及其生理特性

通过高效液相层析（又称高压液相层析；high performance liquid chromatography，HPIC）分析血清中的胆红素，可知其共有 4 种不同形式。

（1）未结合胆红素：从网状内皮细胞释放的胆红素进入血液循环后，大部分与人血白蛋白形成可逆性的联结，在血液中运输。白蛋白是血清总蛋白的主要部分，每分子白蛋白可联结 15 mg 胆红素，在正常白蛋白浓度时，联结的胆红素浓度为 350～425 μmol/L（20～25 mg/dL）。这些结合部位也可被血中的有机阴离子所占据，从而影响胆红素与白蛋白的联结，致使胆红素呈游离状态，从而增加血清中游离胆红素的浓度。

（2）游离胆红素：极少部分未与人血白蛋白联结的胆红素，称为未联结胆红素，即游离胆红素，有毒性。在多种病理因素下，游离胆红素可增加并通过血脑屏障，引起脑损伤。当不同的抗氧化剂分别加入脂质过氧化的体系中时，胆红素显示出最强的抗氧化作用，且作用强度与加入的胆红素剂量成正比。结果提示，胆红素是生理性的抗氧化剂，出生后适度的黄疸可能对机体有利。

（3）结合胆红素：主要为胆红素单葡萄糖苷酸和胆红素双葡萄糖苷酸，为亲水性，可经肾与胆道系统排出，与重氮还原剂产生直接反应，故又称为直接胆红素；而未结合胆红素则呈间接反应，亦称为间接胆红素。

（4）与人血白蛋白共价联结的结合胆红素：又称 delta 胆红素。delta 胆红素在出生后 2 周内不易测出，新生儿后期或年长儿达正常量，因肝疾患所致的迁延性高结合胆红素血症时，delta 胆红素明显增加。

（四）胆红素肝内代谢过程

胆红素肝内代谢过程包括以下三方面。

（1）肝细胞对胆红素的摄取：胆红素能很迅速地进入肝细胞，可能是因为肝细胞内有一种特殊载体，有利于胆红素进入肝细胞。胆红素进入肝细胞后即被胞浆内的 Y 蛋白和 Z 蛋白两种受体蛋白所结合。Y 蛋白是一种碱性蛋白，在肝内含量较多，也能结合其他有机阴离子，但不能结合胆汁酸。Z 蛋白是一种酸性蛋白，它与胆红素的亲和力次于 Y 蛋白，优先结合游离脂肪酸。

（2）肝细胞对胆红素的转化：

A. 结合胆红素的形成：胆红素通过特异性分布于肝细胞基底膜上的有机阴离子转运多肽（organic anion transporting polypeptides，OATP）2 摄取进入肝细胞，肝细胞将摄取的胆红素转移到肝细胞内质网，首先在尿苷二磷酸葡萄糖醛酸转移酶（uridine diphosphate glucuronosyltransferase，UGT）的催化下，生成胆红素单葡萄糖醛酸酯，然后又在葡萄糖苷酸和葡萄糖醛酸转移酶的催化下，生成胆红素双葡萄糖醛酸酯。经上述生物转化结合反应生成的胆红素双葡萄糖醛酸酯为结合胆红素，溶于水，易随胆汁排出至肠道，但不能通过脂膜，故不能在肠黏膜被吸收，也不能透过血脑屏障。OATP2 和（或）UGT 的缺陷，均可影响胆红素的代谢。

B. UGT 和 OATP2 的基因背景与胆红素代谢：已知 UGT 是动物体内重要的生物代谢酶，是多种同工酶组成的酶家族。根据其 cDNA 序列同源性分为 UGT1 与 UGT2 两个亚族，参与胆红素代谢的 UGT1 亦名 B-UGT。UGT1 的基因编码位于第 2 号染色体 2q37 位点上，其基因复合物有可变外显子 13 个（编码为 A1～A13）和 4 个共同外显子。现已明确 13 个可变外显子中的 A1（UGT1A1）和 4 个共同外显子的基因突变可使 UGT 的活性降低或缺如，从而影响胆红素的代谢。UGT1A1 酶活性降低可引起先天性非溶血性高未结合胆红素血症。此酶主要分布在肝等组织中，外周血中不能直接测定酶活性。酶活性降低的本质是 UGT1A1 的基因突变，且基因突变在人群中有种族差异和地域差异。中国、日本及韩国等亚洲国家新生儿高胆红素血症的发生多与 G7IR 突变有关，其中以（TA）7 插入突变最常见；而欧美、非洲等地则与 TATA 框插入突变有关。因此，我们可结合种族及地区特点，通过检测 UGT1A1 基因突变类型来推测其与高胆红素血症的相关性，从而得出可能的病因。

国内多个地区的临床研究提出 UGT1A1 基因 Gly71Arg 和 OATP2 基因 Gly388Arg 突变可能参与了汉族新生儿母乳喂养性黄疸的发病，携带这些突变基因型的新生儿发生高未结合胆红素血症的危险性明显增加。

（3）胆红素的排泄与肠肝循环：结合胆红素经胆道排泄到肠内，通过小肠到达回肠末端和结肠后，被肠道内 β-葡萄糖醛酸苷酶解除其葡萄糖醛酸基形成未结合胆红素，由肠黏膜吸收，重新回到肝。部分结合胆红素在肠道细菌作用下还原成胆红素原类，包括粪胆素原、尿胆素原等。其中绝大部分（约80%）随粪便排出；小部分（10%～20%）在结肠被吸收，经门静脉回到肝，与上述经 β-葡萄糖醛酸苷酶作用形成的未结合胆红素共同在肝由肝细胞重新转化形成结合胆红素，再经胆道排泄，此即肠肝循环。未被肝重新转化的少量胆红素原经血液循环运到肾，由尿排出，即尿胆素原，每日尿内含量不超过 4 mg。

二、胎儿胆红素代谢特点

（一）羊水内胆红素

胎儿早期已开始合成和分解血红蛋白，孕 12 周时，正常的羊水中可以有胆红素，36～37 周时消失。羊水胆红素增高可见于严重溶血病或肠道闭锁（Vater 壶腹部），胆红素进入羊水的机制尚未明确，目前有以下几种解释：①气管和支气管分泌液的排出；②上消化道黏膜分泌液或胎儿尿液、胎粪的排出；③通过脐带、胎儿皮肤直接渗透；④从母循环转运经胎盘入羊水。羊水中胆红素可用光密度技术对胎儿羊水进行测定，随着胆红素增加，光密度出现膨出部分。

（二）胎儿胆红素代谢

孕晚期胎儿已具有分解红细胞产生胆红素的能力，胆红素的生成，按每千克体重计算约为成人的 150%。这提示胎儿时期已有血红素加氧酶和胆绿素还原酶的存在，血红素通过酶的催化，降解为胆红素，已十分活跃。胎儿胆红素主要经胎盘进入母体循环，靠母亲肝和胎儿本身肝进行代谢。胎儿脐动脉血中胆红素平均为（86.6±31.2）μmol/L〔（5.1±1.8）mg/dL〕，脐静脉为（45.6±12.6）μmol/L〔（2.7±0.7）mg/dL〕，母血循环中胆红素为（8.6±2.8）μmol/L〔（0.5±0.16）mg/dL〕，与胎儿血清胆红素存在梯度差，使胎儿血清胆红素进入母循环，经母肝进行代谢。胎儿脐动脉中胆红素浓度是脐静脉的 2 倍，说明经胎盘能有效清除胆红素。胎儿血浆蛋白浓度比母亲约低 1 g/dL，而胎儿血循环内含有较多甲胎蛋白，它与胆红素有较高亲和力，因此，它作为胆红素的载体，参与胆红素运输。胎儿肝虽能代谢胆红素，但由于胎儿肝内 Y、Z 蛋白含量少，葡萄糖醛酸转移酶活力极低（妊娠 30 周前约为成人的 0.1%，足月时达 1%），肝胆红素的结合能力差。胎儿期存在着静脉导管，使来自静脉的血液直接进入下腔静脉，不经过肝，减少胆红素在肝代谢的机会。胎儿时期肠黏膜已能分泌 β-葡萄糖醛酸苷酶（β-GD），能将结合胆红素水解形成未结合胆红素，通过肠壁重吸收进入循环。胎儿肠道无菌，不能将结合胆红素分解为胆红素原。

母亲体循环血内未结合胆红素可以转运到胎儿，孕妇有明显未结合胆红素增高的情况少见，对胎儿的影响报道极少。Waffarn 报道 1 例孕 37 周终末期患肝病妇女，在分娩前一天总胆红素（total serum bilirubin，TSB）为 500 μmol/L（29 mg/dL），其中未结合胆红素为 220 μmol/L（13 mg/dL），胎儿娩出时脐血未结合胆红素为 185 μmol/L（11 mg/dL），生后第 1 天有明显的神经系统症状，经换血治疗后症状消失，随访到 2 岁，神经系统发育正常。母亲体循环血中的结合胆红素不能转运到胎儿处，当孕母有肝炎或妊娠胆汁淤积时，胎儿血结合胆红素不会增高。因此，如果新生儿出生后就有结合胆红素升高，提示新生儿宫内有肝病存在。

三、新生儿胆红素代谢特点

新生儿胆红素代谢与成人的不同，其特点如下。

（一）胆红素生成增多

成人每天每千克体重产生的胆红素为（64.6±10）μmol/L［（3.8±0.6）mg/kg］，而新生儿为（144.5±39）μmol/L［（8.5±2.3）mg/kg］。新生儿胆红素生成增多的原因如下。

（1）红细胞寿命短：新生儿的红细胞寿命为 70～90 天，成人的为 120 天。有人认为红细胞寿命短，并不与新生儿早期出现高胆红素的时期一致，故并不是新生儿生理性黄疸的主要原因。

（2）旁路和其他组织来源的胆红素增多：新生儿出生后短期内停止造血，使此部分胆红素来源增多。有报道，足月新生儿旁路系统来源的胆红素占总胆红素的 20%～25%，早产儿为 30%，而成人仅为 15%。

（3）红细胞数量过多：胎儿在宫内处于低氧环境时，可刺激促红细胞生成素的产生，红细胞生成相对较多；出生后新生儿建立呼吸，血氧浓度提高，故造成过多的红细胞被破坏。

（二）肝细胞摄取胆红素能力低

新生儿出生时肝细胞的 Y 蛋白含量极微，仅为成人的 5%～20%，不能充分摄取胆红素。出生后 5～10 天，Y 蛋白达到正常水平。

（三）肝细胞结合胆红素的能力不足

新生儿初生时肝酶系统发育不成熟，尿苷二磷酸葡萄糖醛酸转移酶含量不足，只有成人的 1%～2%，使胆红素结合过程受限，以后逐渐成熟，6～12 周后接近正常水平。

（四）肝细胞排泄胆红素的功能不成熟

新生儿肝细胞排泄胆红素的能力不足。若胆红素生成过多或其他阴离子增加都会引起胆红素排泄发生障碍，早产儿尤为突出，可出现暂时性肝内胆汁淤积。

（五）肠肝循环的特殊性

在肝内形成的结合胆红素，无论是胆红素单葡萄糖醛酸或胆红素双葡萄糖醛酸，均具有不稳定性，随胆汁排出后，在十二指肠或空肠 pH 偏碱性的情况下，通过非酶性的水解过程或经肠腔内较高浓度的 β-葡萄糖醛酸苷酶的作用，使部分结合胆红素分解为未结合胆红素，并迅速被肠黏膜吸收回肝进入血液循环，增加了肠肝循环。也有部分胆红素从粪便排出，新生儿肠腔内的胎粪含胆红素 80～100 mg/dL，如胎粪排出延迟，也可加重胆红素的回吸收，使肠肝循环的负荷增加。出生的新生儿肠道内无细菌，不能将结合胆红素还原成尿胆素原类化合物随粪便或经肾脏排出，也增加了胆红素的回吸收。

总之，新生儿胆红素生成增多、肝脏功能不成熟、肠肝循环等特点，都容易导致血清胆红素浓度增高，临床易出现黄疸。

四、生理性黄疸与病理性黄疸

（一）生理性黄疸

新生儿生理性黄疸发生于新生儿早期，由于胆红素代谢的特点，血清未结合胆红素增高超过一定范围，即可引起新生儿黄疸，是新生儿正常发育过程中发生的一过性胆红素血症。新生儿由于毛细血管丰富，TSB>85 μmol/L（5 mg/dL）时方在皮肤上察觉黄染。肉眼观察，足月儿中约有50%，早产儿约有80%可见黄疸。由于新生儿生理性黄疸的程度与许多因素有关，且有些病理因素难以确定，致使生理性黄疸的正常 TSB 值很难有统一的标准。

生理性黄疸的临床特点为：足月儿生理性黄疸多于出生后2～3天出现，4～5天达高峰；黄疸程度轻重不一，轻者仅限于面颈部，重者可延及躯干、四肢和巩膜；粪便色黄，尿色不黄；若 TSB 超过136.8 μmol/L（8 mg/dL），可有轻度嗜睡或纳差；黄疸持续7～10天消退。早产儿由于肝功能较之足月儿更不成熟，黄疸程度相对较重。早产儿黄疸多于出生后3～5天出现，5～7天达高峰，可延迟到2～4周才消退。血清胆红素主要是未结合胆红素增高，其增高的生理范围随日龄而异，血清总胆红素值尚未达到相应小时龄的光疗干预标准，或尚未超出小时胆红素列线图的第95百分位。红细胞、血红蛋白、网织细胞都在正常范围。尿中无胆红素或过多的尿胆素原。肝功能正常。

（二）病理性黄疸

新生儿病理性黄疸，也称为非生理性高胆红素血症。相对生理性黄疸而言，病理性黄疸是指血清胆红素水平增高或胆红素增高的性质改变，某些增高属于生理性黄疸的延续或加深，我们要积极寻找引起胆红素水平增高的病因。目前国际上已不再强调确定新生儿黄疸是生理性还是病理性，更重视确定黄疸的干预值。新生儿黄疸出现下列情况时需要引起注意：①出生后24 h 内出现黄疸，TSB>102 μmol/L（6 mg/dL）；②足月儿 TSB>220.6 μmol/L（12.9 mg/dL），早产儿 TSB>255 μmol/L（15 mg/dL）；③血清直接胆红素>26 μmol/L（1.5 mg/dL）；④TSB 每天上升>85 μmol/L（5 mg/dL）；⑤黄疸持续时间较长，超过2～4周，或进行性加重。

（三）生理性黄疸与病理性黄疸的现代观点

新生儿红细胞寿命比成人的短，红细胞数量也比成人的多，而红细胞破坏所产生的胆红素其代谢和排泄又较成人的慢。因此，新生儿期胆红素水平也高于成人的。这种正常生理机制导致的高胆红素血症在新生儿中很常见，通常是无害的。"生理性黄疸"一词应适用于 TSB 水平在一定范围内的新生儿。但生理性黄疸的 TSB 范围很难界定，也很难判断哪些新生儿有发生非生理性高胆红素血症的危险。以往以新生儿血清胆红素水平在足月儿是否超过 220.6 μmol/L（12.9 mg/dL）、在早产儿是否超过 256.5 μmol/L（15 mg/dL）作为判断生理性黄疸和病理性黄疸的重要依据。但是，新生儿出生后的胆红素水平是一个动态变化过程，胆红素增高的生理范围也应随日龄而异。此外，新生儿生理性黄疸还受许多因素的影响，不仅有个体差异，也与种族、地区、遗传、喂养方式等有关。Maisels 等在一篇报道中对 3 984 例（2002—2004 年资料）胎龄≥35 周的正常新生儿做动态研究；新生儿主要为白种人（73.1%），母乳喂养儿占 67.1%，在出生后 6～96 h 内，间隔 6 h 监测经皮胆红素（transcutaneous bilirubin，TCB）水平。结论：在 TCB 曲线图上显示 96 h 第 95 百分位的 TCB 水平接近以前沿用的 220.6 μmol/L（12.9 mg/dL）。因此，白种人可用此值作为生理性黄疸 TSB 的最高限值。Bhutani 等报道了 2 840 例平均胎龄 39 周的正常新生儿，主要为白种人（43.4%）和非洲裔美国人（41.2%），母乳喂养儿占 49.5%，出生后 132 h 内监测 TSB 水平。结果发现，在 TSB 曲线图上显示 96 h 第 95 百分位的 TSB 为 299.3 μmol/L（17.5 mg/dL）。Newman 等和 Maisels 等报道正常足月儿生后 96 h 第 95 百分位 TSB 值分别为 299.3 μmol/L（17.5 mg/dL）和 265.1 μmol/L（15.5 mg/dL）。我国多中心研究报道 876 例母乳喂养儿生后 2 周内 TSB 值动态观察的结果，第 95 百分位的 TSB 值为 302.7 μmol/L（17.7 mg/dL）。由于各家报道研究对象人群中的种族、喂养方法及胆红素的测定方法不同，结论有一定的差异。因此，不能仅凭胆红素指标，尤其是只依据胆红素某一个限值来界定生理性或病理性黄疸，必须结合胎龄、日龄（或小时龄）以及是否存在引起高胆红素血症的高危因素等综合判断。简单地将新生儿黄疸进行生理性或病理性的分类，易导致一些医生忽略患儿出生时间及胎龄等因素的影响，缺乏个体化的分析和监测。最实用的解决办法是确定黄疸的干预值，而不是确定黄疸为生理性还是病理性。由 Bhutani 等制作的小时胆红素列线图是一个非常有用的工具，可很好地帮助识别存在发展为重症高胆红素血症危险的新生儿。目前较为认可的高胆红素血症的风险评估方法是采用日龄或小时龄胆红素值，生理性黄疸的血清胆红素上限值为尚未达到相应日龄（或小时龄）的光疗干预标准，或尚未超过小时胆红素列线图的第 95 百分位。因新生儿黄疸存在种族、基因及环境等差异，且新生儿高胆红素血症的发生率不同，故 Bhutani 的小时胆红素列线图并不一定适合所有人群。近年来，我国各地区已积极开展单中心或部分多中心研究来制备适合我国新生儿的小时胆红素列线图。

对早产儿生理性黄疸的 TSB 值诊断标准的研究报道较少。由于早产儿出生后早期存在多种高危因素，因此，早产儿 TSB 虽然在正常生理范围内，完全有可能已存在潜在的病理情况，必须先给予干预。近年来，新生儿重症监护病房（neonatal intensive care unit，NICU）中已广泛应用不同出生胎龄、体重的早产儿黄疸的不同出生小时龄的 TSB 作为干预指标，其具有非常重要的临床实用价值；在 NICU，高危早产儿生理性黄疸 TSB 诊断标准已失去其临床应用价值，今后临床也将很难监测到完全自然发展过程的早产儿生理性黄疸的 TSB 值。因此，在分析各种高危因素的前提下确定不同 TSB 的干预指标有更重要的临床实用价值。

在我国尚未取得大样本的流行病学调查研究资料来制定新生儿生理性黄疸 TSB 诊断标准前，暂时还只能沿用多年来国外教科书大样本的诊断标准。界定是生理性还是病理性黄疸的目的是预防病理性黄疸和胆红素脑病的发生，是决定是否需要采取干预和治疗措施的关键。因此，应加强我国新生儿黄疸流行病学调查和研究，通过多中心、大样本的临床资料，绘制出符合我国新生儿群体特点的干预曲线图，修订出更为完善和切实可行的干预标准。

第二节　高未结合胆红素血症

新生儿高未结合胆红素血症多发生在新生儿早期，是胆红素生成过多、肝对胆红素摄取和结合能力低下、肠肝循环增加所致，为多种病因引起的高胆红素血症。临床表现以皮肤、巩膜黄染，粪便色黄，尿色正常，血清未结合胆红素升高为特点，亦称高间接胆红素血症。

一、新生儿高胆红素血症的分类

新生儿非生理性或病理性高胆红素血症的分类与儿童及成人的相同。按其发病机制可分为红细胞破坏增多（溶血性、肝前性）、肝胆红素代谢功能低下（肝细胞性）和胆汁排出障碍（梗阻性、肝后性）三大类。按实验室测定血清总胆红素和结合胆红素浓度的差异分为高未结合胆红素血症（高间接胆红素血症）和高结合胆红素血症（高直接胆红素血症），如两者同时存在，则称为混合性高胆红素血症。新生儿期以高未结合胆红素血症为主。

二、新生儿高胆红素血症的病因

新生儿高胆红素血症的病因较多，并常有多种病因同时存在。

（一）胆红素生成过多

由于红细胞破坏增多，胆红素生成过多，引起未结合胆红素升高。

（1）同族免疫性溶血：如 Rh 血型不合、ABO 血型不合、其他血型不合。

（2）红细胞酶缺陷：如葡萄糖-6-磷酸脱氢酶（glucose-6-phosphate dehydrogenase，G6PD）缺陷、丙酮酸激酶缺陷、己糖激酶缺陷。红细胞酶缺陷影响红细胞的正常代谢，使红细胞膜僵硬，变形能力减弱，易于在网状内皮系统滞留而被破坏。

（3）红细胞形态异常：如遗传性球形红细胞增多症、遗传性椭圆形红细胞增多症、遗传性口形红细胞增多症、婴儿固缩红细胞增多症，均是由于细胞膜结构异常而使红细胞过早被破坏。

（4）血红蛋白病：如地中海贫血、血红蛋白 F-Poole 和血红蛋白 Hasharon，均可致新生儿在新生儿期出现溶血和贫血。

（5）红细胞增多症：如母-胎或胎-胎输血、宫内发育迟缓（慢性缺氧）及糖尿病母亲等，可致新生儿红细胞增多，破坏也增多。

（6）体内出血：如头颅血肿、皮下血肿、颅内出血、肺出血或其他部位出血（肝脾破裂），引起血管外溶血，使胆红素产生过多。

（7）感染：细菌、病毒、螺旋体、衣原体、支原体和原虫等引起的重症感染皆可致溶血。例如，常见的宫内感染如巨细胞病毒（cytomegalovirus，CMV）（部分病例可表现为溶血性黄疸）、EB 病毒、人细小病毒 B19 等引起的感染，以及细菌感染如金黄色葡萄球菌、大肠埃希菌等引起的败血症、肺炎、脑膜炎等重症感染。

（8）维生素 E 缺乏和微量元素缺乏：早产儿维生素 E 水平较低，可影响红细胞膜的功能，易引起溶血，使黄疸加重。新生儿低锌可使红细胞膜结构有缺陷而致溶血，镁缺乏可影响肝葡萄糖醛酸转移酶的生成。

（9）药物：某些药物如磺胺、呋喃妥因、呋喃唑酮、水杨酸盐、维生素 K_3、樟脑、黄连等，可诱发红细胞膜的缺陷而发生溶血性贫血，可使有 G6PD 缺乏症的新生儿发生溶血，使血清胆红素升高。药物或其毒素也可致免疫性溶血，药物作为抗原与红细胞膜上的蛋白质结合，形成免疫复合物，其与新生儿体内由药物产生的抗体或由母体产生、通过胎盘的抗体相结合，发生溶血，亦可使血清胆红素升高。孕母分娩前静脉滴注催产素（超过 5 U）和（或）不含电解质的葡萄糖溶液可使胎儿处于低渗状态，导致红细胞通透性及脆性增加而致溶血。

（二）肝细胞摄取和结合胆红素能力低下

（1）感染：感染因素除可致溶血外，同时又可抑制肝酶活性，致使肝细胞结合胆红素能力下降，而致高未结合胆红素血症。

（2）窒息、缺氧：孕母有妊娠期高血压疾病、慢性心肾病、贫血等，或有胎位、胎盘、脐带异常，或为非自然分娩（胎吸、产钳助产）、产前用过镇静药等，均可导致胎儿宫内窘迫或生后窒息，易并发羊水或胎粪吸入，加重缺氧和酸中毒。缺氧使肝酶活性受抑制。基础研究显示：当不同的抗氧化剂加入脂质过氧化的体系中，胆红素显示出最强的抗氧化作用，且与加入的胆红素剂量成正比。因此，有学者提出胆红素为氧自由基清除剂，缺氧时氧自由基增加，可消耗胆红素，反而使黄疸减轻或不引起高胆红素血症。

（3）低体温、低血糖、低蛋白血症：为早产儿或极低出生体重儿（very low birth weight infant，VLBW）常易发生的并发症，低体温、低血糖可影响肝酶活性，低蛋白血症可影响白蛋白与胆红素的结合，而使黄疸加重。

（4）药物：某些药物如磺胺、水杨酸盐、维生素 K_3、吲哚美辛、毛花苷 C 等，与胆红素竞争结合 Y、Z 蛋白的结合位点，而噻唑类利尿药可使胆红素与白蛋白分离，均可使血清胆红素增加。酚类清洁剂能抑制葡萄糖醛酸转移酶的活性，有报告婴儿室用此类清洁剂消毒后，高胆红素血症发生率增加。

（5）先天性非溶血性高胆红素血症：如先天性葡萄糖醛酸转移酶缺乏，即克里格勒-纳贾尔（Crigler-Najjar）综合征 I 型、II 型和吉尔伯特（Gilbert）综合征。

（6）家族性暂时性新生儿高胆红素血症：即 Lucey-Driscoll 综合征。

（7）其他：甲状腺功能减退、脑垂体功能低下、先天愚型、幽门狭窄、肠梗阻常伴有血清胆红素升高或黄疸延迟消退。肥厚性幽门狭窄伴有高胆红素血症者占 $10\%\sim25\%$，肝细胞 UCT 活性明显受抑；而无黄疸者则 UGT 未见影响，机制尚不清楚。约 10% 甲状腺功能减退的新生儿有迁延性高未结合胆红素血症，甲状腺素缺乏可能影响肝细胞 UGT 的发育，从而影响 UGT 的活性，使黄疸加重或迁延不退，可达数周或数月。十二指肠和空肠有狭窄或闭锁、巨结肠均可伴有高未结合胆红素血症，但手术后 $2\sim3$ 天，TSB 值很快下降至正常，推测系肠梗阻时未结合胆红素在肠道内再吸收增加。脑垂体功能低下时主要表现为迁延性高结合胆红素血症，但也可同时有未结合胆红素升高，发病机制尚未明确。

（三）胆红素排泄异常

肝细胞排泄功能障碍或胆管受阻，可发生胆汁淤积性黄疸，结合胆红素增高。如同时有肝细胞功能障碍，也可伴有未结合胆红素增高，而致混合性高胆红素血症。

1. 肝细胞对胆红素排泄功能障碍

（1）新生儿肝炎：多数由病毒感染引起，常见的有乙型肝炎病毒、巨细胞病毒、风疹病毒、单纯疱疹病毒、肠道病毒、EB病毒等，多为宫内感染。细菌感染，如 B 组溶血性链球菌、金黄色葡萄球菌、大肠埃希菌等，引起的肝炎称为中毒性肝炎。其他，如李斯特菌、梅毒螺旋体、钩端螺旋体、弓形虫等也可引起肝炎。

（2）先天性代谢缺陷病：如 α_1-抗胰蛋白酶缺乏症、半乳糖血症、果糖不耐受症、酪氨酸血症、糖原累积病Ⅳ型、脂质累积病（如尼曼匹克病、戈谢病）等可有肝细胞损害。

（3）先天性遗传性疾病：如脑肝肾综合征、家族性进行性肝内胆汁淤积症、先天性非溶血性黄疸（结合胆红素增高型）［又称杜宾-约翰逊（Dubin-Johnson）综合征］、先天性纤维囊肿病等。

2. 胆管排泄胆红素障碍

（1）先天性胆管闭锁：可发生在肝外（胆总管、肝胆管）或肝内胆管。

（2）先天性胆总管囊肿。

（3）胆汁黏稠综合征：可由新生儿溶血病、新生儿肝炎、肝内小胆管发育不全和药物等原因引起，胆汁淤积在小胆管中。

（4）其他：肝和胆道肿瘤、胆道周围淋巴结病等。

（四）肠肝循环增加

（1）先天性肠道闭锁、幽门肥大、巨结肠、胎粪性肠梗阻、饥饿、喂养延迟、药物所致肠麻痹等均可使胎粪排出延迟，增加胆红素的回吸收。

（2）母乳性黄疸：根据发病时间分为早发型和晚发型。早发型与母乳喂养相关，故称为母乳喂养性黄疸，是指母乳喂养的新生儿在出生后 1 周内，由于出生后早期乳汁摄入不足、胎便延迟排尽，胆红素的肠肝循环增加。晚发型称为母乳性黄疸，指出生后 1 周后至 3 个月内仍有黄疸，这可能是由于肠道内 β-葡萄糖醛酸苷酶含量及活性增高，促使胆红素肠肝循环增加。

三、新生儿高胆红素血症的诊断标准

新生儿期高胆红素血症以高未结合胆红素血症（以下称高胆红素血症）为主。传统的教科书常将新生儿期血清总胆红素水平超过 12 mg/dL 或 12.9 mg/dL 作为判断病理性黄疸的重要依据，但是这种基于单个血清胆红素值而确定的所谓"生理性或病理性黄疸"的观点已受到了挑战，这一概念已不被建议使用。最合理的新生儿高胆红素血症的标准应当来自对健康新生儿血清总胆红素值的流行病学调查。为此，我国参照美国儿科学会（American Academy of Pediatrics，AAP）2004 年发表的"胎龄≥35 周新生儿高胆红素血症处理指南"，在 AAP 指南基础上，结合我国实际情况，发表了"新生儿高胆红血症诊断和治疗专家共识"。新生儿出生后的胆红素水平是一个动态变化的过程，因此，在诊断高胆红素血症时需要考虑其胎龄、日龄和是否存在高危因素。对于胎龄≥35周的新生儿，目前各国多采用美国Bhutani制作的新生儿小时胆红素列线图或AAP推荐的光疗和换血参考曲线作为诊断或干预标准。当总胆红素值大于相应小时龄的第95百分位值（或称为小时胆红素值）时，定义为高胆红素血症。根据不同胆红素水平的升高程度，将胎龄≥35周的新生儿高胆红素血症分为：重度高胆红素血症，TSB峰值超过20 mg/dL（342 μmol/L）；极重度高胆红素血症，TSB峰值超过25 mg/dL（427 μmol/L）；危险性高胆红素血症，TSB峰值超过30 mg/dL（510 μmol/L）。

四、新生儿高未结合胆红素血症的常见疾病

（一）先天性非溶血性高未结合胆红素血症

胆红素-尿苷二磷酸葡萄糖醛酸转移酶（bilirubin-UGT，B-UGT）是存在于肝细胞内的一种催化酶，被肝摄取的未结合胆红素在此酶作用下形成结合胆红素，是胆红素代谢中的重要环节。先天性的B-UGT缺陷或活性低下均可影响结合胆红素的形成，导致未结合胆红素的升高，称之为先天性非溶血性高未结合胆红素血症。人类有三种先天性非溶血性高未结合胆红素血症，发病的遗传基础为位于染色体2q37位点上UGT发生突变，根据此酶缺乏程度和基因分析的不同，可分为Gilbert综合征和Crigler-Najjar综合征Ⅰ型和Ⅱ型。

（1）Gilbert综合征：Gilbert综合征于1901年首先由Gilbert描述，为常染色体显性遗传或隐性遗传。人群中发生率为6%～9%。主要是由UGT活性减低或有胆红素摄取功能障碍引起，UGT活性可减少为正常的30%～50%。患者一般情况良好，在没有肝病和溶血的情况下，本病特点为慢性、间歇性、轻度高未结合胆红素血症。黄疸轻者被认为可能主要是单纯Y蛋白缺乏，肝细胞对胆红素摄取及将其转运到内质网的过程发生障碍，而UGT活性正常。如果UGT活性低下或同时有摄取功能的双重障碍时，则黄疸表现稍重。本病新生儿期不易明确病因，诊断年龄多在年长儿或青春期，追问病史均有新生儿期不明原因的黄疸病史。

UGT1A1基因突变导致酶活性减少是引起Gilbert综合征的分子遗传基础。主要包括以下三种类型：①启动子突变。TATA框中TA的数目与UGT1A1的转录活性呈负相关，其插入突变降低TATA连接蛋白对TATA框的亲和力，从而降低UGT1A1的转录活性，影响胆红素的结合能力。血清结合胆红素水平可反映肝的胆红素结合能力，TATA框三种基因型的血清结合胆红素水平中，野生型（TA）6最高，（TA）7纯合子最低，杂合子（TA）6/（TA）7介于两者之间。启动子除TATA框外，还有其他突变类型与Gilbert综合征发病有关，如-85、-83核苷酸区域CAT插入，与其使启动子的DNA折叠发生改变、UGT1A1基因的转录活性明显下降有关。②编码区突变。编码区突变与亚洲人Gilbert综合征的发病有关。曾报道多种基因突变类型，多见报道211G>A是存在于日本、韩国及中国的Gilbert综合征患者中最常见的基因突变类型，其引起的症状和体征均较轻。③苯巴比妥反应增强原件（PBREM）突变。PBREM区域位于UGT1A1基因启动子TATA

框上游，有 gtNR1、NR3 和 NR4 这 3 个细胞核受体结合部位，亦参与调节 UGT1A1 基因的转录活性。该区域存在突变亦可降低 UGT1A1 基因的转录活性。

Gilbert 综合征为良性疾病，临床表现除黄疸外，多无其他明显症状，饥饿、饮酒、劳累和感染等诱因可加重黄疸。血清胆红素明显升高时可服用苯巴比妥降低胆红素水平，平时无须服药治疗，可长期健康存活。Gilbert 综合征伴有其他情况，如母乳喂养、G6PD 缺乏、ABO 溶血病和肥厚性幽门狭窄等同时存在时，均可加重黄疸或使黄疸消退时间延长。

（2）Crigler-Najjar 综合征 I 型：1952 年由 Crigler 和 Najjar 首次报道，属常染色体隐性遗传。为 UGT1A1 酶活性完全缺乏，患者表现为严重的、非溶血性的高未结合胆红素血症。

发生率极少，约为百万分之一。临床表现：出生后 2～3 天出现明显黄疸，TSB 可高达 340～770 μmol/L（20～45 mg/dL），90% 为未结合胆红素，黄疸不能被光疗所控制，需要换血和光疗综合治疗，使 TSB 值控制在 34 μmol/L（20 mg/dL）以下，否则早期可发生胆红素脑病，多在 1 周内死亡。肝酶诱导剂如苯巴比妥治疗无效，肝移植术已在动物实验取得成功。已有患者通过肝移植使 UGT 活性明显提高。基因治疗包括肝细胞移植、病毒介导的基因输入，为今后开展治疗提供了新的途径。

本病的基因诊断主要为 UGT1A1 基因共同外显子 2、3、4、5 的任一个发生突变，影响全部 UGT 同工酶（UGT1 和 UGT2）的变化。如果为 UGT1A1 基因突变仅影响部分 UGT1 或 UGT2，或影响其中一种 UGT（UGT1 或 UGT2）完全灭活，则导致 Crigler-Najjar 综合征 II 型。

（3）Crigler-Najjar 综合征 II 型：1962 年由 Arias 首先发现一组与 Crigler-Najjar 综合征 I 型表现相似但病情较其轻的患儿，因肝 UGT1A1 酶活性降低，出现较重的高未结合胆红素血症，为常染色体显性遗传，命名为 Crigler-Najjar 综合征 II 型。Crigler-Najjar 综合征 II 型的 UGT1A1 酶活性约为正常的 10%，病情较 I 型轻，TSB 在 137～340 μmol/L（8～20 mg/dL）。苯巴比妥治疗有效，服苯巴比妥 5 mg/kg，每晚 1 次，2～4 周后血清胆红素可下降。新生儿期的患儿经过治疗很少发生胆红素脑病。

（二）家族性暂时性高胆红素血症

家族性暂时性高胆红素血症有明显家族史。发病原因是母亲孕中期和后期血清中存在一种尚未被证实的 UGT 抑制素，它能通过胎盘到达胎儿体内，有抑制 UGT 的作用。新生儿于出生后 48 h 内可发生严重黄疸，TSB 可达 340.2 μmol/L（20 mg/dL）或更高。如不及时换血治疗，可发生胆红素脑病。本病新生儿血清中 UGT 抑制素的含量比正常孕妇分娩的新生儿高 4～10 倍，一般在出生后 2 周内逐渐消失，黄疸也随之消退。本病亦可发生在多个同胞中。

（三）围产因素与高胆红素血症

近年来报道围产因素已逐渐成为高胆红素血症的重要发病因素，应引起重视。

（1）围产因素：包括母亲和新生儿两方面的各种因素。

A. 母亲方面：①疾病因素。母亲有妊娠期高血压疾病、慢性心脏病、肾病、贫血等，新生儿可因缺氧而影响肝酶活力而致高胆红素血症。母亲有糖尿病的新生儿，其黄疸加重，除与红细胞增多有关外，糖尿病母亲的母乳中 β-葡萄糖醛酸苷酶浓度高于正常母亲，因此母乳喂养时，更易发生高胆红素血症。②药物。催产素引产是当前引起高胆红素血症较常见的原因，有报道用催产素引产分娩的新生儿发生高胆红素血症的机会较对照组增加 30%。发病机制尚未明确，有报道认为，催产素有抗利尿作用，将其加入无电解质的葡萄糖液中静脉输注，可发生低钠血症，胎儿也处于低渗状态，促使红细胞肿胀、脆性增加，失去可变形性而溶血，如用量达 2.5 U 以上就有增加高胆红素血症发生的风险。母亲用的麻醉药物可通过胎盘到血液循环中，硬膜外麻醉用丁哌卡因，可致红细胞通透性改变、存活期缩短而发生黄疸，而利多卡因则无影响。有报道母亲使用盐酸异丙嗪、地西泮均可使新生儿黄疸加重；尼古丁、苯巴比妥类、阿司匹林、水合氯醛、利血平、苯妥英钠及安替比林可降低新生儿血清胆红素水平。母亲吸烟或有海洛因成瘾，其所生新生儿的血清胆红素明显减低。有观察分娩前不输液和输葡萄糖两组孕妇的新生儿，输液组的血清胆红素明显高于不输液组，输液组中 60% 的新生儿有低钠血症。其发病机制同应用催产素。产前应用倍他米松并不增加新生儿血清胆红素，而地塞米松可以使新生儿血清胆红素升高。卵受精期间口服避孕药后，新生儿血清胆红素可增高。③年龄。新生儿高胆红素血症的发生率随孕母年龄的增长而增高，青少年母亲所生新生儿最低，而高龄产妇的则高。

B. 分娩方式：产道分娩比剖宫产所分娩的新生儿 TSB 高。产钳助产、胎头吸引、臀位助产均可增加新生儿高胆红素血症的危险性。

C. 胎儿、新生儿方面：①胎盘异常、脐带异常、胎儿生长受限、早产儿、低出生体重儿（low birth weight infant，LBW）、第一胎、男性均为高胆红素血症发生率高的因素。此外，几乎全部过期产新生儿及约半数的足月小于胎龄儿可不发生生理性黄疸，TSB 高峰值<42.8 μmol/L（2.5 mg/dL），这是否与肝功能成熟有关，尚未明确。②近年来，有学者提出胆红素可作为氧自由基清除剂，胎儿宫内或新生儿出生后窒息缺氧时，大量胆红素被消耗，故认为胎儿窘迫和新生儿低 Apgar 评分不会影响 TSB 的升高。③药物。水合氯醛可致未结合胆红素升高，发病机制为水合氯醛在体内代谢生成三氯醋酸和有毒性的二氯乙醇，其半衰期达 37 h（成人 14 h），可影响肝酶活力而使未结合胆红素升高，为此新生儿应慎用水合氯醛，尤其是 LBW。其他如维生素 K_3、水杨酸盐、吲哚美辛、噻嗪类利尿药等均可使血清胆红素升高。④微量元素。新生儿低锌可使红细胞膜结构有缺陷而致溶血，镁缺乏可影响肝酶的生成，使胆红素生成增多。

（2）临床表现：主要为高未结合胆红素血症的症状，精神食欲稍差，皮肤黄染呈杏黄色，粪、尿色正常。黄疸特点为出现时间较早，有报道 482 例高胆红素血症中围产因素占 170 例，黄疸出现时间为（2.9±1.1）天，TSB 峰值时间为（5.05±1.5）天，TSB 峰值为（289.7±49.4）μmol/L［（16.9±2.9）mg/dL］，黄疸程度以中度占多数（64.2%），黄疸病程平均为（8.9±3.4）天。

实验室检查 TSB 增高，而红细胞、网织红细胞及肝功能则因不同发病因素或异常或正常。

（3）诊断：应详细询问有关病史，有高危分娩的高危儿，临床排除新生儿溶血及感染因素后应考虑有围产因素可能。结合病史、查体及治疗经过、用药等因素仔细分析，做出诊断。由于围产因素所致高胆红素血症，除黄疸出现略早外，TSB 峰值及峰值时间、程度均与生理性黄疸近似，要注意鉴别，如围产因素不确切，可能属于生理性黄疸，血清胆红素偏高。

（4）治疗：由于黄疸程度以轻度、中度占多数，主要采用光疗。重度黄疸者可同时静脉输注白蛋白、血浆治疗，预防发生胆红素脑病。

（5）预防：围产因素所致高胆红素血症，绝大多数是可以预防的。加强围产保健、高危妊娠管理、降低早产儿发生率、改进分娩措施、合理应用药物、对高危儿娩出后进行血清胆红素监测，可及早诊断和防治高胆红素血症的发生。

（四）母乳喂养与新生儿黄疸

1963 年，Newman 等首先报道了 11 例母乳喂养儿发生迁延性黄疸，1964 年，Arias 等又报道 2 例。此后 40 多年来，人们对母乳性黄疸的流行病学及临床表现进行了大量的研究，对其发病情况、临床表现的特点及干预方法有了比较清楚的认识。然而对其发病机制的研究，至今尚无突破性的进展，目前对母乳喂养正常新生儿的黄疸问题，尚未明确。

20 世纪 60 年代早期，人们对母乳性黄疸刚开始认识，文献报道母乳性黄疸的发生率为 1%～2%。随着对母乳性黄疸认识的提高，从 20 世纪 80 年代起，文献报道的发生率有逐年上升的趋势。1982 年，DeAngehs 报道在一组母乳喂养儿中，TSB>205.2 μmo/L（12 mg/dL）占 20%。1986 年，Lascar 报道在一组 2 241 例新生儿高胆红素血症中，母乳喂养儿占 82.2%。2000 年，我国报道在一组 874 例足月母乳喂养健康儿中，TSB>220.6 μmol/L（12.9 mg/dL）占 34.4%，TSB>256.5 μmol/L（15 mg/dL）占 14.3%。

（1）母乳性黄疸的定义与分型：母乳性黄疸是指发生在健康足月的纯母乳喂养的新生儿中，以未结合胆红素升高为主的高胆红素血症，分为早发型和迟发型。健康足月母乳喂养儿生后 3～4 天发生的高胆红素血症，排除溶血因素及其他疾病，称为早发型母乳性黄疸，与生理性黄疸比较，黄疸出现时间和高峰时间均相似，但母乳性黄疸的胆红素峰值及黄疸持续时间均超过生理性黄疸。迟发型黄疸出现较晚，常紧接着生理性黄疸发生，亦可在生理性黄疸减轻后黄疸又加重，即胆红素峰值常在出生后 7～10 天出现，黄疸持续 2～3 周甚至 2～3 个月才消退。婴儿除有黄疸外生长发育良好。停母乳 24～72 h，胆红素异常值迅速下降约 50%。重新哺乳，胆红素可再度上升，但不会达到原来的程度。

（2）病因与发病机制：经过 40 多年的研究，母乳性黄疸的病因与发病机制仍尚未明确。对其发病学说曾经历了从建立到推翻的反复认识过程，至今尚无突破性进展。根据新生儿黄疸的发生机制，推测母乳性黄疸与母乳本身的成分及母乳喂养新生儿自身存在的原因有关。起初的激素学说和脂肪酸学说已被否定，目前主要支持新生儿胆红素的肠肝循环增加和 UGT 活性异常等学说。

A. 新生儿肠肝循环增加学说：

a. 喂养方式。哺乳频率低或开奶延迟而导致奶量摄入不足，使肠蠕动减少；胎便排泄延迟，使肠道胆红素被重吸收入血，引起肠肝循环增加。同时也有动物和成人实验研究证实饥饿或能量摄入减少可影响肝酶活力导致血清胆红素增加。Yamauchi 比较了两组不同喂养频率（0～6 次/天与 7～11 次/天）的新生儿，出生后第 6 天检测 TSB，两组差异有显著性。因此提出增加哺乳频率可以减轻或减少黄疸的发生。但是，Maisels 同样增加喂养频率（平均 9 次/天）并在 48～80 h 检测 TSB，结果与对照组（平均 6.5 次/天）无显著性差异，因此认为哺乳频率与黄疸并非肯定有关，并提出黄疸是否与初乳中 β-GD 含量较高，促进肠肝循环增加有关。总之，对早发型母乳性黄疸确切的发病机制尚有争论。

b. 母乳成分。新生儿肠道内 β-GD 极为丰富，为成人的 10 倍。β-GD 在肠道内使结合胆红素水解为脂溶性非极性的未结合胆红素，使胆红素的回吸收增加，导致血清胆红素增加。肠道内 β-GD 来源：①摄入母乳，母乳中含量高，通过哺乳给新生儿；②新生儿自身产生，妊娠 6～8 周的胎儿就能产生 β-GD；③新生儿正常肠道菌群建立后即能产生细菌性 β-GD。新生儿肠道 β-GD 主要来自母乳。国内周晓光等报道检测母乳和新生儿粪便及血清的 β-GD 活性，结果提示新生儿肠道内 β-GD 含量高，差异有显著性。新生儿血清胆红素与母乳和粪便内 β-GD 呈正相关，与血 β-GD 不相关。结论：母乳中 β-GD 活性在晚发型母乳性黄疸中起重要作用。朴梅花等报道母乳性黄疸 18 例与生理性黄疸 12 例对照，分别检测 4 周内（每周 1 次）母乳和粪便内 β-GD 活性变化及其与血清中胆红素浓度的关系，结果两组差异无显著性。故 β-GD 活性在母乳性黄疸的发病机制中不是唯一的或主要的原因。这说明 β-GD 活性在母乳性黄疸发病机制中尚缺乏重复性实验研究的证明，母乳成分中是否还存在其他的不明因子，需要继续探索母乳成分与母乳性黄疸间的关系。

c. 肠道菌群。婴儿正常肠道内菌群能转化结合胆红素成粪胆原，大部分随粪便排出，小部分在结肠黏膜内重吸收，即胆红素肠肝循环。新生儿肠道菌群定植受诸多因素的影响，如分娩方式、喂养方式等。研究证明，人工喂养儿与母乳喂养儿肠道菌群组成差异显著，母乳喂养儿缺乏转化结合胆红素的菌群，且新生儿肠道 β-GD 多、活性高，使肠肝循环的负担增加，导致黄疸加重。

B. 遗传因素：有临床调查资料介绍，在 60 例母乳喂养性黄疸中有家族史者占 13.9%，说明有遗传因素的影响。近年来通过分子生物学技术的研究进展，发现胆红素代谢与 UGT1 基因突变有关，此遗传因素可以发生于母乳喂养儿，使母乳性黄疸加重或迁延时间延长。

（3）临床表现：临床主要表现为母乳喂养的新生儿出现黄疸，足月儿多见，黄疸出现在生理性黄疸发生的时间范围内，峰值可高于生理性黄疸，消退时间可晚于生理性黄疸。此类患儿一般情况良好，吃奶好，粪便色黄，尿色不黄，不影响生长发育，肝脏不大，肝功能正常，无肝病及溶血的表现。

A. 早发型母乳性黄疸：发生在母乳喂养儿出生后 1 周以内，亦称母乳喂养性黄疸或母乳喂养相关性黄疸。黄疸出现时间（出生后 2～3 天）和高峰时间（出生后 4～5 天）均与生理性黄疸相似，但血清胆红素峰值高于生理性黄疸，且黄疸消退时间晚于生理性黄疸。母乳喂养失败，如母亲缺乏喂哺技术的知识、乳房肿胀、乳头皲裂等；新生儿无效吸吮，影响哺乳的尝试；或因生后 24～48 h 母乳量有限等因素，影响母乳喂养成功率，从而使乳汁分泌减少，新生儿处于饥饿、脱水和营养缺乏状态，使胎粪排出延迟，肠肝循环增加，造成高胆红素血症。国内报道母乳喂养健康足月儿 TSB 平均水平为（204±53.69）μmol/L［（11.93±3.14）mg/dL］，峰值大于 220.6 μmol/L（12.9 mg/dL）的占 34.4%，黄疸持续时间延长到生后 2 周和 3 周的分别占 21.1% 和 7.89%，均大于生理性黄疸的统计数字。

B．迟发型母乳性黄疸：临床出现时间稍晚，发生常在出生 1 周以后（7～14 天），可紧接着生理性黄疸发生，亦可在生理性黄疸减轻后又加重。TSB 超过生理性范围，其峰值可出现在出生后 2～3 周，持续 4～6 周或可延长到 2～3 个月。黄疸程度以轻到中度为主，一般 TSB 在 205.2～342 μmol/L（12～20 mg/dL），重者可达 427.5 μmol/L（25 mg/dL）以上。

不论早发型或迟发型母乳性黄疸，一旦停喂母乳或改喂配方乳 48～72 h 后，黄疸即可明显减轻，若再开始喂哺母乳，黄疸可重新出现，但不会达到原来的程度。若母乳喂养儿同时伴有遗传基因 UGT 缺陷，可加重黄疸程度和（或）延长黄疸持续时间。有部分母乳性黄疸儿停母乳改用人工喂养后黄疸消退不明显，有可能同时存在 UGT1 基因缺陷（Gilbert 综合征）。

（4）诊断：由于母乳性黄疸发病机制尚未明确，目前缺乏实验室检测手段确诊母乳性黄疸。根据其临床特点，诊断标准包括：①足月儿多见，纯母乳喂养或以母乳喂养为主的新生儿。②黄疸出现在生理性黄疸期，TSB 超过相应小时龄的第 95 百分位值；或黄疸迁延不退，超过生理性黄疸期限仍有黄疸，TSB>34.2 μmol/L（2 mg/dL）。③详细采集病史、查体和各种必要的辅助检查，认真将各种可能引起病理性黄疸的病因逐一排除。④一般状况好，生长发育正常。⑤停母乳 1～3 天后黄疸明显消退，血清胆红素迅速下降 30%～50%。

（5）治疗。

A．母乳喂养性黄疸：应尽早开奶，鼓励少量多次喂哺母乳，每天 10～12 次，保证足够乳量及能量的摄入，减少生理性体重下降幅度。注意避免错误喂哺，使哺乳次数减少，不利于乳汁的分泌。若血清胆红素升高达光疗标准，应予以干预，可继续母乳喂哺，同时进行光疗。

B．母乳性黄疸：迟发型母乳性黄疸的高峰时间一般在出生后 2～3 周，此时新生儿血脑屏障功能已较完善，一般不会引起胆红素脑病。确诊母乳性黄疸后，必要时暂停母乳，达干预标准时需要光疗。我国 2014 年发表的《新生儿高胆红素血症诊断和治疗专家共识》中对母乳性黄疸的治疗建议为：当 TSB<257 μmol/L（15 mg/dL）时不需要停喂母乳；TSB>257 mg/dL（15 mg/dL）时可暂时停喂母乳 3 天，改为配方奶喂养；TSB>342 mg/dL（20 mg/dL）时则加用光疗。光疗期间，为保证新生儿营养及减轻母亲心理负担，仍可继续喂哺母乳，同样能取得治疗效果。母乳性黄疸的婴儿若一般情况良好，无其他并发症，则不影响常规预防接种。

第三节 新生儿胆红素脑病

早在 1847 年，Hervieux 首次描述了重度黄疸的新生儿尸检时发现脑基底核黄染。1875 年，Orth 观察到临床上的脑病与胆红素的升高和病理上中枢神经系统特殊区域黄染有关。1904 年，Schmorl 将这种脑基底核和不同脑干核的黄染命名为核黄疸，并描述脑部黄染有两种形式：一种是在脑膜、脑脊液及脑室周围弥散性黄染；另一种是黄染完全局限在脑核区域。

胆红素脑病是描述胆红素毒性所致的基底核和不同脑干核损伤的中枢神经系统表现，以往习惯将胆红素脑病与核黄疸名词互换应用。2004 年，AAP 修订了新生儿高胆红素血症临床诊疗指南，为避免在文献中混淆及取得共识，AAP 建议："急性胆红素脑病"用于描述出生一周内的新生儿由于胆红素毒性所致的急性临床表现，"核黄疸"用于描述胆红素毒性的慢性和永久性表现。

除了典型的胆红素脑病，胆红素还可以引起其他形式的轻型神经系统损伤，可以表现为一个或多个系统功能障碍，称为胆红素诱导的神经功能障碍（bilirubin-induced neurologic dysfunction，BIND）。BIND 可以表现为认知、学习、运动障碍或者仅表现为耳聋或听觉障碍（如听神经病），高胆红素血症所致的认知障碍可能与其听觉障碍相关。

尽管换血疗法显著减少了核黄疸的发生率，但核黄疸仍有发生。Johnson 等发现美国近 30 年有 41 例发生核黄疸，其中 31 例发生在 1990 年后，且近期报道的病例很多是健康的、母乳喂养的足月儿，并指出此与住院时间缩短有一定关系。英国一个前瞻性研究调查严重高胆红素血症（界定 TSB>510 μmol/L）的新生儿，胆红素脑病的发病率是 0～1 例/100 000 个活产儿。若不治疗，估测每 10 万个活产儿中有 1～3 人有患核黄疸的风险，而 5%～10%存活的有严重高胆红素血症的婴儿留有永久性后遗症。在我国，由于尚未普遍建立新生儿出生后胆红素的规范监测和随访制度，新生儿胆红素脑病及核黄疸发生率并非少见。我国胆红素脑病发生率和病因因地区不同而有所差异，基层及边远地区发生率仍很高。我国一项多中心流行病学调查结果显示：2009 年 1—12 月 28 家医院共报告 348 例新生儿胆红素脑病或核黄疸病例，约占收治患儿总数的 4.8%。与以往相比，近年发生胆红素脑病的新生儿很多无溶血性疾病的证据，多为足月儿及晚期早产儿，因此，普遍认为此与新生儿出生后随母亲出院时间的提早及出院后随访不及时有关。

一、病理生理

胆红素脑病死亡的足月儿尸检证实胆红素在脑的沉积有特定的分布，最常受累的区域是基底节，尤其是苍白球和丘脑下核、海马沟、红核、动眼神经核、膝状体，还可累及一些脑干核，包括下丘、前庭、耳蜗及下橄榄体核、小脑尤其是齿状核和蚓部核。其他如脊髓前角、延髓、大脑半球的白质、灰质均可受累。黄疸婴儿尸检还显示主动脉、胸腔积液、腹腔积液甚至整个内脏黄染。除非发现细胞学变化，否则黄染通常不被认为是组织损害的征象。胆红素可与成熟神经元的神经节苷脂和磷脂相结合，损害神经元。神经元坏死是出生 7～10 天后组织病理学主要特征，绝大多数坏死分布与胆红素沉积分布一致。神经元损伤严重的区域包括基底核、脑干动眼神经核、听神经核，这些区域的受累可解释胆红素脑病的某些临床后遗症。病变部位的选择性可能与神经细胞的酶系统成熟度有关。未结合胆红素对脑细胞有毒性作用，特别是生理上最活跃的神经细胞，因此，这种细胞的能量代谢较大。新生儿期在生理及生化代谢方面以基底核神经细胞最为活跃，耗氧量及能量需要均最大，故基底核最易受损。

（一）胆红素进入脑内

未结合胆红素进入脑内并造成脑损伤的机制尚未明确。目前认为有多种机制：①胆红素的产生超过血液与组织间的正常缓冲能力；②胆红素联结白蛋白或其他蛋白的能力发生改变；③血脑屏障（blood-brain barrier，BBB）的完整性被破坏增加了其对胆红素的通透性；④其他因素。

（1）非结合胆红素（unconjugated bilirubin，UCB）与白蛋白联结：未结合胆红素是无极性和脂溶性的，在血浆中的溶解性极低，与人血白蛋白紧密但可逆地联结和运输，未联结或松散联结的部分即游离胆红素更容易穿过 BBB，与脑细胞联结、聚集并通过生物膜，引起细胞损伤，因而理论上 UCB 水平是胆红素毒性最直接且最敏感指标。然而，检测未与白蛋白联结的血浆 UCB 几乎是不可能的。尽管，过氧化物酶氧化法理论上可用来检测 UCB，但其检测结果的准确性和临床应用可靠性仍有待进一步验证。血浆白蛋白与胆红素联结能降低胆红素对神经细胞的毒性，因而胆红素与白蛋白的比值（B/A）已成为评估胆红素毒性的危险性高低的指标。一个白蛋白分子有一个高亲和力和两个低亲和力胆红素联结位点；当 B/A<1，胆红素白蛋白联结牢固；B/A>1，部分胆红素与白蛋白联结疏松；B/A>3，部分胆红素游离成 Bf；B/A＝1 代表每克白蛋白约联结 8.5 mg 胆红素。因此，正常情况下足月儿无内源性或外源性竞争物质竞争白蛋白同一位点，当人血白蛋白浓度为 3～3.5 g/dL 时应能联结胆红素 25～28 mg/dL。然而在体内，由于内源性竞争性联结物的存在，血清中实际每克白蛋白所能联结胆红素的量少于理论值，尤其是早产儿和低出生体重儿白蛋白联结能力较足月儿显著降低，且其人血白蛋白水平常较低，因此，极少能够有效联结胆红素。任何增加 UCB、降低白蛋白浓度或其联结能力的因素均可增加脑组织内 UCB 水平，UCB 进入脑并与细胞膜结合产生胆红素毒性，而增加白蛋白可减轻胆红素的毒性。降低胆红素与白蛋白联结的药物可增加胆红素脑病的危险性。

（2）胆红素与白蛋白联结的影响因素：未结合胆红素在血浆中主要以与白蛋白联结胆红素形式（AB^{2-}）存在，仅有很少部分以 UCB 形式存在。UCB 包括二价阴离子（B^{2-}）、单价阴离子（BH^-）及胆红素酸（BH_2）。在体内 AB^{2-}、BH^-、BH_2 之间维持着动态平衡，这种动态平衡的移动方向与白蛋白水平、未结合胆红素水平、白蛋白与胆红素联结力及 H^+ 水平相关。当白蛋白与胆红素联结力降低 ［如低出生体重儿（LBW）、低氧血症、低血容量、高渗血症、高热、高碳酸血症等病理状态下］ 时，或当白蛋白胆红素联结量减少（如游离脂肪酸、水杨酸盐、磺胺类、吲哚美辛、苯甲醇及某些头孢类等竞争性联结物在体内增多）时，均可影响白蛋白与胆红素联结力，导致体内 UCB 水平增高。国外有学者认为 UCB>20.0 μmol/L（1.17 mg/dL）是发生胆红素脑病的危险临界值。还有学者在进行体外细胞培养时发现白蛋白可以保护脑细胞免受胆红素的毒性作用。

患病的足月儿和早产儿的胆红素与白蛋白的联结能力降低，且这些患儿的人血白蛋白浓度常较低，因此，与健康足月儿相比，患病的足月儿和早产儿即使胆红素水平较低，其发生胆红素脑病的危险性也较高。组织摄取胆红素的速率依赖于胆红素与白蛋白的联结力和 pH，已知酸性增加时胆红素的溶解性降低，组织摄取和沉淀增加。但当 pH<7.4 时，胆红素与白蛋白的联结能力是否降低仍有争议。

（3）血脑屏障通透性：BBB 是存在于脑毛细血管内皮和脑实质间的屏障，它限制了某些物质进入中枢神经系统。脉络丛是血液与脑脊液之间的屏障。BBB 由紧密联结的内皮细胞连续排列组成，限制细胞间弥散。正常 BBB 阻止大量水溶性物质、蛋白质和大分子的渗透，但可渗透低分子量的、未与白蛋白紧密联结的脂溶性物质。大分子如白蛋白不能透过 BBB，但当输注高渗溶液时 BBB 可以渗透。在未成熟儿、足月儿缺氧、脱水、高热、高渗血症、高碳酸血症和脑膜炎、败血症等病理状态下，BBB 开放，此时不仅 Bf 可以通过 BBB，白蛋白联结胆红素复合物也可通过 BBB。

（4）细胞保护作用：近来研究提示 P-糖蛋白（P-glycoprotein，P-gp）是脑毛细血管内皮细胞和 BBB 的星形细胞上的 ATP 依赖的血浆膜转运蛋白，广泛作用于各种底物穿过生物膜。未结合胆红素是 P-gp 的一个作用底物，P-gp 能限制亲脂性物质的通过，可在限制胆红素进入中枢神经系统中起保护作用。

（二）胆红素在细胞水平的毒性

关于胆红素如何产生细胞水平的毒性作用也存在争议，有以下几种假说：①经细胞膜的脂质穿过到亚细胞器（如线粒体）的脂质，干扰能量代谢；②与特异的膜、细胞器或细胞质蛋白结合，抑制其功能；③损伤和直接干扰 DNA 功能。

胆红素对神经细胞有毒性作用，早已证实线粒体功能障碍在胆红素脑病发病机制中起重要作用。有研究假定胆红素酸沉积在磷脂膜上，解离线粒体氧化磷酸化作用，引起显著的急性能量代谢紊乱，能量负荷下降，葡萄糖、糖原下降，乳酸升高，乳酸/丙酮酸比值升高，表明糖的有氧氧化受抑制，无氧酵解增强。国外有学者在体外实验中发现，胆红素能抑制神经细胞膜生物功能，降低细胞内核酸与核蛋白合成，并影响线粒体氧化活力及能量代谢。也有学者发现，胆红素抑制酶的磷酸化对神经递质的释放起关键作用。胆红素使神经末梢突触膜去极化反应减弱，抑制了多巴胺的合成与释放，并减少机体对酪氨酸的吸收，细胞膜 Na^+-K^+-ATP 酶、Ca^{2+}-Mg^{2+}-AFP 酶、蛋白辅酶 A 和 C 活性受抑制，细胞核酸与蛋白质合成受阻。这些毒性作用与神经细胞暴露于一定浓度胆红素下的时间相关。暴露时间短，这些抑制作用能被等摩尔白蛋白纠正，但暴露时间较长，则其抑制作用难以逆转。国外有学者在体内检测中揭示了胆红素能抑制脑细胞能量代谢水平，并降低机体脑内电活动（包括脑电幅度低平、传导时间延长），降低脑内磷酸肌酸及 ATP 含量、腺苷酸能量负荷，且脑细胞能量代谢及脑电活动变化程度与脑内胆红素浓度一致。胆红素能阻滞脑细胞膜电位传导，影响脑细胞功能状态，降低脑细胞能量代谢水平，因而，检测高胆红素血症新生儿的脑电变化、脑神经核相关感觉与行为变化、脑能量代谢水平，可以直接反映胆红素对脑的损伤程度。

胆红素脑病是多因素作用的过程，UCB 极度升高，通过 BBB 进入脑内，产生神经细胞损害。高胆红素血症的严重性和持续时间、所累及的中枢神经系统结构的成熟度、白蛋白联结能力、生理环境、细胞膜的组成和代谢情况均可促进神经功能障碍的发展。仅依据血清总胆红素或未结合胆红素水平来判断神经毒性过于简单，还需考虑其他因素。增加胆红素神经毒性和高胆红素血症的危险因素包括酸中毒、窒息、溶血、低体温、低白蛋白血症或减少白蛋白与胆红素的有效联结、颅内出血、低出生体重、脑膜炎、早产儿及败血症。

二、临床表现

胆红素脑病患儿黄疸多较严重，全身皮肤黏膜呈重度黄染，血清胆红素常在342.2 μmol/L（20 mg/dL）以上。早产儿患胆红素脑病可发生在较低的胆红素水平，尤其是有高危因素者。

胆红素神经毒性的临床表现与胆红素对特定区域损伤有关，如特殊脑干核（听觉、前庭和动眼神经）、小脑浦肯野细胞及基底核（即苍白球和丘脑下部）、海马对胆红素神经毒尤为易感。

胆红素脑病多见于出生后1周内，最早可于出生后1~2天内便出现神经系统症状。溶血性黄疸出现较早，多发生于出生后3~5天。未成熟儿或其他原因所致者大多见于出生后6~10天。先天性葡萄糖醛酰转移酶缺乏症所致的胆红素脑病多发生于出生后2~5周。发生胆红素脑病的血清胆红素阈值依日龄而异，足月儿多在342.2~427.5 μmol/L（20~25 mg/dL）以上。当早产、窒息、呼吸困难或缺氧、严重感染、低白蛋白血症、低血糖、低体温、酸中毒或体重低于1 500 g时，血清胆红素低于临界值亦可发生胆红素脑病。一般可于重度黄疸高峰后12~48 h出现症状。

根据胆红素脑病的典型症状，以往将胆红素脑病分为四期：警告期、痉挛期、恢复期和后遗症期。现多将前三期称为急性胆红素脑病，第四期称为慢性胆红素脑病。

（一）急性胆红素脑病

典型的急性胆红素脑病经历三个临床阶段。第一阶段在出生后前几天，婴儿表现为反应略低下、嗜睡、轻度肌张力减低、活动减少、吸吮弱、轻微高调哭声。此阶段胆红素水平若能迅速降低，上述表现是可逆的。第二阶段在第一阶段后、出生1周内，表现为易激惹、哭声高调、拒乳、呼吸暂停、呼吸不规则、呼吸困难、嗜睡和肌张力增高。肌张力增高累及伸肌群，可呈角弓反张，可伴有惊厥，或有发热，系由间脑受累所致。重症者可深度昏迷，甚至发生中枢性呼吸衰竭而死亡。此阶段出现肌张力增高者可发展为慢性胆红素脑病，如紧急换血可能逆转中枢神经系统改变。第三阶段通常在出生1周后，表现为肌张力增高消失，转为肌张力减低，随即吸吮力和对外界反应渐渐恢复，继而呼吸好转，1~2周后急性期症状可全部消失。

（二）慢性胆红素脑病

从急性胆红素脑病到慢性胆红素脑病即核黄疸的后遗症期有一个演变过程。慢性胆红素脑病的典型表现通常在1岁前，婴儿喂养困难，进而高调哭声和肌张力减低，但深腱反射增强，持续颈强直，运动发育迟缓。一般在6~7岁之前，患儿在安静时肌张力低下，直到学龄期，转为肌张力增高。

典型的核黄疸后遗症由四联症组成：①锥体外系运动障碍，表现相对持久或持续终身，主要表现为手足徐动，可早在生后 18 个月出现，也可晚至 8～9 岁。严重时手足徐动可妨碍四肢功能的发育。严重受累的儿童可有发音困难、表情怪异、流涎以及咀嚼和吞咽困难。②听力异常，听力损害是胆红素神经毒性的一个突出表现，脑干听觉通路对胆红素的毒性作用尤其敏感。通过病理研究及听性脑干反应（auditory brainstem response，ABR）发现脑干损伤，特别是耳蜗核损伤，是听力丧失的主要原因。通常高频听力丧失最严重，在极低出生体重儿（VLBW）可引起感觉神经性听力丧失。听神经病是指第 Ⅷ 脑神经受损引起的特殊感觉神经性耳聋，客观检查的特点为耳声发射（otoacoustic emission，OAE）正常而 ABR 异常，是 BIND 的一个重要临床表现。这说明内耳或耳蜗正常，但神经或脑干的上行听觉通路异常。③眼球运动障碍，表现为眼球转动困难，特别是向上凝视受限，常呈"娃娃眼"，提示神经损害发生在动眼神经核的上一水平。④牙釉质发育异常，有绿色牙或棕褐色牙，门齿有弯月形缺陷，由釉质发育不全所致。

这些胆红素毒性的后遗症也可发生在新生儿期从未出现过急性胆红素脑病的婴儿身上。

（三）胆红素诱发的神经功能障碍

早期流行病学研究提示，有些新生儿可有亚临床型胆红素脑病的后遗症，如仅表现为轻度运动功能障碍和（或）认知功能异常，被称为胆红素诱导的神经功能障碍（BIND）。累及的听神经功能障碍可导致感觉神经性听力损失或耳聋，也可发生听神经病（auditory neuropathy，AN）或听同步不良（auditory dysynchrony，AD）。AN/AD 可通过内耳的神经生理学测试确定，表现为耳蜗微音电位反应和耳声发射正常，而听性脑干反应异常或缺失。AN/AD 临床表现为声音定位和语言辨别障碍。

（四）早产儿胆红素脑病的特点

尸检已证实，低胆红素水平的早产儿也可有核黄疸的病理改变，但在随访中少有典型的核黄疸表现。在新生儿期也无胆红素脑病的特异表现。以往研究证实，听觉损害是胆红素神经毒性最敏感的指标，是低胆红素的早产儿胆红素脑病的主要表现。与足月儿不同，早产儿锥体外系异常少见。其原因一方面是早产儿很轻的高胆红素血症立即得到了积极的治疗；另一方面，可能与早产儿中枢神经系统发育不成熟有关。与足月儿相比，早产儿对胆红素的通透性和代谢存在差异，早产儿的脑可通过重塑或修复来代偿。

三、诊断

目前新生儿胆红素脑病的诊断一般基于临床诊断，即根据出生后 1 周内的新生儿有重度高胆红素血症，尤其是存在早产、溶血病、缺氧、酸中毒、感染等高危因素，在黄疸高峰期出现神经系统异常表现时，考虑胆红素脑病。了解相关病史非常重要，如胎龄、高胆红素血症史、高胆红素血症持续时间、危险因素、急性期神经系统异常表现，以及是否接受过治疗是诊断的关键资料，结合辅助检查进一步确诊，包括 TSB、Bf、B/A、听性脑干反应（ABR）及磁共振成像（magnetic resonance imaging，MRI）。

鉴于临床上尚不能常规进行游离胆红素浓度的测定，B/A 可作为替代参数来代表 Bf 浓度。需要注意的是，血浆中可能存在胆红素置换剂，即干扰胆红素与白蛋白结合的药物，Bf 可能比 B/A 计算值更高。此外，还应考虑胆红素与白蛋白亲和力的个体差异。

神经听觉通路对胆红素毒性很敏感，导致神经性听力丧失或听神经病变也称作听同步不良。ABR 是常用的一种无创检测方法，对确定胆红素的神经毒性非常敏感。ABR 由一系列的正波（波 I 至波 V）组成，代表从内耳到脑干的听觉通路，波 I 和波 II 表示周围的听觉神经通路，波 III 和波 V 代表听觉中枢在脑干水平通路的活动（耳蜗核和外侧丘系）。胆红素诱导的 ABR 变化主要涉及波 III 和波 V，损害程度轻则可逆性波间期延长，进展可至振幅的消失。ABR 的变化可为暂时性的，也可发展成永久的变化。现有简便的床旁检测方法即自动听性脑干反应（automated ABR，AABR）。AABR 测量是简化的 ABR 测量，能够识别婴儿每只耳的耳蜗或听觉功能异常。一项对胎龄 24～42 周、出生体重在 406～4 727 g 的 191 例新生儿的研究结果显示，双耳或单耳的参考结果与 UCB 浓度和 UCB/TSB 比率的增加相关，但与 TSB 浓度无关。

另一个确定急性和慢性胆红素神经毒性的辅助检查是 MRI。MRI 的变化包括早期阶段（出生前 3 周）在 T_1 加权成像（T_1 weighted imaging，T_1WI）上双侧苍白球呈高信号，弥散加权成像（diffusion weighted imaging，DWI）呈等信号或稍高信号。慢性胆红素脑病即核黄疸期显示好发部位 T_2 加权成像（T_2 weighted imaging，T_2WI）呈高信号，而 T_1WI 无明显信号异常。双侧苍白球 T_2WI 对称性高信号是核黄疸的特征性改变。需注意，新生儿期苍白球 T_1WI 高信号并非与胆红素脑病的临床表现相平行。例如，患儿具有典型的胆红素脑病表现，但 MRI 缺乏苍白球的特征性改变；或患儿缺乏临床表现，而 MRI 显示苍白球高信号。有学者发现，新生儿期苍白球 T_1WI 高信号仅为一种瞬态改变，1～3 周后消失，其可能与髓鞘化有关，是一发育过程，与疾病的远期预后无必然联系。另有研究认为，如仅出现急性期 T_1 高信号，而相应部位在慢性期并未出现 T_2 高信号，则提示预后良好。因此，若新生儿期苍白球 T_1WI 高信号消失提示预后良好，但在相同部位经数周或数月后若转变成 T_2WI 高信号（即慢性胆红素脑病），则提示预后不良。

四、预防和治疗

早期预防和早期干预治疗是防止重症新生儿高胆红素血症的发生及预防胆红素脑病的要点。光照疗法（简称光疗）、换血疗法和药物疗法均能降低血清胆红素。输注白蛋白或血浆可减少 UCB。及时治疗窒息、低血糖、酸中毒和感染可减少未结合胆红素发展成胆红素脑病的危险性。对出生后 72 h 内出院的新生儿及时随访（出院 48 h 或黄疸高峰日龄）是预防重症高胆红素血症的关键环节。宫内诊断和治疗新生儿溶血病是防止胆红素脑病的方法之一。

（一）产前预防

做好产前检查和宣教工作，尽量预防早产和难产。预防孕妇感染、治疗孕妇疾病，对疑有溶血病史者，可监测孕妇血清抗体滴定度、置换血浆、服用苯巴比妥、做好换血等准备。临产前不可滥用维生素 K 及磺胺类等药物。

（二）产后预防

（1）新生儿尤其是早产儿不宜使用维生素 K_3、磺胺类、水杨酸盐、吲哚美辛等药物。因此，当早产儿需要应用吲哚美辛关闭动脉导管时，应确保胆红素在安全水平下使用。预防新生儿感染不宜用磺胺异唑或某些头孢类等药物。

（2）若黄疸发生早、进展快者应密切监测血清胆红素水平，达光疗标准时应及早给予治疗，必要时给予血浆或白蛋白以减少 UCB 通过 BBB 的危险性。

（3）并发症的诊治：当存在低氧血症、低血糖、酸中毒时，可增加 BBB 的通透性，需要及时纠正，避免高胆红素血症发展成胆红素脑病。

（4）药物疗法：酶诱导剂（如苯巴比妥、尼可刹米等）能激活葡萄糖醛酰转移酶，使未结合胆红素转化成结合胆红素，并能改善毛细胆管的通透性，有利胆作用，但作用较慢，自普遍应用光疗后，已经较少应用。

（5）换血疗法：在严密监测新生儿高胆红素血症发展的同时，做好换血的一切准备，如配血、换血前应用白蛋白等措施。对严重的高胆红素血症要进行换血治疗，以挽救患儿生命。

（6）对 BBB 功能尚未完善的早产儿、LBW 或 BBB 开放的黄疸患儿，凡出现嗜睡、反应迟钝、张力低下、凝视时，即使血清胆红素不甚高，也要引起足够重视，进行严密监测及干预。有报道对 VLBW 早产儿，出现皮肤黄染即给予预防性光疗，可减少高胆红素血症和低胆红素水平的胆红素脑病的发生率。

（三）治疗

已发生胆红素脑病者，根据各期表现给予对症治疗。后遗症期可指导早期干预智能和运动发育。

第四节　黄疸的诊断和鉴别诊断

新生儿黄疸是新生儿时期常见症状之一，它可以是新生儿正常发育过程中出现的症状，也可为某些疾病的表现，严重者可致脑损伤。因此，需要给予高度重视，做好诊断和鉴别诊断。

一、病史

要仔细询问与黄疸发生发展相关的病史，询问母亲妊娠史（胎次、有无流产、死胎和输血史，妊娠期并发症，产前有无感染和羊膜早破等）；同胞兄妹有无黄疸史或家族史；是否为早产儿、低出生体重儿或糖尿病母亲的婴儿；父母血型；分娩过程（分娩方式，有无难产史，是否用过催产素、镇静药或麻醉药、输注葡萄糖等）；用药史（母婴双方有无用过特殊药物）。注意询问喂养方式（母乳或配方奶喂养），新生儿食欲、呕吐、粪便排出情况，尿和粪便颜色，出生早期体重下降幅度。对黄疸的出现时间应详细询问，这极为重要：出生后 24 h 即有明显黄疸，应考虑新生儿 Rh 或 ABO 血型不合溶血病；出生后 2～3 天出现黄疸，超过生理性黄疸范围，多由各种围产因素所致；出生后出现或

4～5天后明显加重，多考虑有感染或胎粪排出延迟。无以上原因且为母乳喂养者应考虑母乳喂养性黄疸。生理性黄疸期已过，若黄疸持续不退或加深，应考虑晚发性母乳性黄疸、感染性疾病、球形红细胞增多症、甲状腺功能低下等。若尿黄、粪便发白应考虑新生儿肝炎、遗传代谢性肝病、胆道闭锁或狭窄、胆汁黏稠综合征等。

二、体格检查

评估黄疸必须在光线明亮的环境下进行，可用手指压一下新生儿皮肤使之变白，更易于辨认皮肤和皮下组织黄染的深浅。首先观察黄疸的色泽，若色泽鲜艳并有光泽，橘黄或金黄色，或偶可稍显苍白，应考虑为高未结合胆红素血症所致的黄疸。若黄疸色泽呈灰黄色或黄绿色则符合高结合胆红素血症的特点。其次观察黄疸分布情况，有助于粗略估计血清胆红素水平。但也有认为肉眼观察评估黄疸不可靠，易被误导，尤其是观察皮肤较黑的新生儿。应同时检查小儿一般情况，有无病态；是否有皮肤苍白、出血点或脓疱疹；有无呼吸困难、肺部啰音；肝脾是否肿大；脐周有无红肿、脐部有无分泌物；对重度黄疸患儿应特别注意有无神经系统症状，如精神有无萎靡或激惹、前囟是否紧张、有无凝视、肌张力有无减低或增高、新生儿各种生理反射是否减弱或消失等。

三、辅助检查

（一）胆红素检测

胆红素检测是新生儿黄疸诊断的重要指标。目前临床上常用检测胆红素的方法有静脉血（或动脉血）的自动生化分析仪测定、微量血清胆红素仪测定和经皮胆红素测定。精确测定胆红素还可用高压液相方法，但不常用于临床。几种测定胆红素的方法所得的结果有一定的相关性，又各有其特点。①静脉血（或动脉血）自动生化分析仪测定法。该方法一直是诊断新生儿高胆红素血症的金标准，具有准确、干扰因素少的优点。常用偶氮法检测血清TSB，且同时检测血清间接胆红素、直接胆红素及转氨酶水平，有助于黄疸性质的判断和病因分析。由于新生儿静脉采血较困难，不易做到反复取血、随时监测，可影响及时诊断和临床监测。②微量血清胆红素仪测定法。该方法所测得的胆红素值与静脉血（或动脉血）自动生化分析仪测定法所测得数值相关性高。现国际已公认，微量血清胆红素值可以代替静脉血清胆红素值作为诊断指标用。因为其直接反映血清胆红素的浓度，不受皮肤表面因素的干扰，避免了经皮胆红素仪造成的误差，可用于光疗过程中的监测，且可以快速获得检测结果。采血时应注意避光（日光、蓝光），光疗患儿应在光疗后8 h采血，血标本宜立即检测。③经皮胆红素仪测定法。常用的是日本产JM系列经皮胆红素仪以及国产经皮胆红素测定仪。经皮胆红素仪测定时常同时取两个测定部位，即前额眉心正中和胸骨正中，取其平均值。不同的仪器显示的单位值不同，一般为 μmol/L 或 mg/dL，两者之间按 1 mg/dL = 17.1 μmol/L 换算。经皮胆红素仪测定法对新生儿无损伤，快捷简便，可适时动态监测胆红素水平，尤其是可进行大规模筛查。研究发现，在一定胆红素水平时，TCB与TSB水平有很好的相关性。不同的经皮胆红素仪之间也有较好的相关性。经皮胆红素仪是一种筛查方法，所得的结果与测得血中的胆红素不完全一致，可能低于 TSB 水平，尤其在光疗后，由于蓝光作用在皮肤的浅层组织，光疗后皮肤黄疸的测量数值并不反映血清胆红素水平实际的下降程度。因此，为防止遗漏高 TSB 情况，当 TCB 超过 Bhutani 列线图的第 75 百分位时，应进行 TSB 测定；或对接受光疗的新生儿进行经皮胆红素测定时，检测部位应选在遮盖避光的部位，或在检测部位贴上 BiliChek 附带的 BilEclipse 贴片，保护皮肤不受光线的影响。④高效液相色谱法（high performance liquid chromatography，HPLC）。相较于其他方法，该测定胆红素的方法精确性更高，故应用于实验研究。HPLC 可定量分离血清胆红素的四种组分，也可分析光疗后胆红素各异构体的成分。但由于其仪器昂贵，操作复杂，一般不用于临床常规检测。

直接胆红素和结合胆红素在临床上常作为同义词而通用。但实际上，直接胆红素是指胆红素与重氮化对氨基苯磺酸起直接反应而得出的胆红素值。而结合胆红素是指未结合胆红素在肝脏内与葡萄糖醛酸结合的水溶性结合胆红素。两者值在临床评估时意义略有不同。若 TSB≥85.5 μmol/L（5 mg/dL），直接胆红素>20% TSB，属不正常；若 TSB<85.5 μmol/L（5 mg/dL），直接胆红素>17.1 μmol/L（1 mg/dL），属不正常。如用结合胆红素评估，则无论 TSB 是多少，只要结合胆红素>17.1 μmol/L（1 mg/dL）即属不正常。国内临床多采用传统测直接胆红素的方法。国外有用 Kodak Ektachem 700 方法来检测结合胆红素值。

近年来国外已开发应用葡萄糖氧化酶、过氧化酶方法测定血清游离胆红素，有助于胆红素脑病的监测和诊断。但游离胆红素的临床或实验室测定均不普遍。

（二）其他辅助检查

（1）血常规及网织红细胞：红细胞、血红蛋白、网织红细胞、有核红细胞，在新生儿黄疸时必须常规检测，有助于新生儿溶血病的筛查。有溶血病时，红细胞和血红蛋白减少，网织红细胞增多，可达 40%～50%，特别是 Rh 溶血病时，有核红细胞可超过 10个（每 100 个白细胞）。必要时可做血涂片观察红细胞形态。

（2）血型：包括父母及新生儿的血型（ABO 和 Rh 系统），特别是可疑新生儿溶血病时，检测血型非常重要。必要时进一步做血清特异性抗体检测以助确诊。

（3）红细胞脆性试验：怀疑黄疸由溶血引起，但又排除了 Rh、ABO 溶血病，可做本试验。若脆性增高，考虑遗传性球形红细胞增多症、自身免疫性溶血症等。若脆性降低，可见于地中海贫血等血红蛋白病。

（4）尿常规：正常尿不含胆红素，若尿胆红素阳性提示血清结合胆红素增高。

（5）高铁血红蛋白还原试验：通过测定高铁血红蛋白还原速度间接反映 G-6-PD 的活性。一般认为正常还原率>75%，中间型为 31%～74%（杂合子型），显著缺乏者<30%（纯合子型）。此方法有假阴性，对女性杂合子的检出率低，须进一步检测 G-6-PD 活性以明确诊断。

（6）感染相关检查：疑为感染所致黄疸，应做血、尿、脑脊液培养，血清特异性抗体、C-反应蛋白和降钙素原（明显增高）及血沉（增快）检查。血常规结果显示，白细胞增高或降低，有中毒颗粒及核左移。

（7）肝功能检查：测血总胆红素和直接胆红素，丙氨酸氨基转移酶是反映肝细胞损害较为敏感的方法，碱性磷酸酶在肝内胆道梗阻或有炎症时均可升高，如同时有 5'-核苷酸酶、γ-谷氨酸转移肽酶增高，则更有助于诊断。甲胎蛋白升高提示肝功能受损。重症肝功能异常时血浆白蛋白降低，凝血酶原时间延长。

（8）UGT 基因检测：用聚合酶链反应、等位基因特异性寡核苷酸探针杂交法、限制性片段长度多态性法等方法，了解与胆红素代谢有关的 UGT 基因突变情况，有助于新生儿黄疸的基因诊断。

（9）呼气末一氧化碳测定：根据血红素降解为胆红素过程中，在血红素加氧酶等作用下释放出 CO 的原理，通过测定气道中释放的 CO［即呼气末一氧化碳（end-tidal carbon monoxide，ETCO）］可以早期预测血清胆红素生成的速度，因此，测定 ETCO 可作为溶血的标志。可用非分散型紫外线分析法或 CO 气体微量法测定。若没有条件测定 ETCO，检测血液中碳氧血红蛋白水平也可作为胆红素生成情况的参考。

四、影像学检查

（一）超声

腹部 B 超为无损伤性诊断技术，是持续性黄疸鉴别诊断的首选无创检测方法。对于胆道系统疾病（如胆管囊肿、胆管扩张、胆结石、胆道闭锁以及胆囊缺如等）都可显示病变情况。

（二）放射性核素肝扫描

用 99mTc 标记的氢亚胺乙酸化合物扫描，具有半衰期短（6 h）、肝所受辐射剂量小等优点。用 γ 照相机观察肝胆系统的功能状态：肝炎时，在 1.5～3 h 内可见胆囊内出现放射性物质；胆道闭锁时，24 h 内不出现；但严重肝实质病变时可有类似表现，提示有胆汁淤积可能。

（三）计算机断层扫描

计算机断层扫描（computed tomography，CT）对胆道系统疾病显示的图像优于腹部 B 超。脂肪肝和肝内糖原累积病可通过 CT 进行鉴别：脂肪肝显示密度低，糖原累积病密度高。

五、其他

（一）肝活检

通过肝穿刺取活体进行肝组织电镜检查。肝炎时，可见肝小叶结构紊乱，有多核巨细胞，胆管增生不明显，可见胆汁淤积。胆管闭锁时，肝小叶结构正常，胆管增生和胆汁淤积明显，也可见多核细胞。也可进行肝组织的组织化学、超微结构、免疫病理及病毒学检查，必要时可做特异性酶等的检查，对肝脏疾病的诊断和鉴别诊断有较大帮助，但新生儿期一般很少做此项检查。

（二）听、视功能电生理检查

听、视功能电生理检查包括脑干听觉诱发电位（brain stem auditory evoked potential，

BAEP）和闪光视觉诱发电位。听、视功能电生理检查可用于评价听觉、视觉传导神经通道功能状态，早期预测胆红素毒性所致的脑损伤，有助于暂时性或亚临床胆红素神经性中毒症的诊断。

第五节　新生儿黄疸的治疗

新生儿出生时胆红素产生量大于胆红素排泄量，几乎我国所有足月新生儿都会出现暂时性总胆红素增高。当游离胆红素增加过高过快会造成急性胆红素脑病。多数足月健康新生儿黄疸无须干预，但应密切观察。出生后6～7天，胆红素峰值会逐渐下降。治疗目的是防止胆红素的进一步升高，减少胆红素脑病的发生风险。尤其对早期新生儿，发病早、进展快的高胆红素血症应采取积极的防治措施。

光疗是最常用的有效又安全的方法。换血疗法可以换出血液中的胆红素、抗体及致敏红细胞，一般用于光疗失败、溶血症或已出现早期胆红素脑病的临床表现者。另外，还有一些药物可以起到辅助治疗作用。鉴于血清游离胆红素在胆红素的神经毒性中起决定性作用，且国内尚无条件普及血清游离胆红素的定量检测，因此，当新生儿存在游离胆红素增高的因素，如低人血白蛋白、应用与胆红素竞争白蛋白结合位点的药物或感染时，建议适当放宽干预指征。

一、干预治疗的指征

关于胆红素浓度达到什么水平就需要干预尚无统一标准。确定干预标准需要进行高质量随机对照研究，仅依据血清胆红素水平这一单一指标预测远期行为发育后果欠可靠。新生儿出生后血脑屏障的发育和胆红素水平是一个动态发展的过程，胎龄及日龄越小、出生体重越低，超过一定限度的血清胆红素对新生儿造成脑损害的危险性越大。因此，不能用一个固定的界值作为新生儿黄疸的干预标准。AAP于1994年制定了首个新生儿高胆红素血症干预指南。根据发达国家20世纪90年代后防治急性胆红素脑病的经验，2004年AAP修订了新生儿高胆诊治指南。其中特别强调以患儿安全为原则，促进和支持成功的母乳喂养，出院前评估重症高胆的危险性，对高危儿提供早期和严密随访，适时治疗以预防发生严重高胆和胆红素脑病。另外，对黄疸采取干预措施的胆红素标准进行了修订，由日龄胆红素值修订为小时胆红素值。根据2 840例胎龄≥36周、出生体重≥2 000 g或胎龄≥35周、出生体重≥2 500 g的健康新生儿的小时胆红素曲线，提出当胆红素水平在第95百分位以上为高危区域，发生胆红素脑病的危险性高，应给予积极干预。

新生儿生理性黄疸的水平受种族、地区、遗传、喂养方式等许多因素的影响，AAP指南不完全适用于我国。中华医学会儿科学分会新生儿学组在2001年曾经起草制定"新生儿黄疸干预推荐方案"，2009年又在此基础上进行修订，提出了"新生儿黄疸诊疗原则的专家共识"。针对近年来新生儿在产科住院时间的普遍缩短及常规胆红素随访监测普及不够，新生儿胆红素脑病及核黄疸仍时有发生等情况，于2014年对2009年的"新生儿黄疸诊疗原则的专家共识"进行了补充和修订。此次修订，参考了AAP 2004年发表的"胎龄≥35周新生儿高胆红素血症处理指南",且更适合我国实际情况。根据2014年"新生儿高胆红素血症诊断和治疗专家共识",对胎龄≥35周的早产儿和足月儿,根据Bhutani小时胆红素列线图,将TSB超过第95百分位值作为光疗标准,或可参照AAP推荐的光疗标准和换血标准,或在尚未具备密切监测胆红素水平的医疗机构可适当放宽光疗标准。出生体重<2 500 g的早产儿的光疗和换血标准亦应放宽。在极低出生体重儿或皮肤存在瘀斑、血肿的新生儿,可以给予预防性光疗,但对于出生体重<1 000 g的早产儿,应注意过度光疗的潜在危害。光疗和换血标准除参照不同小时龄的TSB之外,还需要考虑是否存在胆红素脑病的高危因素,包括同族免疫性溶血、葡萄糖-6-磷酸脱氢酶缺乏症、窒息、显著的嗜睡、体温不稳定、败血症、代谢性酸中毒、低白蛋白血症等。因此,光疗和换血标准曲线的应用需要考虑TSB水平以及胎龄、出生小时龄等。

二、光照疗法

光照疗法可转变胆红素产生异构体,使胆红素从脂溶性转变为水溶性,不经过肝的结合,经胆汁或尿排出体外。光疗作用的确切过程尚不清楚,但可能不是作用在皮肤细胞,而是在浅层毛细血管或间隙中作用于胆红素白蛋白联结物。

胆红素能吸收光线,以波长450～460 nm的光线作用最强,由于蓝光的波长主峰在425～475 nm,故认为是人工照射的最好光源。绿光的波长主峰在510～530 nm,由于皮肤的光学特性,波长较长的光易于穿透皮肤,绿光较蓝光更易穿透皮肤。有研究报道,光疗最有效的光源是波长较长的蓝-绿光(490～510 nm),能对胆红素转变成光红素起到联合效应。

(一)光疗指征

光疗标准很难用单一的数值来界定,不同胎龄、不同日龄的新生儿都应该有不同的光疗标准;另外,还需要考虑是否存在发生胆红素脑病的高危因素。根据2014年"新生儿高胆红素血症诊断和治疗专家共识",对出生胎龄35周以上的晚期早产儿和足月儿可参照2004年AAP推荐的光疗参考标准,或将TSB超过Bhutani曲线的第95百分位数作为光疗标准。在尚未具备密切监测胆红素水平的医疗机构可适当放宽光疗标准。

(二)停止光疗指征

2014年"新生儿高胆红素血症诊断和治疗专家共识"中明确了停止光疗的标准:对于>35周新生儿,一般当TSB<222 μmol/L(13～14 mg/dL)时可停止光疗。具体方法可参照:①应用标准光疗时,当TSB降至低于光疗阈值胆红素50 μmol/L(3 mg/dL)以下时,停止光疗;②应用强光疗时,当TSB降至低于换血阈值胆红素50 μmol/L(3 mg/dL)以下时,改用标准光疗,然后在TSB降至低于光疗阈值胆红素50 μmol/L(3 mg/dL)以下时,停止光疗;③应用强光疗时,当TSB降至低于光疗阈值胆红素50 μmol/(3 mg/dL)以下时,停止光疗。

(三)光疗设备与方法

光源可选择蓝光(波长425～475 nm)、绿光(波长510～530 nm)或白光(波长550～600 nm)。光疗设备可采用光疗箱、荧光灯、LED灯和光纤毯。光疗方法有单面光疗和双面光疗。光疗的效果与暴露的面积、光照的强度及持续时间有关。光照强度以光照对象表面所受到的辐照度计算，标准光疗光照强度为 $8 \sim 10 \mu W/$ （$cm^2 \cdot nm$），强光疗为 $30 \mu W/$ （$cm^2 \cdot nm$）。胆红素水平接近换血标准时建议采用持续强光疗。

近年来，普遍存在新生儿出院时间提早的情况，在出生后 72 h 之内出院。这使新生儿黄疸的高峰时段在医院外渡过，而家长大多缺乏有关新生儿黄疸的知识以及对黄疸轻重的识别，因此存在发生严重高胆红素血症的潜在风险。现国外已广泛使用家庭光疗，国内也有部分地区开展。光纤毯治疗安全、便于护理，适用于在家庭中使用，既减少了母婴分离，又可不中断母乳喂养。但因光纤毯疗效有限，在家庭中使用适用于高胆红素血症的预防而非治疗。

（四）光疗中应注意的问题

光疗时采用的光波波长易对视网膜黄斑造成伤害，且长时间强光疗可能增加男婴外生殖器发生鳞癌的风险。因此，光疗时应用遮光眼罩遮住双眼，对于男婴，用尿布遮盖会阴部，尽量暴露其他部位的皮肤。光疗过程中不显性失水增加，应注意补充液体，保证足够的尿量排出。监测患儿体温，避免体温过高。光疗时可出现腹泻、皮疹等不良反应，依据其程度决定是否暂停光疗。轻者暂停光疗后可自行缓解。光疗过程中应加强巡视，注意患儿全身情况，有抽搐、呼吸暂停及青紫者及时采取措施；并密切监测胆红素水平的变化，一般 $6 \sim 12$ h 监测 1 次。对于溶血症或 TSB 接近换血水平的患儿需要在光疗开始后 $4 \sim 6$ h 内监测。当光疗结束后 $12 \sim 18$ h 应监测 TSB 水平，以防反跳。

三、换血疗法

换血是治疗高胆最迅速的方法。它主要用于重症母婴血型不合的溶血病，可及时换出抗体和致敏红细胞、减轻溶血；降低血清胆红素浓度，防止胆红素脑病；同时纠正贫血，防止心力衰竭。换血偶有心脏停搏等危险，并有继发感染可能，因此必须严格掌握指征。

（一）换血指征

（1）各种原因所致的高胆红素血症达到换血标准时均应进行换血。

（2）产前诊断明确为新生儿溶血病，出生时脐血清胆红素>76 $\mu mol/L$（4.5 mg/dL），血红蛋白低于 110 g/L，伴有水肿、肝脾大和心力衰竭者。

（3）凡有早期急性胆红素脑病症状者，不论血清胆红素浓度是否达到换血标准，或 TSB 在准备换血期间已明显下降，都应换血。

（4）胆红素/白蛋白可作为考虑换血的附加依据。如胎龄 ≥38 周新生儿 B/A 值达 8.0，胎龄 ≥38 周伴溶血或胎龄 $35 \sim 37$ 周新生儿 B/A 值达 7.2，胎龄 $35 \sim 38$ 周伴溶血且新生儿 B/A 值达 6.8，可作为考虑换血的附加依据。

（5）在准备换血的同时先给予患儿强光疗 $4 \sim 6$ h，若 TSB 水平未下降甚至持续上升，或对于免疫性溶血患儿在光疗后 TSB 下降幅度未达到 $34 \sim 50 \mu mol/L$（$2 \sim 3$ mg/dL），应立即给予换血。

（二）换血方法

（1）血源的选择：Rh 血型不合时，选择 Rh 血型同母亲、ABO 血型同患儿，紧急情况下也可选择 O 型血。ABO 血型不合时，母亲 O 型血、子为 A 型或 B 型时，首选 O 型红细胞和 AB 型血浆的混合血，紧急情况下也可选择 O 型血或同型血。建议红细胞与血浆比例为（2～3）∶1。

（2）换血量：为新生儿血容量的 2 倍（150～160 mL/kg）。

（3）换血途径：可选用脐静脉或其他较粗的外周静脉，也可选用外周动脉和外周静脉同步换血。

（三）换血中应注意的问题

（1）换血过程中应注意监测生命体征（体温、心率、血压和氧饱和度），并做好记录。注意严格无菌操作。

（2）注意监测血气、血糖、电解质、血钙、血常规。

（3）换血时需等容量匀速地抽出和输入血液。一般控制全程在 90～120 min 内。

（4）换血后可发生 TSB 反弹，应继续光疗，并每 4 h 监测 1 次 TSB。如果监测 TSB 超过换血前水平应再次换血。

四、药物治疗

（一）减低胆红素产生

（1）静脉注射免疫球蛋白（intravenous immunoglobulin，IVIG）：有报道用大剂量 IVIG 治疗新生儿溶血病。血型不合引起的新生儿同族免疫溶血性高胆主要是由网状内皮系统吞噬细胞破坏致敏红细胞所致。IVIG 可通过阻断网状内皮系统 Fc 受体发挥作用，阻断溶血过程，减少胆红素的形成。用法：多采用一次大剂量注射法，1 g/kg，于 6～8 h 内持续静脉滴注。一次大剂量注射法疗效优于每天 400 mg/kg、连续注射 3 天的疗法。

（2）金属卟啉：血红素加氧酶（heme oxygenase，HO）将血红素转化为胆绿素，胆绿素还原酶再将胆绿素转化为胆红素。金属卟啉是血红素加氧酶的强力竞争性抑制剂，使血红素转变成胆绿素的过程被抑制，从而减少胆红素的形成。已有报道锡－中卟啉（Sn-mesoporphyrin，SnMP）用于治疗高胆，包括 G-6-PD 缺乏、血型不合溶血病等，对降低胆红素水平、减少光疗及换血取得很好的效果。锡－原卟啉的血浆半衰期为 3.7 h，抑制血红素加氧酶的活性可维持 7 天。该药从胆汁排泄，是体内排泄的主要途径，毒理学试验毒性很低。金属卟啉的应用前景良好，已获得美国 FDA 的批准。有纳入 3 项小样本研究的 Meta 分析结果表明，SnMP 可降低新生儿胆红素水平，减少光疗需要及缩短住院时间。临床副作用小，可引起皮肤对光过敏，停止光疗后一般可自然消退。由于缺乏足够的证据来证明这些药物的长期安全性，金属卟啉尚未被推荐用于高胆红素血症的常规治疗。

（二）诱导肝酶增加胆红素的结合和排泄

（1）氯贝丁酯：降脂药物，可提高 UCT1A1 活性，从而增加胆红素的结合和排泄。

有临床研究结果显示，氯贝丁酯可减轻新生儿高未结合胆红素血症，并减少光疗的需要。然而，长期使用氯贝丁酯与非心血管原因的死亡率增加有关。虽然短期的氯贝丁酯治疗未出现严重的副作用，但在其临床应用前须考虑安全性，尚无充分的证据支持氯贝丁酯联合光疗治疗新生儿高胆红素血症。

（2）苯巴比妥：抗癫痫药物，能提高 UCT1A1 的活性。自 20 世纪 60 年代以来，苯巴比妥在新生儿黄疸的治疗中得到了广泛的应用，剂量为 5～10 mg/（kg·d），分 2～3 次服，连服 4～5 天，或肌内注射 10 mg/kg，每天 1 次，使用天数根据黄疸情况决定。副作用：有时嗜睡、反应略差，影响观察病情。许多临床试验表明，给孕妇或新生儿服用苯巴比妥可减轻新生儿高胆红素血症，并减少输血次数。苯巴比妥目前并未作为治疗新生儿黄疸的常规用药，主要是因为葡萄糖醛酸转移酶诱导剂需要用药 2～3 天开始生效，而且在用药后的数天内，相较于镇静等不良反应，其治疗效果并不明显。在 Crigler-Najjar 综合征 II 型患者中，UDPGT 活性降低了 95%，苯巴比妥能增加残余酶活性，有效地阻止严重的高未结合胆红素血症的发生。苯巴比妥治疗 Crigler-Najjar 综合征 I 型无效，因为这些患者缺乏残余的可诱导的 UDPGT 酶的活性。对 Crigler-Najjar 综合征最有效的治疗方法是修复或替换肝中有缺陷的 UGT1A1，这需要通过肝移植或肝细胞移植及未来的基因治疗来实现。

（三）降低肠肝循环的治疗

胆红素重吸收可通过与肠腔内色素结合的药物来预防。考来烯胺是一种已知的胆汁黏结剂，琼脂是一种凝胶状物质，动物实验证实两者均可降低高胆红素血症大鼠的血清胆红素水平，但在新生儿中效果不明显。使用活性炭能有效地降低血清胆红素水平，但可能获取必需的营养，故限制其临床适用性。口服非晶态磷酸钙可降低血清胆红素水平，但仅用于 Crigler-Najjar 综合征 I 型患者。锌盐也是一种未结合胆红素结合剂，可降低 Gilbert 综合征患者体内的血浆胆红素水平，但锌盐可能致血浆锌的含量增加，使其临床使用受限。

（四）减少游离的未结合胆红素

游离的未结合胆红素升高可能发生胆红素脑病。1 g 白蛋白可与 16 mg 胆红素联结，因此，用白蛋白增加与未结合胆红素的联结，可预防胆红素脑病的发生，但不能减轻黄疸。白蛋白主要适用于早期新生儿，尤其早产儿或重度黄疸儿，剂量为 1 g/kg 加 5% 葡萄糖 10～20 mL 滴注，心力衰竭者禁用。若无白蛋白，可用血浆，每次 10 mL/kg 静脉滴注。白蛋白或血浆一般每日用 1 次，也可根据胆红素浓度的高低，每日用 1～2 次。

五、新生儿重度高胆红素血症的预防

新生儿高胆防治宗旨是减少重症高胆和防止胆红素脑病。而严重高胆红素血症和胆红素脑病绝大多数是可预防的。新生儿黄疸的监测和管理需要产科、新生儿科和保健医师及家长共同参与。具体预防措施可分为三个方面：出生后胆红素水平的监测、出院前高胆的风险评估以及出院后随访。任何阶段的胆红素水平达干预标准时应给予及时干预。

（一）出生后监测胆红素

在出生后 24 h 内开始，每天监测 TSB 或 TCB，注意动态变化趋势。肉眼评估黄疸程度可存在视觉误差，尤其对肤色较暗的新生儿，因此，不推荐目测。对尚缺乏 TSB 或 TCB 监测条件的医疗机构，在新生儿随其母出院前至少测定一次血或 TCB 浓度。当 TSB 达到光疗标准及时给予干预，未达干预标准者出院后适时随访。

（二）促进母乳喂养

生后早期母乳喂养不足，可通过增加胆红素的肠肝循环而使黄疸加重。因此，积极促进充足的母乳喂养，鼓励频繁喂养，在出生头几天每天喂养 8～10 次以上。因糖水无益于降低胆红素浓度，避免喂糖水。

（三）出院前评估

对出院前的新生儿需要进行出院后发生高胆红素血症的风险评估，尤其对出生后 72 h 内出院者，因黄疸的高峰期在家中，存在遗漏重症高胆红素血症的风险。出院前评估包括两方面：高胆红素血症的危险因素和胆红素水平的评估。

（1）高危因素评估的内容：出生后 24 h 内出现黄疸、合并有同族免疫性溶血病或其他溶血病（如 G-6-PD 缺乏症）、胎龄 37 周以下的早产儿、头颅血肿或皮肤明显瘀斑、单纯母乳喂养且因母乳喂养不当导致体重丢失过多等。

（2）胆红素水平评估：每例新生儿出院前都应测定 TSB 或 TCB，若胆红素水平处于 Bhutani 小时胆红素列线图的第 75 百分位以上，建议延长住院时间，继续留院监测胆红素水平的动态变化。出院前胆红素水平处于第 75 百分位以下者可以出院，但需要根据住院日龄或出院前的胆红素水平制订出院后的随访计划。

（四）出院后随访

根据 AAP 指南，我国 2014 年的专家共识中明确提出了出院后的随访方案。目前，我国大部分产科阴道分娩出生的新生儿于出生后 48～72 h 出院、剖宫产儿于出生后 96～120 h 出院，对存在高危因素者，出院后随访时间可考虑提前。

（五）出院前对家长宣教

出院前应对新生儿的家长进行口头和书面宣教。内容包括黄疸知识的介绍、出院后如何监测黄疸、何时到医院随诊等。

（六）重视家庭访视

保健机构对出院后新生儿的家庭访视，应由有资质并具备专业知识的人员承担，访视时了解新生儿是否存在高胆红素血症的高危因素，观察和评估黄疸程度（TCB 或目测），根据胆红素水平或黄疸程度及时联系家长带新生儿到医院就医。

第三章

呼吸系统疾病

第一节　毛细支气管炎

毛细支气管炎是一种婴儿期常见的下呼吸道疾病，好发于 2 岁以内，尤其是 6 个月内的婴儿。病原体主要是呼吸道合胞病毒，其他为副流感病毒、腺病毒、呼肠孤病毒等，亦可为肺炎支原体。其以喘憋为主要临床特征，好发于冬春两季。

一、诊断步骤

（一）病史采集要点

1. 起病情况

起病急，在 2～3 天内达高峰。在起病初期常有上呼吸道感染症状。

2. 主要临床表现

剧烈咳嗽，轻度至中度发热，发作性呼吸困难，阵发性喘憋。

3. 既往病史

需要了解既往是否有喘息病史。此外，为判断以后是否会发展为哮喘，应询问有无湿疹、过敏性鼻炎病史，家族中有无哮喘、过敏性鼻炎患者。

（二）体格检查要点

1. 一般情况

可有烦躁不安。

2. 呼吸困难情况

呼吸快而浅，有明显鼻翕及三凹征，严重病例出现苍白或发绀。

3. 肺部特征

叩诊呈过清音，听诊呼气延长，可闻及哮鸣音。喘憋时常听不到湿啰音，趋于缓解时可闻及中、小水泡音，捻发音。严重时，毛细支气管接近完全梗阻，呼吸音明显减低甚至听不到。

4. 其他

由于过度换气引起不显性失水增加，以及液体摄入不足，可伴脱水、酸中毒。严重病例可并发心力衰竭、脑水肿、呼吸暂停及窒息。

（三）门诊资料分析

血常规：白细胞总数及分类大多在正常范围内。

（四）进一步检查项目

1. 病原学检查

采集鼻咽拭子或分泌物，使用免疫荧光技术、ELISA 等检测病毒抗原。肺炎支原体可通过检测血肺炎支原体-IgM 确定。

2. CRP

CRP 通常在正常范围。

3. 胸部 X 射线检查

胸部 X 射线检查示，可见不同程度的肺气肿或肺不张，支气管周围炎及肺纹理增粗。

4. 血总 IgE 及特异性 IgE 检查

进行血总 IgE 及特异性 IgE 检查以了解患儿是否为特应性体质。

5. 辅助检查

PPD 皮试、血生化检查等可用于鉴别诊断和了解是否存在电解质、酸碱平衡紊乱。

6. 血气分析

对存在呼吸困难患儿应行血气分析以了解有无呼吸功能障碍及有无呼吸性/代谢性酸中毒等情况。

二、诊断对策

（一）诊断要点

根据患儿主要为小婴儿，冬春季节发病，具有典型的喘憋及呼气相哮鸣音，呼气延长，可考虑诊断。

（二）鉴别诊断要点

1. 支气管哮喘

哮喘患儿常有反复喘息发作，发作前可无前驱感染，对支气管扩张剂反应好，血嗜酸性粒细胞增高。此外，多有哮喘家族史。

2. 呼吸道异物

呼吸道有异物吸入史及呛咳史。必要时经胸部 CT 及支气管纤维镜检查可确定。

3. 粟粒型肺结核

粟粒型肺结核可有结核中毒症状，PPD 试验阳性，结合胸部 X 射线检查可以鉴别。

4. 其他疾病

其他疾病如充血性心力衰竭、心内膜弹力纤维增生症等，应结合病史、体征及必要的检查做出鉴别。

三、治疗对策

（一）治疗原则

治疗原则：①对症支持治疗；②控制喘憋；③控制感染。

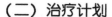

（二）治疗计划

1. 一般治疗

（1）环境及体位：增加环境空气湿度极为重要，保持空气湿度在55%～60%。对喘憋较重者应抬高头部及胸部，以减轻呼吸困难。

（2）吸氧：轻症患儿可以不吸氧，有缺氧表现时，可采用鼻导管、面罩或氧帐等方式给氧。

（3）液体疗法：一般先予口服补液，不足时可以静脉补充1/5张液体。有代谢性酸中毒时，可以根据血气分析结果补碱。

2. 药物治疗

（1）镇静：由于镇静剂有呼吸抑制作用，对是否使用有争议。

（2）平喘：可用异丙嗪，每次 1 mg/kg，肌内注射或口服，具有止喘、镇咳和镇静作用，但少数患儿可有烦躁、面部潮红等不良反应。沙丁胺醇加溴化异丙托品气雾吸入治疗也常常使用，如果试用后病情改善，则应继续使用。糖皮质激素用于严重的喘憋发作或其他治疗不能控制者，可采用甲基泼尼松龙 1～2 mg/（kg·d）或琥珀酸氢化可的松 5～10 mg/（kg·d），加入 10%葡萄糖中静脉滴注。但有人认为激素对治疗毛细支气管炎无效。

（3）抗病毒治疗：较重者可用利巴韦林、阿昔洛韦等雾化吸入治疗，也有采用雾化吸入 α-干扰素，但疗效均不肯定。

（4）免疫治疗：对于重症病毒感染可考虑应用 IVIG，400 mg/（kg·d），连用 3～5天。静脉注射抗呼吸道合胞病毒免疫球蛋白（respiratory syncytial virus-IVIG，RSV-IVIG），一般用于呼吸道合胞病毒（RSV）感染的高危人群。预防方法为，在 RSV 流行季节，每月静脉注射 RSV-IVIG 750 mg/kg，3～5 次；治疗方法为每次 1 500 mg/kg。最近生产的抗 RSV 单克隆抗体多用于高危婴儿（早产儿、支气管肺发育不良患儿、先天性心脏病患儿、免疫缺陷患儿），并对毛细支气管炎后反复喘息发作预防效果确切。用法：每月肌内注射 1 次，每次 15 mg/kg，用于 RSV 可能流行的季节。

3. 机械通气

对个别极严重病例，经以上方法处理仍不能纠正呼吸衰竭时，可行机械通气。

四、病程观察及处理

（一）病情观察要点

病情观察要点：①密切观察呼吸、心率、鼻翕、三凹征及发绀情况；②观察双肺喘鸣音的变化；③记录经皮动脉血氧饱和度（percutaneous arterial oxygen saturation，SPO_2）的变化；④对病情危重者，应监测血气分析。

（二）疗效判断与处理

1. 疗效判断

（1）治愈：症状体征全部消失，胸部 X 射线检查正常。

（2）好转：体温降低，咳嗽好转，肺部啰音减轻。

（3）未愈：症状体征及 X 射线检查无好转或加重者。

2. 处理

（1）有效者应继续按原方案治疗，直至缓解或治愈。

（2）病情无变化或加重者应调整治疗方案，必要时采用 IVIG 400 mg/（kg·d），连用 3～5 天。

五、预后

病程一般为 5～10 天，平均为 10 天。近期预后多数良好。但是，22.1%～53.2% 的毛细支气管炎患儿以后会发展为哮喘。影响因素包括婴儿早期严重 RSV 感染、母亲患哮喘、母亲吸烟。

六、随访

随访内容：①出院时带药匹氨西林、盐酸丙卡特罗等；②定期呼吸专科门诊随诊；③出院后应当注意避免呼吸道感染，观察日后是否反复喘息发作。

附：闭塞性细支气管炎

闭塞性细支气管炎（bronchiolitis obliterans，BO）是临床上较少见的与小气道炎症性损伤相关的慢性气流阻塞综合征。其病理类型主要分为缩窄性细支气管炎和增殖性细支气管炎两种。

（一）病因和发病机制

BO 可由多种原因引起，包括感染、异体骨髓或心肺移植、吸入有毒气体、自身免疫性疾病和药物不良反应等，也有部分 BO 为特发性。目前认为致 BO 病原体的靶点为呼吸道纤毛细胞，由于免疫反应介导，上皮细胞在修复过程中发生炎症反应和纤维化，从而导致 BO。已有研究发现，BO 与患儿年龄、性别、被动吸烟等因素无关。

1. 感染

BO 通常继发于下呼吸道感染，病毒感染最多见。腺病毒是 BO 的主要病原，病毒（腺病毒 3、7、21 型，呼吸道合胞病毒，副流感病毒 2 和 3 型，流感病毒 A 和 B 型及麻疹病毒等）、细菌（如百日咳杆菌、B 族链球菌和流感嗜血杆菌）、支原体感染均有报道，病毒感染多见，其中腺病毒最常见。

2. 组织器官移植

BO 的发生与异体骨髓、心肺移植有很强相关性。急性移植物抗宿主反应是移植后 BO 发生的高危因素。免疫抑制剂的应用也参与 BO 的形成。

3. 吸入因素

有毒气体（包括氨、氯、氟化氢、硫化氢、二氧化硫等）、异物、胃食管反流等均可损伤气道黏膜，导致慢性气道阻塞性损伤，发展成 BO。

4. 结缔组织疾病

类风湿性关节炎、渗出性多型性红斑 [史-纳综合征（Stevens-Johnson syndrome，SJS）]、系统性红斑狼疮、皮肌炎等也与 BO 有关。

有研究发现，1/3 的 SJS 患儿有气道上皮受损，可进一步发展成 BO。

（二）诊断条件

（1）急性感染或急性肺损伤后6周以上的反复或持续气促，喘息或咳嗽、喘鸣，对支气管扩张剂无反应。

（2）肺内可闻及喘鸣音和（或）湿啰音。

（3）临床表现与胸部X射线表现的轻重程度不符，临床症状重，胸部X射线多显示为过度通气。

（4）胸部高分辨率CT（high resolution CT，HRCT）显示支气管壁增厚、支气管扩张、肺不张、马赛克灌注征。

（5）肺功能示阻塞性通气功能障碍。

（6）胸部X射线结果为单侧透明肺。

（7）排除其他阻塞性疾病，如哮喘、先天纤毛运动功能障碍、囊性纤维化、异物吸入、先天发育异常、结核、艾滋病和其他免疫功能缺陷等。

（三）临床表现

BO为亚急性或慢性起病，进展可迅速，依据细支气管及肺损伤的严重度、广泛度和疾病病程表现各异，病情轻重不一，临床症状和体征呈非特异性，临床表现可从轻微哮喘样症状到快速进行性恶化、死亡。患儿常在急性感染后持续出现慢性咳嗽、喘息和运动不耐受，达数月或数年，逐渐进展，并可因其后的呼吸道感染而加重，重者可在1～2年内死于呼吸衰竭。

（四）辅助检查

1. 胸部X射线

BO的胸部X射线表现无特异性，对诊断BO不敏感，40% BO患儿胸部X射线表现正常。部分患儿胸部X射线表现有肺透亮度增加、磨玻璃样改变，可有弥漫的结节状或网状结节状阴影，无浸润影。胸部X射线表现常与临床表现不符。

2. 高分辨率CT（HRCT）

HRCT的应用提高了儿童BO诊断的能力。HRCT在各种原因引起的BO诊断中均有非常重要的意义，具有特征性改变，可显示直接征象和间接征象。直接征象为外周细支气管壁增厚、细支气管扩张伴分泌物滞留，表现为小叶中心性支气管结节影；间接征象为外周细支气管扩张、肺膨胀不全、肺密度明显不均匀、高通气与低通气区混合（称为马赛克灌注征，mosaic sign）、气体滞留征。这些改变主要在双下肺和胸膜下。马赛克灌注征，即肺密度降低区与密度增高区镶嵌分布，是小气道损伤的最重要征象。马赛克灌注征的出现高度提示BO的可能，但马赛克灌注征并无特异性，在多种完全不同的弥漫性肺部疾病中都是首要的异常征象。CT呼气相上的气体滞留征诊断BO的敏感性及准确率最高，文献报道几乎100% BO患者有此征象。

3. 肺功能

特异性表现为不可逆的阻塞性通气功能障碍，即呼气流量明显降低。气流受限是早期变化，用力肺活量（forced vital capacity，FVC）的用力呼气中段流量（forced expiratory flow during middle half of FVC，FEF 25%～75%）在检测早期气道阻塞方面比第1秒用力呼气容积（forced expiratory volume in one second，FEV_1）更敏感，在BO

患儿显示明显降低，可小于30%预计值。

4. 支气管激发试验

BO 与哮喘一样存在气道高反应性，但二者对醋甲胆碱和腺苷-磷酸（adenosine monophosphate，AMP）支气管激发试验的反应不同。哮喘对直接刺激剂醋甲胆碱、间接刺激剂 AMP 均阳性，而 BO 对醋甲胆碱只有部分阳性，而且是短暂的，对 AMP 呈阴性反应。

5. 动脉血气

严重者出现低氧血症，血气分析可用来评估病情的严重程度。

6. 肺通气灌注扫描

BO 患儿肺通气灌注扫描显示斑块状分布的通气、血流灌注减少。有学者对 11 例患儿进行肺通气灌注扫描显示，双肺多发性通气血流灌注受限，以通气功能受限为著，其结果与患儿肺 CT 的马赛克灌注征相对应，且较 CT 敏感，认为该测定是一项对 BO 诊断及病情评估有帮助的检查。

7. 纤维支气管镜及肺泡灌洗液细胞学分析

可利用纤维支气管镜检查以排除气道发育畸形，也可进行支气管黏膜活检。有研究提示，BO 与肺泡灌洗液中性粒细胞升高相关，也有学者认为灌洗液中性粒细胞的增加为 BO 的早期标志，但还不能用于诊断 BO。

8. 肺活检

肺活检是 BO 诊断的金标准，但由于病变呈斑片状分布，肺活检不但有创而且不一定取到病变部位，故其儿科应用受到限制。

（五）鉴别诊断

1. 哮喘

BO 和哮喘均有喘息表现，且 BO 的胸部 X 射线多无明显异常，易误诊为哮喘。哮喘患儿胸部 HRCT 可出现轻微的磨玻璃样影或马赛克征，易误诊为 BO，故可根据喘息对支气管扩张剂和激素的治疗反应、过敏性疾病史或家族史、HRCT 的表现等对这两种疾病进行综合判断鉴别。

2. 弥漫性泛细支气管炎

绝大多数该病患儿有鼻窦炎，胸部 HRCT 显示双肺弥漫性小叶中心性结节状和支气管扩张，而非马赛克征和气体闭陷征。

3. 特发性肺纤维化

特发性肺纤维化又称 Hamman-Rich 综合征。该病起病隐匿，多呈慢性经过，临床以呼吸困难、发绀、干咳较为常见，多有杵状指（趾）。胸部 X 射线呈广泛的颗粒或网点状阴影改变，肺功能为限制性通气障碍伴肺容量减少。

（六）治疗

目前还没有公认的 BO 治疗准则，缺乏特效治疗，主要是对症支持治疗。

1. 糖皮质激素

对激素应用剂量、疗程和方式仍然存在争议。未及时使用激素的 BO 病例几乎均遗留肺过度充气、肺膨胀不全和支气管扩张，并且肺功能逐渐恶化。吸入激素可降低气道高反应，避免全身用药的副反应，但实际上如果出现了严重呼吸道阻塞，则气溶胶无法到达肺周围组织，故有人提议加大吸入剂量（二丙酸倍氯米松>1 500 g），但缺乏安全性依据。针对严重 BO 患儿，有研究结果显示，静脉应用甲泼尼龙 30 mg/（kg·d），连用 3 天，每月 1 次，可减少长期全身用药的副反应。9 例骨髓移植后 BO 患儿接受大剂量甲泼尼龙 10 mg/（kg·d）冲击治疗，连用 3 天，每月 1 次（平均 4 个月），辅以吸入激素治疗，临床症状消失，肺功能稳定。有学者建议口服泼尼松 1~2 mg/（kg·d），1~3 个月后逐渐减量，以最小有效量维持治疗；病情较重者在治疗初期予甲泼尼龙 1~2 mg/（kg·d）静脉滴注，3~5 天后改为口服；同时采用布地奈德雾化液 0.5~1.0 毫克/次，每日 2 次，或布地奈德气雾剂 200~400 μg/d 吸入治疗。

2. 支气管扩张剂

随 BO 病情进展，肺功能可由阻塞性通气功能障碍变为限制性或混合性通气功能障碍。对于合并限制性通气功能障碍的患儿，支气管扩张剂可部分减少阻塞症状，对肺功能试验有反应和（或）临床评估有反应患儿可应用。长效 β_2 受体激动剂可作为减少吸入或全身激素用量的联合用药，不单独使用。

3. 其他

（1）抗生素：BO 患儿易合并呼吸道细菌感染，应针对病原选择抗生素。对于伴广泛支气管扩张的 BO 患儿更需要抗生素治疗。大环内酯类抗生素，特别是阿奇霉素在抗菌活性之外，还有抗炎特性，对部分 BO 患者有效，可改善肺功能。

（2）氧疗：吸氧浓度要使氧饱和度维持在 0.94 以上（氧合指数为 0.25~0.40）。

（3）纤维支气管镜灌洗：有研究者观察了 8 例 BO 患儿纤维支气管镜灌洗效果，提出纤维支气管镜灌洗对 BO 病情的恢复无帮助。

（4）肺部理疗：主要适应证是支气管扩张和肺不张，可降低支气管扩张相关问题的发生率，避免反复细菌感染。

（5）营养支持：提供足够热量和能量的支持疗法，尽可能让患儿身高、体重达到同年龄儿童的水平。

4. 外科治疗

（1）肺或肺叶切除：对于伴局部支气管扩张或慢性肺叶萎陷的 BO 患儿，受累肺叶切除可避免肺部感染的频发和加重。文献报道 1 例累及单侧肺的 BO 患儿，在保守治疗无效后行单侧肺切除后效果较好。

（2）肺移植：肺移植为处于终末阶段的 BO 患儿提供了长期存活的机会。持续存在严重的气流阻塞，伴有肺功能降低和越来越需要氧气支持的 BO 患儿可考虑肺移植。

第二节　支气管哮喘

支气管哮喘（简称哮喘）是一种常见的全球性小儿呼吸道变态反应性疾病，近年来对其病因、发病机制、病理改变及防治等方面的研究，都取得了较大进展，尤其是全球哮喘防治创议（Global Initiative for Asthma，GINA）的制定和推广，使哮喘防治进一步规范化，并已见显著成效。但哮喘发病率仍呈上升趋势，全球已有 3 亿人患哮喘，死亡率徘徊不降，给儿童健康和社会造成了严重危害和负担，成为全球威胁人类健康最常见的慢性肺部疾患之一，已引起社会各界的关注。

哮喘是一种嗜酸性粒细胞、肥大细胞等多种炎症细胞和细胞因子、炎性介质共同参与形成的气道慢性变应性炎症。对于易感者，此类炎症使之对各种刺激物具有高度反应性，并可引起气道平滑肌功能障碍，从而出现广泛的不同程度的气流受限。临床表现为反复发作性喘息、呼吸困难、咳嗽、胸闷等，有的以咳嗽为主要或唯一表现。这些症状常在夜间或晨起发生或加剧，可经治疗缓解或自行缓解。

由于地区和年龄的不同及调查方法和诊断标准的差异，世界各地哮喘患病率相差甚大，如新几内亚高原几乎无哮喘，而特里斯坦-达库尼亚群岛上的居民患病率则高达 50%。从总体患病率来看，发达国家（如欧洲、美洲、大洋洲等地的国家）患病率高于发展中国家（如中国、印度等）。全球患病率一般在 0.1%～14% 之间。据美国心肺血液研究所报道，1987 年哮喘的人群患病率较 1980 年上升了 29%，该时期以哮喘为第一诊断的病死率增加了 31%。20 世纪 50 年代，上海和北京的哮喘患病率分别为 0.46% 和 4.59%，至 80 年代分别增至 0.69% 和 5.29%。20 世纪 90 年代初期，我国 27 个省市对 0～14 岁儿童哮喘患病率情况进行抽样调查，患病率为 0.11%～2.03%，平均为 1.0%。10 年后累计患病率达 1.96%（0.5%～3.33%），增加了 1 倍。山东省调查不同地理环境中 984 131 名城乡人群，儿童患病率为 0.80%，明显高于成人（0.49%），均为农村高于城市，沿海地区、内陆平原、丘陵地区依次增高，并据此绘出了山东省哮喘病地图。但 10 年后济南、青岛两市调查结果显示，患病率较前升高 1 倍多。性别方面，儿童时期男孩患病率高于女孩，成人则相反。年龄患病率 3 岁内最高，随年龄增长逐渐降低。首次起病在 3 岁之内者达 75.69%。呼吸道感染是首次发病和复发的第一位原因。

一、病因

哮喘的病因复杂，发病机制迄今未完全阐明，不同病因引起哮喘的机制不尽相同，现介绍如下。

（一）内因

哮喘患者多属过敏性体质（旧称泥膏样或渗出性素质），即特应性体质，存在气道高反应性，其特点是：体态肥胖，易患湿疹、过敏性皮炎和对药物、食物过敏，婴儿期 IgA 较低，易患呼吸道感染或顽固性腹泻。血清 IgE 升高，嗜酸性粒细胞等有较多 IgE 受体。机体免疫功能，尤其是细胞免疫功能障碍，Ts 细胞减少，Th 细胞增多，尤其 Th_2 类细胞因子亢进。抗体水平失衡。微量元素失调，主要是 Zn 降低，使免疫功能下降。A 型血哮喘患儿明显高于其他型血者，乃由于其气道含较多 ABH 血型物质，易发生 I 型变态反应。此外，哮喘患儿内分泌失调，雌二醇升高，皮质醇、孕酮水平下降；有较高的阳性家族过敏史和过敏原皮试阳性率；迷走神经功能亢进，β_2 受体反应性下降、数量减少，β/α 比例紊乱。这些内因是可以遗传的，其遗传因素在第 6 对染色体的人类白细胞抗原（human leucocyte antigen，HLA）附近。近年研究发现，哮喘尚与其他多种染色体有关。这是发生哮喘的先决条件。有人对 985 例哮喘儿童进行家系调查，64.68%的患儿有湿疹等变应性疾病史；42.15%有哮喘家族史，而且亲代愈近，患病率愈高，有家族聚集现象，属于多基因遗传病，遗传度为 80%。此外早期喘息与肺发育较小、肺功能差等有关。

（二）外因

也是哮喘发生的必备条件。

1. 变应原

变态反应学说认为，哮喘是由 IgE 介导的 I 型变态反应性疾病。变应原作用于机体后，使机体致敏，并产生 IgE，当再次接触相应抗原后，便与肥大细胞上的 IgE 结合，通过"桥联作用"，Ca^{2+} 流入细胞内，激活细胞内的酶，溶酶体膜溶解，使其脱颗粒，释放出组胺等过敏介质，发生哮喘。引起哮喘的变应原种类繁多，大体可分为吸入性、食物性和药物性等三类，如屋尘、螨、花粉、真菌、垫料、羽毛等吸入性变应原，奶、鱼、肉、蛋、瓜果、蔬菜等食物性过敏原，以及阿司匹林类解热镇痛药、青霉素类等药物。此外，SO_2、DDV、油漆、烟雾、环氧树脂等亦可诱发哮喘。近年房屋装修，甲醛、油漆等有害物质致空气污染，已成为哮喘发生的又一常见原因。饮食结构的变化、工业污染、汽车废气及生态环境的变化等与哮喘患病率增加也均有关系。

2. 呼吸道感染

呼吸道感染是哮喘的又一重要原因，其发病机制复杂，病原体本身就是一种变应原，并且感染可以因气道黏膜损伤、免疫功能低下、气道反复感染而形成恶性循环，导致气道反应性增高。据学者对 2 534 例哮喘的调查，91.91%的首次病因和 74.29%的复发诱因是感染，尤其是呼吸道病毒感染。近年的研究业已证明，RSV 毛细支气管炎患儿鼻咽部 RSV-IgE 和组胺水平及嗜碱性粒细胞脱颗粒阳性率均增高。其他如腺病毒、HPV、麻疹病毒、副流感病毒、百日咳杆菌、肺炎支原体、衣原体、曲菌等真菌感染均可引起哮喘，鼻窦炎与哮喘关系也非常密切。

3. 其他

约 90%的哮喘患儿由运动而激发，这可能是气道冷却或纤毛周围呈现暂时性高渗状态，促使炎症细胞产生并释放过敏性介质所致。大哭、大笑等剧烈情绪波动，精神过度紧张（如考试）或创伤及冷空气刺激、气候骤变、气压降低等及咸、甜饮食均可诱发哮喘。胃–食管反流是夜间哮喘发作的主要原因之一。

二、临床表现

哮喘的临床表现轻重悬殊。夜间或晨起发作较多或加重。轻者仅咳嗽、打喷嚏、流涕，年长儿可诉胸闷。重者则喘息，严重呼气性呼吸困难（婴幼儿呼气相延长可不明显）和哮鸣音。有的只有顽固性咳嗽，久治不愈。并发感染时可有发热、肺部水泡音（但咳黄痰不一定都是细菌感染）。喘息程度与气道梗阻程度并不平行，当严重气道狭窄时，因气流量减少，喘鸣及呼吸音反减弱，此乃危笃征兆，有时易被误认为梗阻减轻。

哮喘可分为急性发作期、慢性持续期（指虽无急性发作，但在较长时间内总是不同频度和程度地反复出现喘息、咳嗽、胸闷等症状的状态）和缓解期（即症状体征消失，肺功能正常并维持 4 周以上）。

（一）典型哮喘

典型哮喘可分为三期。第一期为发作性刺激性干咳，颇似异物所致的咳嗽，但气道内已有黏液分泌物，可闻少量哮鸣音。第二期可见咳出白色胶状黏痰（亦可略稀带泡沫）。此期患儿烦躁不安，面色苍白，大汗淋漓，可有发绀，气喘加重，呼气延长，哮鸣音多、可掩盖心音、远处可闻，三凹征（+）。婴儿喜伏于家长肩头，儿童多喜端坐，胸廓膨满，叩诊过清音，膈肌下降，心浊音界不清。第三期呼吸困难更严重，呼吸运动弱，有奇脉，肝大、水肿，终致急性呼吸衰竭或窒息，甚至猝死。绝大多数患儿上述三期的表现是可逆的。

（二）病情严重程度分级

轻症：仅有哮鸣音且呼吸困难轻，每月发作少于 1 次，摒除变应原或其他激发因素后，喘息可被一般支扩剂控制，不影响正常生活。中症：呼吸困难较重，一月发作 1 次左右；或轻度发作，但次数较频（几乎每天发作）。排除变应原及其他激发因素后，用一般支扩剂可使喘息部分缓解，活动受限，有时需用激素改善症状。重症：呼吸困难严重，每月发作 1 次以上，或反复频繁的中度呼吸困难，排除变应原和其他激发因素后，哮喘无明显改善，一般支扩剂无效，严重影响正常生活，需要住院或使用激素控制症状。危急：哮鸣音明显减少或消失，血压降低、有奇脉，意识模糊，精神错乱，体力明显耗竭，有呼酸并代酸，心电图示电轴右偏或 P 波高尖，需要进行急救治疗。此外，无论发作次数多少，凡依赖激素改善症状者，均为中、重度，每日需要泼尼松 10 mg 以上的激素依赖者或发作时有意识障碍者均为重症。

三、诊断与鉴别诊断

（一）诊断

根据详尽的病史及典型症状不难诊断。轻症及不典型病例，可借助辅助检查确诊。

1. 病史采集

病史采集：①询问是否有过典型哮喘表现，并除外其他喘息性疾患。问明首次发病的年龄、病情、持续时间，每次复发的诱因和居住环境是否阴暗、潮湿、空气污浊及生活习惯；家中是否养猫、狗、鸟等；发病先兆、起病缓急、持续时间，有无鼻塞、发热等上呼吸道感染表现；常用治疗措施及缓解方法。②特应症病史及Ⅰ、Ⅱ级亲属中过敏史。如湿疹、皮炎、过敏性鼻炎、咽炎、结膜炎，药物、食物过敏，反复呼吸道感染及慢性腹泻史；家族中有无上述疾病史和哮喘、气管炎史等。③发病诱因。何时、何种环境下发病，寻找环境中的可疑变应原；与运动、情绪、劳累、冷空气、烟尘、DDV、油漆、食物及上呼吸道感染等的关系等。

2. 辅助检查

（1）血液。外源性哮喘血嗜酸性粒细胞数升高，常高于 $0.3 \times 10^9/L$，嗜碱性粒细胞

大于 $0.033×10^9$/L，嗜碱性粒细胞脱颗粒试验阳性，并发感染时可见中性粒细胞数升高。血电解质一般无异常。

（2）痰液及鼻分泌物。多呈白色泡沫状稀黏痰或胶冻状痰，嗜酸性粒细胞明显增多，并发感染时痰呈黄色或绿色，大量嗜酸性粒细胞可使痰呈棕黄色。显微镜下可见库什曼螺旋体和夏科-雷登晶体。

（3）胸部 X 射线检查。少数可正常，多有肺纹理粗乱，肺门阴影紊乱、模糊，发作期可有肺不张、肺气肿、右心肥大等表现，合并感染时可有点片状阴影。

（4）肺功能。缓解期以小气道病变常见，发作期可见阻塞性通气功能障碍、肺活量降低、残气量增加等。峰流速仪测定最大呼气流率（peak expiratory flow rate，PEER）简单易行、实用价值大，可估计病情、判定疗效、自我监测，用于诊断轻症和不典型哮喘。

（5）血气分析。对估计气道梗阻程度及病情、指导治疗均有重大意义。轻度哮喘：血气正常，每分通气量稍增加（Ⅰ级），或动脉血二氧化碳分压（arterial blood carbon dioxide partial pressure，$PaCO_2$）轻度下降，血 pH 轻度升高，每分通气量增加（Ⅱ级）。中度哮喘（Ⅲ级）：V/Q 比例失调，动脉血氧分压（partial pressure of oxygen，PaO_2）下降，$PaCO_2$ 仍略低。严重哮喘（Ⅳ级）：PaO_2 进一步下降，$PaCO_2$ 正常或略升高，提示气道阻塞严重，易误认为病情好转。晚期哮喘（Ⅴ级）：出现Ⅱ型呼衰的血气表现和酸中毒。pH<7.25 表示病情危笃，预后不良。

（6）支气管激发或扩张试验或运动激发试验的测定。

（7）变应原测定。

（8）免疫功能检查示，总 IgE 升高或特异性 IgE 升高。

（9）其他。还可根据条件及病情检测 ECP 等炎性介质及肌酸激酶（creatine kinase，CK）、IL-4、IL-5、$β_2$ 受体功能、内分泌功能、血清前列腺素水平、微量元素及 cAMP/cGMP 等。

3. 诊断标准

（1）儿童哮喘：①反复发作喘息、气促、胸闷或咳嗽，多与接触变应原、冷空气、物理或化学刺激、呼吸道感染、运动及甜咸类食物等有关；②发作时双肺闻及弥漫或散在哮鸣音，呼气多延长；③支气管扩张剂有显著疗效；④除外其他引起喘息、胸闷和咳嗽的疾病。

需要说明的是：①喘息是婴幼儿期的一个常见症状，故婴幼儿期是哮喘诊治的重点。但并非婴幼儿喘息都是哮喘。有特应质（如湿疹、过敏性鼻炎等）及家族过敏史阳性的高危喘息儿童，气道已出现变应性炎症，其喘息常持续至整个儿童期，甚至延续至成年后。但是无高危因素者，其喘息多与 ARI 有关，且多在学龄前期消失。②不能确诊的可行哮喘药物的试验性治疗，该法是最可靠的方法。可用运动激发试验，若为阳性，支持哮喘诊断；对于无其他健康方面问题的儿童出现夜间反复咳嗽或患儿急性上呼吸道感染"反复发展到肺"或持续 10 天以上或按哮喘药物治疗有效者应考虑哮喘的诊断，而不用其他术语，这种可能的"过度"治疗远比反复或长期应用抗生素好；更要注意通过病史和 X 射线检查排除其他原因的喘息，如异物、先天畸形、CHD、囊性纤维性变、先天免疫缺陷、反复牛奶吸入等。

（2）咳嗽变异性哮喘：即没有喘鸣的哮喘。主要标准为：①咳嗽持续或反复发作超过1月，常于夜间或清晨发作，运动、遇冷空气或特殊气味后加重，痰少；临床无感染征象或经较长期抗感染治疗无效。②平喘药可使咳嗽缓解。③有个人或家族过敏史或变应原试验阳性。④气道有高反应性（激发试验阳性）。⑤排除其他引起慢性咳嗽的疾病。

（二）鉴别诊断

1. 毛细支气管炎

毛细支气管炎又称喘憋性肺炎，是喘息的常见病因，可散发或大流行，多见于1岁内尤其2～6个月小儿，系RSV等病毒引起的首次哮喘发作，中毒症状和喘憋重，易并发心力衰竭、呼吸衰竭等，对支气管扩张剂反应差，可资鉴别。但在特应质、病理改变及临床表现方面与哮喘相似，且有30%以上发展为哮喘。对RSV毛细支气管炎的长期随访发现，约70%发展为喘息性支气管炎，25%～50%变为哮喘，其高危因素为：过敏体质和家族过敏史、血清IgE升高、变应原皮试阳性、细胞免疫低下和反复呼吸道感染等。

2. 喘息性支气管炎

国外多认为喘息性支气管炎属于哮喘范围。其特点是：多见于1～4岁儿童，是有喘息表现的气道感染，有发热等表现，抗感染治疗有效，病情较轻，无明显呼吸困难，预后良好，多于4～5岁后发作减少、症状减轻而愈。因此其与过敏性哮喘有显著区别。但在临床症状、气道高反应性、特应性及病理变化等多方面与哮喘，尤其感染性哮喘有共同之处，且有40%以上的患儿移行为哮喘。新近有人指出：3岁内小儿感染后喘息，排除其他原因的喘息后，即为哮喘。

3. 心源性哮喘

心源性哮喘小儿较少见。患儿常有心脏病史，除哮鸣音外，双肺可闻及大量水泡音，咳出泡沫样血痰及心脏病体征，平喘药效果差，吗啡、哌替啶治疗有效。心电图、心脏彩色多普勒超声检查可见部分患儿有心脏异常。当鉴别困难时可试用氨茶碱治疗，禁用肾上腺素和吗啡等。

4. 支气管狭窄或软化

支气管狭窄或软化多为先天性，常为出生后出现症状，持续存在，每于急性上呼吸道感染后加重，喘鸣为双相性。CT、气道造影或纤维支气管镜检查有助诊断。

5. 异物吸入

异物吸入好发于幼儿或学龄前儿童，无反复喘息史，有吸入史；呛咳重，亦可无，有持续或阵发性哮喘样呼吸困难，随体位而变化，以吸气困难和吸气性喘鸣为主。多为右侧，可听到拍击音，X射线可见纵隔摆动或肺气肿、肺不张等。若检查结果为阴性可行纤维支气管镜检查确诊。

6. 先天性喉喘鸣

先天性喉喘鸣系喉软骨软化所致。出生后7～14天出现症状，哭闹或呼吸道感染时加重，俯卧或抱起时症状可减轻或消失；随年龄增大而减轻，一般2岁左右消失。

7. 其他

凡由支气管内阻塞或气管外压迫致气道狭窄者，均可引起喘鸣，如支气管淋巴结核、支气管内膜结核、胃食管反流、囊性纤维性变、肺嗜酸性粒细胞浸润症、嗜酸性粒细胞性支气管炎、原发性纤毛运动障碍综合征、支气管肺曲菌病、肉芽肿性肺疾病、气管食管瘘、原发免疫缺陷病、纵隔或肺内肿瘤、肿大淋巴结、血管环等。可通过病史、X 射线、CT 等检查予以鉴别。

四、治疗

（1）治疗目的：缓解症状，改善生活质量，保证儿童正常身心发育，防止并发症，避免治疗后的不良反应。

（2）防治原则：去除诱（病）因，控制急性发作，预防复发，防止并发症和药物不良反应以及早期诊断和规范治疗。

（3）治疗目标：①尽可能控制哮喘症状（包括夜间症状）；②使哮喘发作次数减少，甚至不发作；③维持肺功能正常或接近正常；④β_2 受体激动剂用量减至最少，乃至不用；⑤药物不良反应减至最少，甚至没有；⑥能参加正常活动，包括体育锻炼；⑦预防发展为不可逆的气道阻塞；⑧预防哮喘引起的死亡。

因此，哮喘治疗必须坚持长期、持续、规范和个体化原则。

（一）急性发作期的治疗

主要是抗炎治疗和控制症状。

1. 治疗目标

治疗目标：①尽快缓解气道阻塞；②纠正低氧血症；③合适的通气量；④恢复肺功能，达到完全缓解；⑤预防进一步恶化和再次发作；⑥防止并发症；⑦制定长期系统的治疗方案，达到长期控制。

2. 治疗措施

（1）一般措施：①保持气道通畅，湿化气道，吸氧使血氧饱和度（oxygen saturation，SaO_2）达 92% 以上，纠正低氧血症。②补液。糖皮质激素和 β_2 受体激动剂均可致使低钾，不能进食可致酸中毒、脱水等，这是哮喘发作不缓解的重要原因，必须及时补充和纠正。

（2）迅速缓解气道痉挛：①首选氧或压缩空气驱动的雾化吸入，0.5% 硫酸沙丁胺醇吸入气雾剂每次 0.5～1 mL/kg（特布他林每次 300 μg/kg），每次最高量可达 5 mg 和 10 mg。加生理盐水至 3 mL，初始 30 min 至 1 h 内进行 1 次，病情改善后改为每 6 h 进行 1 次。无此条件的可用定量气雾剂加储雾罐代替，每次 2 喷，每日 3～4 次。亦可用呼吸机的雾化装置。无储雾罐时可用一次性纸杯代替。②当病情危重，呼吸浅慢，甚至昏迷，呼吸心跳微弱或骤停时或雾化吸入足量 β_2 受体激动剂+抗胆碱能药物+全身用皮质激素未控制喘息时，可静滴沙丁胺醇 [0.1～0.2 μg/（kg·min）]，或用异丙肾上腺素静脉滴注代替。③全身用激素，应用指征是中、重度哮喘发作，对吸入 β_2 激动剂反应欠佳；长期吸入激素患者病情恶化或有因哮喘发作致呼吸衰竭或为口服激素者，应及时、足量、短期用，一般 3~4 天，不超过 7 天，至病情稳定后以吸入激素维持。④中重度哮喘。用 β_2 激动剂 + 0.025% 的异丙托品（小于 4 岁者，每次 0.5 mL，4 岁及以上者，每次 1.0 mL），每 4~6 h 1 次。⑤氨茶碱。3~4 mg/kg，每次不超过 250 mg，加入 10% 葡萄糖中缓慢静脉注射（不少于 20 min），以 0.5~1 mg/（kg·h）的速度维持，每天不超过 24 mg/kg，亦可将总量分 4 次，每 6 h 1 次，静脉注射，应注意既往用药史，最好检测血药浓度，以确保安全。⑥还可用 $MgSO_4$，维生素 K_1，雾化吸入呋塞米、利多卡因、普鲁卡因、硝普钠等治疗。

（3）人工通气。

（4）其他：①抗感染药仅在有感染证据时用；②及时发现和治疗呼吸衰竭、心力衰竭等并发症；③慎用或禁用镇静剂；④抗组胺药及祛痰药无确切疗效。

（5）中医药：可配合中医辨证论治，如射干麻黄汤、麻地定喘汤等加减或用蛤蚧定喘汤、桂龙咳喘宁等。

（二）慢性持续期的治疗

按 GINA 治疗方案进行。①首先根据病情判定患者所处的级别，选用哪级治疗；②各级均应按需吸入速效 β_2 受体激动剂；③吸入性糖皮质激素（inhaled corticosteroid, ICS）推荐使用量可参照丙酸倍氯米松（beclometasone dipropionate, BDP）的剂量。BDP 与其他糖皮质激素的等效剂量为：BDP 250 μg ≈ 布地奈德（budesonide, BUD）200 μg ≈ 氟替卡松（fluticasone propionate, FP）125 μg。④起始 ICS 剂量宜偏大些。⑤每级、每期都要重视避免变应原等诱因。

1. 升级

如按某级治疗中遇变应原或呼吸道感染等原因，病情加重或恶化，经积极治疗病因不缓解者，应立即升级至相应级别治疗。

2. 降级

若按某级治疗后病情减轻至轻一级的级别时，要经至少 3 个月维持并评估后（一般 4~6 个月），方可降为轻一级的治疗。

（三）缓解期的防治（预防发作）

1. 避免接触变应原和刺激因素

对空气和食物中的变应原和刺激因素，一旦明确应尽力避免接触。例如：对屋尘过敏者，可认真清理环境，避开有尘土的环境，忌食某些易引起过敏的食物；对螨过敏者除注意卫生清扫外，可用杀螨剂、防螨床罩或核糖霉素喷洒居室；对阿司匹林等药物过敏者可用其他药物代替；对猫、狗、鸟等宠物或花草、家具过敏者，可将其转移或异地治疗。

2. 保护性措施

患儿应生活有规律，避免过劳、精神紧张和剧烈活动。进行三浴锻炼，尤其是耐寒锻炼。积极防治呼吸道感染。游泳、哮喘体操、跳绳、散步等运动有利于增强体质和哮喘的康复，但运动量以不引起咳、喘为限，循序渐进，持之以恒。

3. 提高机体免疫力

根据免疫功能检查结果选用增强细胞、体液和非特异性免疫功能的药物，如普利莫（万适宁）、斯奇康、乌体林斯、气管炎菌苗片、静注用丙种球蛋白、转移因子、胸腺素、核酪、多抗甲素、复合蛋白锌等锌剂、胎盘脂多糖及玉屏风颗粒、黄芪颗粒、还尔金、儿康宁、固本咳喘片、组胺球蛋白（亦称抗过敏球蛋白）等。

4. 减敏疗法

（1）特异减敏疗法：旧称脱敏疗法，是指通过反复注射小剂量抗原而使机体对变应原的敏感性降低。需要先进行皮试，根据阳性抗原种类及强度确定减敏液的起始浓度。该疗法疗效肯定，但影响因素较多，且疗效长、痛苦大，患儿有时难以坚持。目前已有进口皮试抗原和脱敏液，安全、有效、可应用，但价格较贵。新近还从国外引进德国百康生物共振变应原检测治疗仪，对哮喘等过敏性疾病有良好疗效。

（2）非特异减敏疗法：所用方法不针对某些具体抗原，但能起到抗炎和改善过敏体质的作用。常用的如细胞膜稳定剂色甘酸钠、尼多酸钠、曲尼斯特及抗组胺药氯雷他定（开瑞坦）、西替利嗪（仙特明）、阿伐斯汀（新敏乐）等及酮替芬、赛庚啶、特非那定等。氨甲蝶呤、雷公藤总苷、环孢素 A 对防治哮喘亦有较好效果，但因不良反应大，不常规应用。最重要和最常用的药物当属肾上腺皮质激素，主要是吸入给药。

五、预后

多数患儿经正规合理的治疗后，症状可完全控制，像健康儿童一样生活。大部分婴幼儿哮喘随年龄增长逐渐减轻，至 4～5 岁后不再发作，其他患儿在青春期前后随着内分泌的剧烈变化，呈现一种易愈倾向，尤以男孩为著，故至成人期，两性差异不大或女多于男，因此总的预后是好的，但仍有部分患儿治疗无效或死亡。其病死率在日本为 1.3%～6.5%，美国儿童哮喘的死亡率为 1.1/10 万，国内近 10 年住院儿童哮喘病死率为 0.13%～0.44%。治疗失败的原因为：①医生及家长对哮喘的严重性估计不足，缺乏有效的监测措施；②肾上腺皮质激素用量不足或应用过晚；③治疗不当，如滥用 β_2 受体激动剂等。

第三节　细菌性肺炎

一、肺炎链球菌肺炎

肺炎链球菌常引起以肺大叶或肺节段为单位的炎症，但在年幼儿童，由于免疫系统发育尚不成熟，病菌沿支气管播散形成以小气道周围实变为特征的病变（即支气管肺炎）。

年长儿童肺炎链球菌肺炎的临床表现与成人相似。可先有短暂轻微的上呼吸道感染症状，继而出现寒战、高热，伴烦躁或嗜睡、干咳、气急、发绀及鼻翕，并有锁骨上窝、肋间隙及胸骨上窝凹陷（即三凹征）等，可伴有铁锈色痰。早期常缺乏体征，多在 2～3 天后出现肺部实变体征。重症患儿可并发感染性休克、中毒脑病、脑水肿甚至脑疝。

婴儿肺炎链球菌肺炎的临床表现多变。常先有鼻塞、厌食等先驱症状，数天后突然发热、烦躁不安、呼吸困难、发绀，伴气急、心动过速、三凹征等。体格检查常无特征性，实变区域可表现叩诊浊音、管性呼吸音，有时可闻啰音。肺部体征在整个病程中变化较少，但恢复期湿啰音增多。肺右上叶累及时可出现颈强直。

外周血白细胞计数常增高，达 $15\times10^9\sim40\times10^9/L$，以中性粒细胞为主。多数患儿鼻咽分泌物中可培养出肺炎链球菌，但其致病意义无法肯定。若能在抗生素应用前进行血培养或胸腔积液培养，则具有一定的诊断意义。X 射线改变与临床过程不一定平行，实变病灶出现较肺部体征早，但在临床缓解后数周肺部 X 射线改变仍未完全消失。年幼儿童实变病灶并不常见。可有胸膜反应伴渗出。

肺炎链球菌肺炎患儿 10%～30%存在菌血症，但由于抗生素的早期应用，国内血培养阳性率甚低。血清学方法，如测定患儿血清、尿液或唾液中的肺炎链球菌抗原可协助诊断，但也有研究者认为此法无法区别肺炎链球菌的感染和定植。最近有报道，通过测定血清 Pneumolysin 抗体，或含有针对肺炎链球菌种特异荚膜多糖、型特异荚膜多糖复合物、蛋白抗原 Pneumolysin 抗体的循环免疫复合物可进行诊断，但在婴儿，其敏感性尚嫌不足。亦可通过聚合酶链反应检测胸腔积液或血中的肺炎链球菌 DNA 协助诊断。

肺炎链球菌肺炎的临床表现无法与其他病原体引起的肺炎相鉴别。此外，年长儿右下叶肺炎常因刺激横膈而引起腹痛，需要与急性阑尾炎鉴别。

肺炎链球菌耐药性问题已引起普遍关注。在一些国家及我国台湾地区，耐青霉素菌株已高达 50%～80%。我国内陆各地区肺炎链球菌耐药情况有较大差异，2000 年监测资料表明，北京为 14%，上海为 35.7%，而广州高达 60%。对青霉素敏感株仍可选用青霉素 G 10×10^4 U/（kg·d）治疗，但青霉素低度耐药株［最小抑制浓度（minimum inhibitory concentration，MIC）为 2.0～4.0 μg/mL］应加大青霉素剂量至（10～30）× 10^4 U/（kg·d），以上治疗无效、病情危重或高度耐药者（MIC>4.0 μg/mL）应选用第三代头孢霉素，如头孢噻肟、头孢曲松或万古霉素。

二、流感嗜血杆菌肺炎

流感嗜血杆菌（Haemophilus influenzae，Hi）肺炎常见于 5 岁以下婴儿和年幼儿童。应用特异性免疫血清可将 Hi 分为 a～f 6 型，其中以 b 型（Hib）致病力最强。由于 Hib 疫苗的接种，20 世纪 90 年代以后美国等发达国家 Hib 所致肺炎下降了 95%。近年来也有较多非 b 型 Hi 感染的报道。

本病临床表现无特异性，但起病多较缓慢，病程可长达数周之久。幼婴常伴有菌血症，易出现脓胸、心包炎等化脓性并发症。外周血白细胞计数常中度升高。多数患儿的 X 射线表现为大叶性或节段性病灶，下叶多受累。幼婴常伴胸膜受累。本病诊断有赖于从血、胸腔积液或肺穿刺液中分离到病菌。由于在正常人群的咽部有一定的 Hi 携带率，托幼机构中更高，因此呼吸道标本诊断价值不大。

治疗时必须注意 Hi 的耐药问题。目前分离的 Hi 主要耐药机制是产生 β-内酰胺酶，美国、中国香港等地 Hi 菌株产酶率已高达 30%以上。国内各地关于氨苄西林耐药率和产酶率差异较大。若病菌不产酶，可使用氨苄西林；若不能明确其是否产酶，首选头孢噻肟、头孢曲松等。若最初反应良好，可改为口服，疗程为 10～14 天。在大环内酯类中，阿奇霉素、克拉霉素对 Hi 有较好的敏感性。

三、葡萄球菌肺炎

葡萄球菌肺炎多发生于新生儿和婴儿。Goel 等报道 100 例患儿中，1 岁以内占 78%，平均年龄 5 个月。金黄色葡萄球（简称金葡菌）和表皮葡萄球菌均可致病，但以前者致病更强。由于金葡菌可产生多种毒素和酶，具有高度组织破坏性和化脓趋势，因此金葡菌肺炎以广泛出血性坏死、多发性小脓肿为特点。

临床上以起病急、发展快、变化大、化脓性并发症多为特征。一开始可有 1～2 天的上呼吸道感染症状，或皮肤疖肿史，病情迅速恶化，出现高热、咳嗽、呻吟、喘憋、气急、发绀，肺部体征出现较早。易出现脓胸、脓气胸、肺大疱等并发症。外周血白细胞计数常明显升高，以中性粒细胞为主。可伴轻至中度贫血。胸部 X 射线改变特点：发展快、变化多、吸收慢。肺部病灶可在数小时内发展成为多发性小脓肿或肺大疱，并出现脓胸、脓气胸等并发症。X 射线改变缓慢，可持续 2 个月或更久。

1 岁以下尤其是 3 月龄以内的小婴儿，如肺炎病情发展迅速，伴肺大疱、脓胸或肺脓肿形成者应高度怀疑本病。在抗生素使用前必须进行痰、鼻咽拭子、浆膜腔液、血液或肺穿刺物的培养。痰或胸腔积液涂片染色可发现中性粒细胞和革兰氏阳性球菌呈葡萄串链状排列。血清中磷壁酸抗体测定可作为病原学诊断的补充。

合适的抗生素治疗和脓液的引流是治疗的关键。在获取培养标本后应立即给予敏感的杀菌药物，并足量、联合、静脉用药。疗程不少于 4～6 周，有并发症者适当延长。宜首选耐青霉素酶窄谱青霉素类，如苯唑西林等，可联合头孢霉素类使用。若肺炎由耐甲氧西林金黄色葡萄球菌（methicillin resistant staphylococcus aureus，MRSA）引起，应选用万古霉素治疗。

四、链球菌性肺炎

A 组链球菌（group A streptococcus，GAS）主要引起咽炎等上呼吸道感染，但在出疹性疾病、流感病毒感染等情况下可发生链球菌肺炎，多发生于 3～5 岁的儿童。B 组链球菌（group B streptococcus，GBS）则是新生儿肺炎的主要病原。

GAS 所致肺炎与肺炎链球菌肺炎的症状、体征相似。常起病突然，以高热、寒战、呼吸困难为特点，也可表现为隐袭起病，过程轻微，表现为咳嗽、低热等。

外周血白细胞计数、血抗"O"抗体滴度升高有助于诊断。确定诊断有赖于从胸腔积液、血或肺穿刺物中分离出链球菌。

首选青霉素 G 治疗，临床改善后改口服，疗程 2～3 周。

五、其他革兰氏阴性杆菌肺炎

常见的革兰氏阴性杆菌包括大肠埃希菌、肺炎克雷白杆菌、铜绿假单胞菌等。主要见于新生儿和小婴儿，常有以下诱因：①广谱抗生素的大量应用或联合应用；②医源性因素，如气管插管、血管插管、人工呼吸机等的应用；③先天性或获得性免疫功能缺陷，如营养不良、白血病、恶性淋巴瘤、长期使用皮质激素或免疫抑制剂等。因而本病多为院内感染。

本病临床过程难以与其他细菌性肺炎鉴别。原有肺炎经适当治疗好转后又见恶化，或原发病迁延不愈，应怀疑此类肺部感染。诊断主要依靠气管吸出物、血或胸腔积液的培养结果。

多数革兰氏阴性杆菌耐药率较高，一旦诊断此类感染，宜首选第三代头孢霉素或复合β-内酰胺类（含β-内酰胺酶抑制剂）。若致病菌株产生超广谱β-内酰胺酶（extended spectrum β lactamase，ESBL），应选用头孢霉素类、复合β-内酰胺类，严重者选用碳青霉烯类抗生素如亚胺培南。

六、沙门菌肺炎

沙门菌肺炎由伤寒、副伤寒、鼠伤寒或其他非伤寒沙门菌引起，发生于沙门菌感染的病程中，较为少见。多发于幼小婴儿。

可表现为大叶性肺炎或支气管肺炎症状。较为特殊的表现为痰常呈血性或带血丝。在沙门菌感染的病程中，若发生呼吸道症状如咳嗽、气急，即使无肺部体征，也应进行摄片。若有肺炎改变应考虑为沙门菌肺炎。

在美国，约20%沙门菌株对氨苄西林耐药。若病情严重、耐药情况不明，宜首选第三代头孢霉素，如头孢曲松、头孢噻肟等；若为敏感株感染则可用氨苄西林或SMZ-TMP治疗。

七、百日咳肺炎

百日咳肺炎由百日咳杆菌引起，多为间质性肺炎，亦可因继发细菌感染而引起支气管肺炎。患儿在百日咳病程中突然发热、气急，呼吸增快与体温不成比例，严重者可出现呼吸困难、发绀。肺部可闻及细湿啰音，或出现实变体征。剧烈咳嗽有时可造成肺泡破裂引起气胸、纵隔气肿或皮下气肿。

有原发病者出现肺炎症状较易诊断。继发细菌感染者应送检痰培养及血培养。

治疗首选红霉素，10～14天为一疗程。必要时加用氨苄西林或利福平等。有报道用阿奇霉素10 mg/（kg·d）5天或克拉霉素10 mg/（kg·d）7天亦取得良好疗效。百日咳高价免疫球蛋白正处于研究阶段，常规免疫球蛋白不推荐使用。

八、军团菌肺炎

军团菌肺炎可暴发流行，散发病例则以机会感染或院内感染为主。多见于中老年人，但年幼儿也可发生。

军团菌肺炎是一种严重的多系统损害性疾病，主要表现为发热和呼吸道症状。外周血白细胞计数常明显升高，伴核左移。但由于其临床表现错综复杂，缺乏特异性，与其他肺炎难以区别。确诊必须依靠特殊的化验检查，如应用特殊培养基从呼吸道标本或血、胸腔积液中分离出病菌；应用免疫荧光或免疫酶法测定上述标本中的军团菌抗原或血清标本中的特异抗体。β-内酰胺类抗生素治疗无效有助于本病的诊断。

首选大环内酯类，如红霉素及阿奇霉素、克拉霉素、罗红霉素等，疗程为 2～3 周。可加用利福平。喹诺酮类和氨基糖苷类虽有较好的抗菌活性，但儿童期尤其是年幼儿童禁用。

九、厌氧菌肺炎

厌氧菌肺炎主要为吸入性肺炎，多发生于小婴儿，或昏迷患者。起病大多缓慢，表现为发热、咳嗽、进行性呼吸困难、胸痛，咳恶臭痰是本病的特征，也可有寒战、消瘦、贫血、黄疸等症状。本病表现为坏死性肺炎，常发生肺脓肿和脓胸、脓气胸。当患儿咳恶臭痰、X 射线显示有肺炎或肺脓肿或脓胸时应考虑到本病可能。化验检查常有外周血白细胞计数和中性粒细胞比例的升高。确诊需要做气管吸出物厌氧菌培养。

抗生素可选用青霉素 G、克林霉素、甲硝唑等。应加强支持治疗。脓胸者需要及时开放引流。

十、L 型菌肺炎

L 型菌肺炎是临床上难治性呼吸道感染的病原体之一。患儿常有肺炎不能解释的迁延发热，或原发病已愈，找不到继续发热的原因；病情多不重，β-内酰胺类抗生素治疗无效。外周血白细胞计数大多正常。X 射线改变无特异性，多呈间质性肺炎改变。普通培养基培养阴性，L 型高渗培养基培养阳性可确诊。治疗应采用兼治原型和 L 型菌的抗生素，如氨苄西林或头孢霉素类加大环内酯类。一般需要治疗至体温正常后 10～14 天，L 型高渗培养基培养阴性为止。

十一、肺脓肿

肺脓肿又称肺化脓症，由多种病原菌引起。常继发于细菌性肺炎，亦可为吸入性或血源性感染。由于抗生素的广泛应用，目前已较少见。

起病急剧，有畏寒、高热，伴阵咳，咳出大量脓痰，病程长者可反复咯血、贫血、消瘦等。外周血白细胞计数和中性粒细胞升高，结合 X 射线后前位及侧位胸片，诊断多不困难。痰培养、血培养可明确病原。

怀疑金葡菌者宜首选苯唑西林或万古霉素；厌氧菌感染给予青霉素 G、克林霉素、哌拉西林钠、甲硝唑等。最好根据细菌培养和药物敏感试验结果选用。疗程要足，一般需要 1～2 个月。

第四节 病毒性肺炎

一、病毒性肺炎的类型

（一）呼吸道合胞病毒性肺炎

呼吸道合胞病毒（RSV）是婴儿下呼吸道感染的主要病原体，尤其易发生于 2～4 月龄的小婴儿。一般以冬季多见，持续 4～5 个月。据观察，冬春季节 RSV 感染占 3 岁以下婴幼儿肺炎的 35% 左右。RSV 毛细支气管炎的发病机制尚不明确，但有证据表明，免疫损伤可能参与了其发病过程。

初期上呼吸道感染症状突出，如鼻塞、流涕，继而咳嗽、低热、喘鸣。随病情进展，出现呼吸困难、鼻扇、呼气延长、呼吸时呻吟和三凹征等。易并发急性心力衰竭。年龄小于 2 个月的患儿、低体温者、高碳酸血症者易发生呼吸暂停。初期听诊呼吸音减弱、哮鸣音为主，而后可闻细湿啰音。X 射线检查见肺纹理增粗或点片状阴影，部分见肺不张或以肺气肿为主要表现。外周血白细胞计数和分类一般无异常。鼻咽部脱落细胞病毒免疫荧光或免疫酶检查均可在数小时内获得结果。急性期可有 RSV 特异 IgM 升高。年龄小、喘憋出现早是本病的特点，但确诊要靠血清学和病毒学检查。

（二）腺病毒肺炎

腺病毒肺炎以腺病毒 3 型和 7 型为主。多发生于 6 个月至 2 岁的婴幼儿。近年来发病率已明显降低、病情减轻。起病大多急骤，先有上呼吸道感染症状。随后出现持续高热，咳嗽出现早，呈单声咳、频咳或阵咳，继而出现呼吸困难。肺部体征出现迟，多在高热 3～4 天后出现湿啰音。早期可出现中毒症状和多系统受累表现，如肝、脾肿大，嗜睡或烦躁不安，甚至中毒性脑病。外周血白细胞计数大多轻度减少。X 射线改变以肺实变阴影及病灶融合为特点，其范围不受肺叶的限制。约 1/6 的病例可有胸膜炎，病灶吸收较慢，一般要 1 个月或更久。

根据上述临床表现，结合 X 射线特点，诊断不难。根据血清学和病毒学检查结果可确诊。

（三）流感病毒性肺炎

流感病毒性肺炎大多骤起高热，伴明显咳嗽、呼吸困难，肺部可闻细湿啰音。多数患儿有呕吐、腹泻，严重者可出现胃肠道出血、腹胀，甚至神经系统症状。X 射线检查肺部可有斑片状或大片状阴影。

流行性感冒流行期间，有呼吸道症状和体征；非流行期间，持续高热、抗生素治疗无效的肺炎均应考虑到本病可能。确诊有赖于血清学和病毒学检查。

（四）副流感病毒性肺炎

副流感病毒性肺炎易感对象为 3 个月至 1 岁的婴儿。其发病率仅次于 RSV。多有 3～5 天的中等程度发热或高热及呼吸困难、哮吼样咳嗽、三凹征、肺部干湿啰音等，但多数患儿表现较轻，一般无中毒症状，病程较短。X 射线检查肺野可有小片状阴影。临床上无法与其他病毒性肺炎相区别，根据血清学和病毒学检查结果确定诊断。

（五）巨细胞病毒性肺炎

巨细胞病毒（CMV）感染在各年龄组均可发生，但巨细胞病毒性肺炎以小婴儿居多。因属全身性感染，呼吸道症状常被掩盖。临床上常以呼吸、消化和神经系统症状为主。可有发热、气急、咳喘、腹泻、拒奶、烦躁等，伴肝、脾肿大，重者及新生儿患者可有黄疸、细小出血性皮疹、溶血性贫血等表现。肺部 X 射线改变以间质性和小叶性病变为主。可通过测定呼吸道标本中的 CMV、血清中的 CMV 抗原或特异 IgM 确诊。

（六）麻疹病毒性肺炎

感染麻疹病毒后多数患儿存在不同程度的肺炎改变。可由麻疹病毒本身引起，常表现为间质性肺炎。在麻疹极期病情很快加重，出现频繁咳嗽、高热、肺部细湿啰音等。在出疹及体温下降后病情好转。若继发细菌感染，多表现为支气管肺炎。常见致病菌为肺炎链球菌、金黄色葡萄球菌、流感嗜血杆菌等，易并发脓胸或脓气胸。

麻疹发病初期和出疹前出现的肺炎多为麻疹病毒引起，以后则多为继发感染引起的细菌性肺炎。有报道，麻疹相关肺炎中混合感染者占 53%。麻疹流行期间，麻疹易感儿具有肺炎的症状和体征，不管有无皮疹，均应考虑到本病可能。确诊有赖于病毒分离、免疫荧光或免疫酶检测、双份血清抗体测定等方法。

（七）腮腺炎病毒性肺炎

腮腺炎病毒性肺炎常因其呼吸道症状不明显，易为腮腺肿大及其并发症所掩盖，以及极少进行 X 射线肺部检查而漏诊。临床表现大多较轻，一般无呼吸困难和发绀。肺部呈局限性呼吸音粗糙，少数可闻水泡音。外周血白细胞计数多不升高。X 射线见肺野斑片状或大片状阴影，或呈毛玻璃样改变。根据典型腮腺炎表现，加上述 X 射线改变，可考虑诊断为本病。

（八）EB 病毒性肺炎

3～5 岁为 EB 病毒感染高峰年龄。EB 病毒感染后可累及全身各系统。在呼吸系统可表现为反复间质性肺炎、持续性咽峡炎等。除一般肺炎的症状和体征外，可有时隐时现的咳嗽和反复发热，常伴有肝、脾和淋巴结肿大。胸部 X 射线检查以间质性病变为主。急性期外周血白细胞计数常明显增高，以淋巴细胞为主，并出现异常淋巴细胞。确诊常需依赖特异性抗体测定。

（九）水痘肺炎

水痘肺炎由水痘-带状疱疹病毒引起，为全身性疾病，可发生支气管炎和间质性肺炎。年龄越小越易发生肺炎。多在水痘发生 1 周内，表现为咳嗽、肺部湿性啰音。X 射线检查呈现双肺野结节性浸润阴影。水痘患儿如出现呼吸道症状和体征，应考虑本病。部分年幼婴儿，水痘肺炎可出现在皮疹之前，极易误诊和漏诊。因而有明确水痘接触史者，若发生肺炎，亦应考虑本病，并予以隔离。

（十）肠道病毒所致下呼吸道感染

肠道病毒所致下呼吸道感染主要由柯萨奇病毒 B 组和埃可病毒引起。多见于夏秋季，呼吸道症状一般较轻，但婴幼儿肠道病毒感染大多较重，年龄愈小，病情愈重。常并发其他系统的症状，如腹泻、疱疹性咽炎、皮疹等。

（十一）轮状病毒性下呼吸道感染

轮状病毒性下呼吸道感染多见于秋冬季寒冷季节。好发于婴幼儿，其呼吸道症状和体征常较轻。在轮状病毒感染流行期间，若患儿具有典型秋季腹泻特点，同时有呼吸道症状和体征，应考虑到本病可能。

二、病毒性肺炎的药物治疗

目前尚缺乏理想的抗病毒药物。对呼吸道病毒治疗功效较肯定的仅限于流感病毒神经氨酸酶抑制剂和 M_2 蛋白抑制剂（金刚烷胺、金刚乙胺）及雾化吸入利巴韦林。

（一）利巴韦林

利巴韦林为广谱抗病毒剂，已广泛用于各类病毒性感染。早期应用雾化吸入或静脉给药，有一定疗效，但对重症病毒性肺炎单独使用则作用尚不可靠。用法：10 ～ 15 mg/（kg·d），必要时 30～40 mg/（kg·d），分 2 次静脉滴注，也可肌内注射，或 0.1% 溶液喷雾吸入，国外主要通过雾化吸入治疗严重的 RSV 感染。

（二）金刚烷胺或金刚乙胺

金刚烷胺或金刚乙胺可用于 A 型流感病毒感染的防治。后者活性比前者强，呼吸道药物浓度亦较高。但由于神经系统不良反应、对 B 型流感病毒无效及耐药株的出现，限制了其在临床的应用。

（三）神经氨酸酶抑制剂

神经氨酸酶抑制剂是一类新型的抗流感病毒药物。目前已用于临床的神经氨酸酶抑制剂包括扎那米韦、奥司他韦（达菲），可选择性抑制 A 型和 B 型流感病毒的神经氨酸酶活性，从而改变病毒正常的凝集和释放功能，减轻受感染的程度，缩短病程。扎那米韦只能吸入给药，因而婴幼儿患者常无法使用。奥司他韦则口服给药，儿童每次 2 mg/kg，2 次/天。

（四）免疫球蛋白

近年来有报道 RSV 免疫球蛋白静脉使用可显著减轻病情、缩短住院时间，取得较好疗效。

（五）干扰素

干扰素可使受感染细胞转化为抗病毒状态，不断生成具有高度抗病毒活性的蛋白质，从而发挥抗病毒作用。可肌内注射、静脉注射或静脉滴注，也可滴鼻或喷雾吸入。

（六）阿昔洛韦（无环鸟苷）

阿昔洛韦（无环鸟苷）主要适用于单纯疱疹病毒、水痘-带状疱疹病毒及 CMV 感染者。一般情况下，每次 5 mg/kg，静脉滴注，3 次/天，疗程 7 天。

（七）更昔洛韦（丙氟鸟苷）

更昔洛韦（丙氟鸟苷）是抑制 CMV 作用较强的药物。诱导期 10 mg/（kg·d），2 次/天，连用 14～21 天，静脉滴注；维持量 5～7.5 mg/（kg·d），1 次/天，每周 5～7 次，静脉滴注，或每次 5～10 mg/kg，2 次/天，口服。

（八）其他药物

其他药物包括白细胞介素-2（interleukin-2，IL-2）、胸腺素、阿糖腺苷、双嘧达莫、聚肌胞、泰瑞宁和丙基乙磺酸及中药制剂。

第五节　支原体肺炎

支原体肺炎由肺炎支原体（Mycoplasma pneumoniae，MP）引起。多见于儿童和青少年，但近年来发现婴幼儿并非少见。全年均可发病，以秋、冬季多见。北京首都儿科研究所报道，MP肺炎占住院儿童肺炎的19.2%～21.9%。北美和欧洲的研究表明，MP肺炎占肺炎的15.0%～34.3%，并随年龄增长而增多。

一、病因

该病病原体为MP，它是介于细菌和病毒之间的一种微生物，能在细胞外独立生活，具有RNA和DNA，但没有细胞壁。

二、临床表现

潜伏期一般为2～3周。一般起病较缓慢，但亦有急性起病者。患儿常有发热、畏寒、头痛、咽痛、咳嗽、全身不适、疲乏、食欲缺乏、恶心、呕吐、腹泻等症状，但鼻部卡他症状少见。体温多在39℃左右，热型不定。咳嗽多较严重，初为干咳，很快转为顽固性剧咳，有时表现为百日咳样咳嗽，咳少量黏痰，偶见痰中带血丝或血块。婴幼儿可表现为憋气，年长儿可感胸闷、胸痛。年长患儿肺部常无阳性体征，这是本病的特点之一。少数病例呼吸音减弱，有干、湿啰音，这些体征常在X射线改变之后出现。此外，可发生肺脓肿、胸膜炎、肺不张、支气管扩张症、弥漫性间质性肺纤维化等病症。本病尚可并发神经系统、血液系统、心血管系统、皮肤、肌肉和关节等肺外并发症，如脑膜脑炎、神经根神经炎、心肌炎、心包炎、肾炎、血小板减少、溶血性贫血、噬血细胞综合征及皮疹，尤其是Stevens-Johnson综合征。Stevens-Johnson综合征多发生在呼吸道症状出现后10天左右。

三、辅助检查

X射线胸部摄片多表现为单侧病变，大多数侵犯下叶，以右下叶为多，常呈淡薄片状或云雾状浸润，从肺门延伸至肺野，呈支气管肺炎的改变，少数呈均匀的实变阴影，类似大叶性肺炎。有时两肺野可见弥漫性网状或结节样浸润阴影，呈间质性肺炎的改变。大部分患儿有肺门淋巴结肿大或肺门阴影增宽。有时伴胸腔积液。肺部X射线变化较快也是其特点之一。

外周血白细胞计数大多正常，但也有白细胞减少或偏高者。血沉轻、中度增快。抗"O"抗体滴度正常。部分患儿血清转氨酶、乳酸脱氢酶、碱性磷酸酶增高。早期患儿可用PCR法检测患儿痰等分泌物中的MP-DNA，亦可从痰、鼻分泌物、咽拭子中分离培养出MP。血清抗体可通过补体结合试验、间接血球凝集试验、酶联免疫吸附试验、间接免疫荧光试验等方法测定，或通过检测抗原得到早期诊断。冷凝集试验的凝集价>1∶32可作为临床诊断的参考。

四、诊断与鉴别诊断

根据以下临床特征可初步诊断：①多发年龄 5～18 岁；②咳嗽突出而持久；③肺部体征少而 X 射线改变出现早且严重；④用青霉素无效，红霉素治疗效果好；⑤外周血白细胞计数正常或升高；⑥血清冷凝集阳性。确诊必须靠呼吸道分泌物中检出 MP 及特异性抗体 IgM 检查阳性。早期诊断法有 ELISA 法、单克隆抗体法检测 MP 抗原，特异 IgM 及 PCR 法检测 DNA 等。

五、治疗

治疗首选大环内酯类抗生素如红霉素，疗程一般较长，不少于 2 周，停药过早易于复发。近年来的研究表明，新合成的大环内酯类抗生素阿奇霉素、克拉霉素等具有与红霉素同等的抗菌活性，而且耐受性较好。

对难治性患儿应关注并发症如胸腔积液、阻塞性甚至坏死性肺炎的可能，及时进行胸腔穿刺或胸腔闭锁引流，必要时进行纤维支气管镜下支气管灌洗治疗。近年来，有人认为重症 MP 肺炎的发病可能与人体免疫反应有关，因此，对急性期病情较重者，或肺部病变迁延而出现肺不张、肺间质纤维化、支气管扩张者，或有肺外并发症者，可应用肾上腺皮质激素口服或静脉用药，一般疗程为 3～5 天。

第四章

消化系统疾病

第一节 感染性口炎

一、细菌感染性口炎

（一）球菌性口炎

细菌性口炎以球菌感染多见，常以黏膜糜烂、溃疡伴假膜形成为其特征，又称膜性口炎或假膜性口炎。

1. 病因

在正常人口腔内存在一定数量的各种细菌，在一般情况下并不致病。但当内外环境发生变化，身体防御能力下降时，如感冒、发热、感染、滥用抗生素及（或）肾上腺皮质激素、化疗和放疗等，口腔内细菌增殖活跃，毒力增强，菌群关系失调，就可发病。致病菌主要包括链球菌、金黄色葡萄球菌及肺炎球菌等。

2. 临床表现及诊断

发病急骤，伴有全身反应（如发热、头痛、咽痛）、哭闹、烦躁、拒食及颌下淋巴结肿大等。病损可发生于口腔黏膜各处，以舌、唇内及颊黏膜多见。初起为黏膜充血水肿，继之出现大小不等的糜烂或溃疡，散在、聚集后融合处均可见到表面披有灰白色假膜，易于擦去，但留下溢血的创面，不久又被假膜覆盖。实验室检查示，白细胞总数和中性粒细胞显著增多。

葡萄球菌性口炎发病部位以牙龈为主，覆有暗白色苔膜，易被拭去，但不引起溃疡，口腔其他部位的黏膜有不同程度的充血，全身症状轻微。涂片可见大量葡萄球菌，细菌培养可明确诊断。

链球菌口炎呈弥漫性急性齿龈口炎，在口腔黏膜急性充血的基础上，出现大小不等的黄色白苔膜，剥去假膜则留有出血糜烂面，不久又重新被假膜覆盖。全身症状明显，常并发有链球菌性咽炎。苔膜涂片或细菌培养检查发现链球菌即可确诊。

肺炎球菌性口炎多发生于冬春季节，或气候骤变时，好发于硬腭、口底、舌下及颊黏膜。在充血水肿黏膜上出现银灰色假膜，伴有不同程度的全身症状。苔膜涂片或细菌培养检查发现肺炎双球菌而确诊。

3. 治疗

主要是控制感染，局部涂 2%甲紫及金霉素甘油，病情较重者要给予抗生素静脉滴注或肌内注射，如青霉素及红霉素等，也可根据细菌药物敏感实验选用抗生素，则效果更好。止痛是对症处理的重要措施，常用 2%利多卡因涂患处，外用中药养阴生肌散也能消肿止痛和促进溃疡愈合，口腔局部湿敷也必不可少。此外，还要加强口腔护理，保持口腔卫生。

（二）坏死性龈口炎

1. 病因

坏死性龈口炎主要致病菌为梭形杆菌和奋森螺旋体，这些细菌是口腔固有的，在正常情况下不致病，当机体代谢障碍、免疫功能低下、抵抗力下降或营养不良时，或口腔不卫生时，则细菌大量繁殖而致病。

2. 临床表现及诊断

发病急骤，症状显著，有发热、全身不适以及颌下淋巴结肿大。溃疡好发于牙龈和颊黏膜，形态不定，大小多在 1 cm 左右，表浅，披以污秽的、灰白色苔膜，擦去此苔膜时，出现溢血的溃疡面，但不久又再被覆以同样的苔膜，周围黏膜有明显充血水肿，触痛明显，并有特别强烈的坏死组织臭味。此病确诊的依据为特殊性口臭，苔膜与小溃疡，涂片中找到大量梭形杆菌与奋森螺旋体。

3. 治疗

原则是去除病因、控制感染、消除炎症，防止病损蔓延和促进组织恢复。全身抗感染治疗可给予广谱抗生素如青霉素、红霉素及交沙霉素等。局部消炎可用 3%过氧化氢清洗坏死组织，然后用 2%甲紫或 2%碘甘油或 2%金霉素甘油涂患处。饮食上应给予高维生素、高蛋白饮食，必要时输液以补充液体和电解质。另外，由于本病具有传染性，应做好器具的清洁消毒工作，防止交叉感染。

二、病毒感染性口炎

病毒感染性口炎中，疱疹性口炎的发病率最高。终年可以发生，以 2～4 月份最多，具传染性，可群体发病。

（一）病因

疱疹性口炎又称疱疹性齿龈口炎，由疱疹病毒感染引起，通过飞沫和接触传染。发热性疾病、感冒、消化障碍以及过度疲劳等均可为诱因。

（二）临床表现及诊断

其多见于 1～5 岁儿童。在疱疹出现前 2～3 天（潜伏期）患儿常有烦躁、拒食、发热与局部淋巴结肿大。2～3 天后体温下降，但口腔症状加重，病损最初表现为弥漫性黏膜潮红，在 24 h 内渐次出现密集成群的针尖大小水疱，呈圆形或椭圆形，周围环绕红晕，水疱很快破溃，暴露出表浅小溃疡或溃疡相互融合成大溃疡，表面覆有黄白色分泌物。本病为自限性，1～2 周内口腔黏膜恢复正常，溃疡愈合后不留瘢痕。疱疹刮取物涂片、病毒分离和血清学实验可帮助诊断。

（三）治疗

其无特效治疗，主要是对症治疗以减轻痛苦、促进愈合。一般不用抗生素，局部可用碘苷（研细涂之）或中药锡类散等。进食前为减轻疼痛可用 2%利多卡因局部涂抹。有发热者给予退热剂。患病期间应加强全身支持治疗如给予高维生素、高营养流质，或静脉补充营养。口腔护理是必要的，包括保持口腔清洁、勤喂水，禁用刺激性、腐蚀性、酸性或过热的食品、饮料及药物。

三、真菌感染性口炎

真菌感染性口炎是指念珠菌感染引起的口炎，其中以白色念珠菌致病力最强，儿童期感染常称之为鹅口疮。念珠菌是人体常见的寄生菌，其致病力弱，仅在一定条件下感染致病，故为条件致病菌。近年来随着抗生素及肾上腺皮质激素的广泛应用，念珠菌感染日益增多。

（一）病因

其为白色念珠菌感染。诱因有营养不良、腹泻及长期使用抗生素、肾上腺皮质激素等，这些诱因加上乳具污染，便可引起鹅口疮。

（二）临床表现及诊断

鹅口疮的特点是口腔黏膜上出现白色乳凝块样物，分布于颊黏膜、舌、齿龈和上腭表面。初起时呈小点状和小片状，渐融合成大片，不易擦去，若强行擦拭后局部潮红，可有溢血。患儿一般情况良好，无痛，不影响吃奶，偶有个别因累及消化道、呼吸道而出现呕吐、声嘶或呼吸困难。细菌涂片和培养可帮助诊断。

（三）治疗

鹅口疮的治疗，主要是用碱性药物及制霉菌素进行局部治疗。因为口腔的碱性环境可抑制白色念珠菌的生长繁殖，所以一般用 2%碳酸氢钠清洗口腔后，局部涂抹 2%甲紫或冰硼散，每日 1～2 次，数日后便可痊愈。若病变广泛者可用制霉菌素 10×10^4 U，加水 1～2 mL 涂患处，每日 3～4 次。

第二节 非感染性口炎

一、创伤性口炎

机械性或热性刺激可能是此病的主要发病条件。锐利的牙根、残冠，口腔异物，较硬的橡皮奶头等机械性因素均可造成黏膜撕裂伤、出血、溃疡或糜烂；过烫的饮料、茶水或食物则可引起黏膜烫伤。

病变发生于直接受损部位，多见于舌的侧缘，也可发生于唇、颊等处黏膜，可表现为红肿、出血或溃疡，伴有局部疼痛，若继发感染，则可引起局部淋巴结肿大。去除病因后，病变通常在 1～2 周内痊愈。

治疗为去除病因，如拔去残根、磨改锐利牙齿或边缘。冰硼散、锡类散及青黛散可局部消炎止痛。药物漱口水含漱，多喝凉开水以清洁口腔。

二、过敏性口炎

过敏性口炎亦称变态反应性口炎，是由于个体差异，一些普通无害的东西（如各种口腔药物漱口水、牙膏碘合剂或药物）作为抗原刺激黏膜，使局部产生抗原抗体反应而引起的黏膜损害。接触致敏物质 24～48 h 或数天后才出现症状和体征。轻者仅表现为红斑、水疱；重者表现为局部组织坏死、溃疡，可伴有皮肤或其他部位的黏膜损害。致敏物质去除后，口腔炎症还要持续一段时间。治疗上，主要是去除致敏物质和抗过敏治疗。抗过敏药物有盐酸苯海拉明及氯苯那敏，必要时可用泼尼松及地塞米松。对症治疗包括局部止痛和抗感染等。

第三节　急性胃炎

急性胃炎系由不同病因引起的胃黏膜急性炎症。病变严重者可累及黏膜下层与肌层，甚至深达浆膜层。临床上按病因及病理变化的不同，分为急性单纯性胃炎、急性糜烂性胃炎、急性腐蚀性胃炎及急性化脓性胃炎。其中，临床上以急性单纯性胃炎最为常见，而由于抗生素广泛应用，急性化脓性胃炎已罕见。儿童中以单纯性与糜烂性胃炎多见。

一、病因

（一）微生物感染或细菌感染

进食被微生物和细菌毒素污染的食物后引起的急性胃炎中，多见沙门菌属、嗜盐杆菌及某些病毒等。细菌毒素以金黄色葡萄球菌产生的毒素为多见，偶为肉毒杆菌毒素。近年发现幽门螺杆菌也是引起急性胃炎的一种病原菌。

（二）化学因素

（1）水杨酸盐类药物（如阿司匹林、吲哚美辛等）引起胃炎。

（2）误食强酸（如硫酸、盐酸和硝酸）及强碱（如氢氧化钠和氢氧化钾）引起胃壁腐蚀性损伤。

（3）误食毒蕈、砷、灭虫药及杀鼠剂等化学毒物，均可刺激胃黏膜引起炎症。

（三）物理因素

进食过冷、过热的食品或粗糙食物均可损伤胃黏膜，引起炎症。

（四）应激状态

某些危重疾病（如新生儿窒息、颅内出血、败血症、休克及大面积灼伤等）使患儿处于严重的应激状态，是导致急性糜烂性胃炎的主要原因。

二、病机

（1）外源性病因可严重破坏胃黏液屏障，导致氢离子及胃蛋白酶的逆向弥散，引起胃黏膜的损伤而发生糜烂、出血。

（2）应激状态使去甲肾上腺素和肾上腺素大量分泌，内脏血管收缩、胃血流量减少，缺血、缺氧进一步使黏膜上皮的线粒体功能降低，影响氧化磷酸化过程，使胃黏膜的糖原贮存减少。而胃黏膜缺血时，不能清除逆向弥散的氢离子；缺氧和去甲肾上腺素又使碳酸氢根离子分泌减少，前列腺素合成减少，削弱胃黏膜屏障功能，导致胃黏膜急性糜烂性炎症。

三、临床表现

（一）急性单纯性胃炎

起病较急，多在进食污染食物数小时后或 24 h 发病。症状轻重不一，表现为上腹部不适、疼痛，甚至剧烈的腹部绞痛。厌食、恶心、呕吐，若伴有肠炎，可有腹泻。若为药物或刺激性食物所致，则症状较轻，局限在上腹部。体格检查有上腹部或脐周压痛，肠鸣音可亢进。

（二）急性糜烂性胃炎

多在机体处在严重疾病应激状态下诱发，起病急骤，常以呕血或黑粪为突出症状，大量出血可引起晕厥或休克，伴重度贫血。

（三）急性腐蚀性胃炎

有误服强酸、强碱史，除口腔黏膜糜烂、水肿外，中上腹剧痛、绞窄感、恶心、呕吐、呕血和黑粪，并发胃功能紊乱，急性期过后可遗留贲门或幽门狭窄，出现呕吐等梗阻症状。

四、辅助检查

感染因素引起者其末梢血白细胞计数一般增高，中性粒细胞比例增加。腹泻者，粪便常规检查见有少量黏液及红细胞、白细胞。

（一）内镜检查

胃黏膜明显充血、水肿，黏膜表面覆盖厚的黏稠炎性渗出物，糜烂性胃炎则在上述病变上见到点、圆、片、线状或不规则形糜烂，中心为红色新鲜出血或棕红色陈旧性出血，伴白苔或黄苔，常为多发，亦可单发。做胃镜时应同时取胃黏膜做幽门螺杆菌检测。

（二）X 射线检查

胃肠钡餐检查见病变黏膜粗糙，局部压痛，但不能发现糜烂性病变，且不能用于急性或活动性出血患者。

五、诊断与鉴别诊断

急性胃炎无特征性临床表现，诊断主要依靠病史及内镜检查，以上腹痛为主要症状者应与下列疾病鉴别。

（一）急性胰腺炎

有突然发作的上腹部剧烈疼痛，放射至背部及腰部，血清淀粉酶升高，B 超或 CT 显示胰腺肿大，严重患者行腹腔穿刺，可抽出血性液体且穿刺液的淀粉酶增高。

（二）胆道蛔虫症

骤然发生上腹部剧烈绞痛，可放射至左、右肩部及背部，发作时辗转不安，剑突下偏右压痛明显，可伴呕吐，有时吐出蛔虫，B超见胆总管内有虫体异物。

六、治疗

（一）单纯性胃炎

以对症治疗为主，去除病因，解痉止吐，口服黏膜保护剂，对细菌感染尤其伴有腹泻者，可选用小檗碱、卡那霉素及氨苄西林等抗生素。有幽门螺杆菌者，则应做清除治疗。

（二）糜烂性胃炎

应控制出血，去除应激因素，可用 H_2 受体拮抗剂［如西咪替丁 $20\sim40$ mg/（kg·d），法莫替丁 $0.4\sim0.8$ mg/（kg·d），或质子泵阻滞剂奥美拉唑 $0.6\sim0.8$ mg/（kg·d）］，以及应用止血药（如巴曲酶注射、凝血酶口服等）。

（三）腐蚀性胃炎

应根据腐蚀剂性质给予相应中和药物，如口服镁乳氢氧化铝、牛奶和鸡蛋清等，治疗强酸剂腐蚀。

第四节　慢性胃炎

慢性胃炎是指各种原因持续反复作用于胃黏膜所引起的慢性炎症。慢性胃炎发病原因尚未明确，各种饮食、药物、微生物、毒素以及胆汁反流，均可能与慢性胃炎的发病有关。近年的研究认为，幽门螺杆菌的胃内感染是引起慢性胃炎最重要的因素，其产生的机制与黏膜的破坏和保护因素之间失去平衡有关。

一、病因及病机

（一）幽门螺杆菌

1983 年澳大利亚学者 Warren 和 Marshall 首次从慢性胃炎患者的胃黏液中分离出幽门螺杆菌以来，大量的研究表明，幽门螺杆菌与慢性胃炎密切相关：在儿童中，原发性胃炎幽门螺杆菌感染率高达40%，慢性活动性胃炎高达90%以上，而正常胃黏膜中几乎很难检出幽门螺杆菌。感染幽门螺杆菌后，胃部病理形态改变主要是胃窦黏膜小结节，小颗粒隆起；组织学显示，淋巴细胞增多，淋巴滤泡形成，用药物将幽门螺杆菌清除后胃黏膜炎症明显改善。此外，成人健康志愿者口服幽门螺杆菌证实可引发胃黏膜的慢性炎症，并出现上腹部痛、恶心及呕吐等症状；用幽门螺杆菌感染动物的动物模型也获得了成功。因此，幽门螺杆菌是慢性胃炎的一个重要病因。

（二）化学性药物

小儿时期经常感冒和发热，反复使用非甾体类药物（如阿司匹林和吲哚美辛等），使胃黏膜内源性保护物质前列腺素 E_2 减少，胃黏膜屏障功能降低，而致胃黏膜损伤。

（三）不合理的饮食习惯

食物过冷、过热、过酸、过辣、过咸，或经常暴饮暴食、饮食无规律等均可引起胃黏膜发生慢性炎症，食物中缺乏蛋白质及 B 族维生素也使慢性胃炎的易患性增加。

（四）细菌、病毒和（或）其毒素

鼻腔、口咽部的慢性感染病灶，如扁桃腺炎、鼻旁窦炎等细菌或其毒素被吞入胃内，长期慢性刺激可引起慢性胃黏膜炎症。有报道，40%的慢性扁桃腺炎患者胃内有卡他性改变。急性胃炎之后胃黏膜损伤经久不愈，反复发作亦可发展为慢性胃炎。

（五）十二指肠液反流

幽门括约肌功能失调时，使十二指肠液反流入胃增加。十二指肠液中含有胆汁、肠液和胰液。胆盐可降低胃黏膜屏障对氢离子的通透性，并使胃窦部 G 细胞释放胃泌素，增加胃酸分泌，氢离子通过损伤的黏膜屏障并弥散进入胃黏膜引起炎症变化、血管扩张及炎性渗出增多，使慢性胃炎持续存在。

二、临床表现

小儿慢性胃炎的症状无特异性，多数有不同程度的消化不良症状，临床表现的轻重与胃黏膜的病变程度并非一致，且病程迁延。主要表现是反复腹痛，无明显规律性，通常在进食后加重。疼痛部位不确切，多在脐周。幼儿腹痛可仅表现不安和正常进食行为改变；年长儿症状似成人，常诉上腹痛，可有嗳气、早饱、恶心、上腹部不适及泛酸。进食硬、冷、辛辣等食物或受凉、气温下降时可引发或加重症状。部分患儿可有食欲缺乏、乏力、消瘦及头晕症状，伴有胃糜烂者可出现黑便。体征多不明显，压痛部位可在中上腹或脐周，范围较广泛。

三、辅助检查

（一）胃酸测定

浅表性胃炎的胃酸正常或偏低，萎缩性胃炎则明显降低，甚至缺酸。

（二）幽门螺杆菌检测

幽门螺杆菌检测包括胃镜下取胃黏液直接涂片染色、组织切片染色找幽门螺杆菌、幽门螺杆菌培养、尿素酶检测。还有非侵袭法，其利用细菌的生物特性，特别是幽门螺杆菌的尿素酶水解尿素的能力而形成的呼气试验（^{13}C-尿素呼气）检测幽门螺杆菌。血清学幽门螺杆菌 IgG 抗体的测定，因不能提供细菌当前是否存在的依据，故不能用于目前感染的诊断，主要用于筛选或流行病学调查。以上方法中，以尿素酶法最为简便、快速，常一步完成。^{13}C-尿素呼气试验因价格昂贵，临床普及受到限制。

（三）其他检查

在 A 型萎缩性胃炎（胃体胃炎）血清中可出现壁细胞抗体、胃泌素抗体和内因子抗体等。多数萎缩性胃炎的血、尿中的胃蛋白酶原分泌减少，而浅表性胃炎多属正常。恶性贫血时血清维生素 B_{12} 水平明显减少。

（四）X 射线钡餐检查

X 射线钡餐检查对慢性胃炎的诊断无多大帮助。国外有资料显示，胃镜确诊为慢性胃炎者的 X 射线检查结果显示有胃黏膜炎症者仅 20%～25%。虽然过去多数放射学者认为，胃紧张度的障碍、蠕动的改变及空腹胃内的胃液，可作为诊断胃炎的依据。但近年胃镜检查发现，这种现象系胃动力异常而并非胃炎所致。

（五）胃镜检查

胃镜检查是慢性胃炎最主要的诊断方法，可取黏膜活体组织做病理学检查。慢性胃炎在胃镜下表现为充血、水肿，反光增强，胃小凹明显，黏膜质脆易出血；黏液增多，微小结节形成，局限或大片状伴有新鲜或陈旧性出血点及糜烂。当胃黏膜有萎缩改变时，黏膜失去正常的橘红色，色泽呈灰色，皱襞变细，黏膜变薄，黏膜下血管显露。病理组织学改变，上皮细胞变性，小凹上皮细胞增生，固有膜炎症细胞浸润，腺体萎缩，炎症细胞主要是淋巴细胞及浆细胞。

四、诊断与鉴别诊断

慢性胃炎无特殊性表现，单凭临床症状诊断较为困难，对反复腹痛与消化不良症状的患儿确诊主要依靠胃镜检查与病理组织活体检查。根据有无腺体萎缩诊断为慢性浅表性胃炎或慢性萎缩性胃炎。根据炎症程度分为轻度（炎症浸润仅限于黏液的浅表 1/3）、中度（炎症累及黏膜的浅层 1/3～2/3）及重度（炎症超过黏膜浅层 2/3 以上）；若固有层内有中性粒细胞浸润则说明有"活动性"。此外，常规在胃窦大弯或后壁距幽门 5 cm 内取组织切片染色、快速尿素酶试验、细菌培养，或 ^{13}C-尿素呼气试验检查幽门螺杆菌，如阳性则诊断为"幽门螺杆菌相关性胃炎"。发现幽门口收缩不良、反流增多，胆汁滞留胃内，病理切片示纤维组织增生，常提示胃炎与胆汁反流有关。

鉴别诊断：在慢性胃炎发作期时，可通过胃镜、B 超、24 h pH 监测综合检查，排除肝、胆、胰、消化性溃疡及反流性食管炎。在胃炎发作期，应注意与胃穿孔或阑尾炎早期鉴别。

五、防治

早期去除各种诱发或加重胃炎的原因，避免精神过度紧张、疲劳与各种刺激性饮食，注意气候变化，防止受凉，积极治疗口腔及鼻咽部慢性感染灶，少用对胃黏膜有刺激的药物。

慢性胃炎尚无特殊疗法，无症状者无须治疗。

（1）饮食。宜选择易消化、无刺激性食物，少吃冷饮与调味品。

（2）根除幽门螺杆菌。对幽门螺杆菌引起的胃炎，尤其是活动性胃炎，应给予抗幽门螺杆菌治疗。

（3）有腹胀、恶心、呕吐者，给予胃动力药物，如多潘立酮及西沙比利等。

（4）高酸或胃炎活动期者，可给予 H_2 受体阻滞剂（西咪替丁、雷尼替丁和法莫替丁）。

（5）有胆汁反流者，给予胃达喜、熊去氧胆酸与胆汁酸结合及促进胆汁排空的药。

第五节　功能性消化不良

功能性消化不良（functional dyspepsia，FD）是指有持续存在或反复发作的上腹痛、腹胀、早饱、嗳气、厌食、胃灼热、泛酸、恶心及呕吐等消化功能障碍症状，经各项检查排除器质性疾病的一组小儿消化内科最常见的临床综合征。功能性消化不良的患儿主诉各异，又缺乏肯定的特异病理生理基础，因此，对这一部分病症，曾有许多命名，主要有功能性消化不良、非溃疡性消化不良（nonulcer dyspepsia，NUD）、特发性消化不良、原发性消化不良、胀气性消化不良以及上腹不适综合征等。目前国际上多采用前三种命名，而"功能性消化不良"尤为大多数学者所接受。

一、流行病学

FD 发病十分普遍，对美国东北部郊区 507 名社区青少年调查发现，5%～10%的受调查者具有典型的消化不良症状。西伯利亚青少年消化不良调查表明，女性患病率为27%，男性为 16%。意大利北部校园儿童研究表明，3.5%存在溃疡性消化不良，3.7%存在动力障碍性消化不良。但该研究中未纳入 12 岁以上的青少年，因此患病率低。一项在儿科消化专科门诊进行的研究表明，4～9 岁功能性胃肠病患儿中有 13.5%被诊断为消化不良，10～18 岁中有 10.2%被诊断为消化不良。

在我国此病有逐年上升的趋势，以消化不良为主诉的成人患者约占普通内科门诊的11%、占消化专科门诊的 53%。国内儿科患者中功能性消化不良的发病率尚无规范的统计。

二、病因及病机

FD 的病因不明，其发病机制亦不清楚，目前认为是多种因素综合作用的结果。这些因素包括了饮食和环境、胃酸分泌、幽门螺旋杆菌感染、消化道运动功能异常、心理因素以及一些其他胃肠功能紊乱性疾病，如胃食管反流病（gastroesophageal reflux disease，GERD）、吞气症及肠易激综合征（irritable bowel syndrome，IBS）等。

（一）饮食与环境因素

FD 患者的症状往往与饮食有关，许多患者常常主诉食用一些含气饮料、咖啡、柠檬或其他水果以及油炸类食物会加重消化不良。虽然双盲法食物诱发试验对食物诱因的意义提出了质疑，但许多患儿在避免上述食物并平衡了膳食结构后感到症状有所减轻。

（二）胃酸

部分 FD 的患者会出现溃疡样症状（如饥饿痛），在进食后渐缓解，腹部有指点压痛，当给予制酸剂或抑酸药物后，症状可在短期内缓解。这些都提示这类患者的发病与胃酸有关。

然而绝大多数研究证实，FD 患者的基础胃酸和最大胃酸分泌量没有增加，胃酸分泌与溃疡样症状无关，症状程度与最大胃酸分泌量也无相关性。因此，胃酸在功能性消化不良发病中的作用仍需进一步研究。

（三）慢性胃炎与十二指肠炎

功能性消化不良患者中有 30%～50% 经组织学检查证实为胃窦胃炎。欧洲不少国家将慢性胃炎视为功能性消化不良，认为慢性胃炎可能通过神经及体液因素影响胃的运动功能，也有学者认为非糜烂性十二指肠炎也属于功能性消化不良。应当指出的是，功能性消化不良症状的轻重并不与胃黏膜炎症病变相互平行。

（四）幽门螺杆菌感染

幽门螺杆菌是一种革兰氏阴性菌，一般定植于胃的黏液层表面。幽门螺杆菌感染与功能性消化不良关系的研究结果差异很大，有些研究认为，幽门螺杆菌感染是 FD 的病理生理因素之一，因为在成人中，功能性消化不良患者的胃黏膜内常可发现幽门螺杆菌，检出率在 40%～70%。但大量的研究却表明，FD 患者的幽门螺杆菌感染率并不高于健康者，阳性幽门螺杆菌者和阴性幽门螺杆菌者在胃肠运动与胃排空功能上无明显差异，且幽门螺杆菌阳性的 FD 患者经根除幽门螺杆菌治疗后其消化不良症状并不一定随之消失；进一步研究证实幽门螺杆菌特异性抗原与 FD 无相关性，甚至其特异血清型 CagA 与任何消化不良症状或任何原发性功能性上腹不适症状均无关系。目前国内学者的共识意见为：幽门螺杆菌感染为慢性活动性胃炎的主要病因，有消化不良症状的幽门螺杆菌感染者可归属于 FD 范畴。

（五）胃肠运动功能障碍

许多的研究都认为 FD 其实是胃肠道功能紊乱的一种。它与其他胃肠功能紊乱性疾病有着相似的发病机制。近年来随着对胃肠功能疾病在生理学（运动-感觉）、基础学（脑-肠作用）及精神社会学等方面的进一步了解，并基于其所表现的症状及解剖位置，罗马委员会制定了新的标准，即罗马Ⅲ标准。罗马Ⅲ标准不仅包括诊断标准，亦对胃肠功能紊乱的基础生理、病理、神经支配及胃肠激素、免疫系统做了详尽的叙述，同时在治疗方面也提出了指导性意见。因此罗马Ⅲ标准是目前世界各国用于功能性胃肠疾病诊断、治疗的一个共识文件。

该标准认为：胃肠道运动在消化期与消化间期有不同的形式和特点。消化间期胃肠运动呈现为周期性、移行性的综合运动。空腹状态下由胃至末端回肠存在一种周期性运动形式，称为消化间期移行性复合运动（migrating motor complex，MMC）。在正常餐后 4～6 h，这种周期性、特征性的运动起于近端胃，并缓慢传导到整个小肠。每个 MMC 由 4 个连续时相组成：Ⅰ相为运动不活跃期；Ⅱ相的特征是间断性蠕动收缩；Ⅲ相时胃发生连续性蠕动收缩，每个慢波上伴有快速发生的动作电位（峰电位），收缩环中心闭合而幽门基础压力却不高，处于开放状态，故能清除胃内残留食物；Ⅳ相是Ⅲ相结束回到Ⅰ相的恢复期。与之相对应，在Ⅲ相还伴有胃酸、胰腺和胆汁分泌。在消化间期，这种特征性运动有规则地重复出现，每一周期约 90 min。空腹状态下，十二指肠最大收缩频率为 12 次/分，从十二指肠开始 MMC 向远端移动速度为 5～10 cm/min，90 min 后达末端回肠，其作用是清除肠腔内不被消化的颗粒。

消化期的运动形式比较复杂。进餐打乱了消化间期的活动，出现了一种特殊的运动类型：胃窦-十二指肠协调收缩。胃底出现容受性舒张，远端胃出现不规则时相性收缩，持续数分钟后进入较稳定的运动模式，即 3 次/分的节律性蠕动性收缩，并与幽门括约肌的开放和十二指肠协调运动，推动食物进入十二指肠。此时小肠出现不规则、随机的收缩运动，并根据食物的大小和性质，使得这种运动模式可维持 2.5～8 h。此后，当食物从小肠排空后，又恢复消化间期模式。

在长期的对 FD 患者的研究中发现：约 50% FD 患者存在餐后胃排空延迟，可以是液体或（和）固体排空障碍。小儿 FD 中有 61.53% 胃排空迟缓。这可能是胃运动异常的综合表现，胃近端张力减低、胃窦运动减弱以及胃电紊乱等都可以影响胃排空功能。对胃内压力测定发现，25% 功能性消化不良胃窦运动功能减弱，尤其餐后明显低于健康人，甚至胃窦无收缩。儿童中，FD 患儿胃窦收缩幅度明显低于健康儿。胃容量-压力关系曲线和电子恒压器检查发现，患者胃近端容纳舒张功能受损，胃顺应性降低，近端胃壁张力下降。

部分 FD 患者有小肠运动障碍，以近端小肠为主，胃窦-十二指肠测压发现胃窦-十二指肠运动不协调，主要是十二指肠运动紊乱，约有 1/3 的 FD 存在肠易激综合征。

（六）内脏感觉异常

许多功能性消化不良的患者对生理或轻微有害刺激的感受异常或过于敏感。一些患者对灌注酸和盐水的敏感性提高；还有一些患者即使在使用了 H_2 受体拮抗剂阻断酸分泌的情况下，静脉注射五肽胃泌素仍会发生疼痛。一些研究报道，球囊在近端胃膨胀时，功能性消化不良患者的疼痛往往会加重，他们疼痛发作时球囊膨胀的水平显著低于对照组。因此，内脏感觉的异常在功能性消化不良中可能起到了一定作用。但这种感觉异常的基础尚未明确，初步研究证实功能性消化不良患者存在两种内脏传入功能障碍，一种是不被察觉的反射传入信号，另一种为感知信号。两种异常可单独存在，也可以同时出现于同一患者。当胃肠道机械感受器感受扩张刺激后，受试者会因扩张容量的逐渐增加而产生感知、不适及疼痛，从而获得不同状态的扩张容量。功能性消化不良患者感知阈明显低于正常人，表明患者感觉过敏。

（七）心理社会因素

关于心理学因素是否与功能性消化不良的发病有关一直存在着争议。国内有学者曾对 186 名 FD 患者的年龄、性别、生活习惯以及文化程度等进行了解，并做了焦虑及抑郁程度的评定，结果发现 FD 患者以年龄偏大的女性多见，它的发生与焦虑及抑郁有较明显的关系。但目前尚无确切的证据表明功能性消化不良症状与精神异常或慢性应激有关。功能性消化不良患者重大生活应激事件的数量也不一定高于其他人群，但很可能这些患者对应激的感受程度要更高。因此作为医生，了解患者的性格特征及生活习惯等，可能对疾病的治疗非常重要。

(八) 其他胃肠功能紊乱性疾病

1. 胃食管反流性疾病 (GERD)

胃灼热和反流是胃食管反流的特异性症状，但是许多 GERD 患者并无此明显症状，有些患者主诉既有胃灼热又有消化不良。目前有许多学者已接受了以下看法：有少数 GERD 患者并无食管炎，许多 GERD 患者具有复杂的消化不良病史，而不仅是单纯的胃灼热与酸反流症状。胃食管 24 h pH 监测研究发现：约有 20% 的功能性消化不良患者和反流性疾病有关。最近，Sandlu 等报告，20 例小儿厌食中，12 例（60%）有胃食管反流。因此，有充分的理由认为胃食管反流性疾病和某些功能性消化不良的病例有关。

2. 吞气症

许多患者常下意识地吞入过量的空气，导致腹胀、饱胀和嗳气，这种情况也常继发于应激或焦虑。对于此类患者，治疗中进行适当的行为调适往往非常有效。

3. 肠易激综合征 (IBS)

功能性消化不良与其他胃肠道紊乱之间常常有许多重叠。约有 1/3 的 IBS 患者有消化不良症状；功能性消化不良患者中有 IBS 症状的比例也近似。

三、临床表现及分型

功能性消化不良的临床症状主要包括上腹痛、腹胀、早饱、嗳气、厌食、胃灼热、泛酸、恶心和呕吐。病程多在 2 年内，症状可反复发作，也可在相当一段时间内无症状。可以某一症状为主，也可有多个症状的叠加。多数难以明确引起或加重病情的诱因。

1989 年，美国芝加哥 FD 专题会议将功能性消化不良分为 5 个亚型：反流样消化不良、运动障碍样消化不良、溃疡样消化不良、吞气症及特发性消化不良。目前采用较多的是 4 型分类：①运动障碍样型；②反流样型；③溃疡样型；④非特异型。

(一) 运动障碍样型消化不良

此型患者的表现以腹胀、早饱及嗳气为主。症状多在进食后加重。过饱时会出现腹痛、恶心，甚至呕吐。动力学检查示，50%～60% 患者存在胃近端和远端的收缩与舒张障碍。

(二) 反流样型消化不良

此型患者的突出表现是胸骨后痛、胃灼热、反流。内镜检查未发现食管炎，但 24 h pH 监测可发现部分患者有胃食管酸反流。对于无酸反流者出现此类症状，认为与食管对酸敏感性增加有关。

(三) 溃疡样型消化不良

此型患者的主要表现与十二指肠溃疡特点相同：有夜间痛、饥饿痛，进食或服抗酸剂能缓解，可伴有反酸，少数患者伴胃灼热，症状呈慢性周期性。内镜检查未发现溃疡和糜烂性炎症。

(四) 非特异型消化不良

消化不良表现不能归入上述类型者。常合并肠易激综合征。

但是，2006 年颁布的罗马Ⅲ标准对 FD 的诊断更加明确及细化：指经排除器质性疾病，反复发生上腹痛、烧灼感、餐后饱胀或早饱半年以上且近 3 个月有症状，成人根据主要症状的不同还将 FD 分为餐后不适综合征（postprandial distress syndrome，PDS；表现为餐后饱胀或早饱）和腹痛综合征（epigastric pain syndrome，EPS；表现为上腹痛或烧灼感）两个亚型。

四、诊断与鉴别诊断

（一）诊断

对于功能性消化不良的诊断，首先应排除器质性消化不良。除了仔细询问病史及全面体检外，应进行以下检查：①血常规；②粪隐血试验；③上消化道内镜；④肝胆胰超声；⑤肝肾功能；⑥血糖；⑦甲状腺功能；⑧胸部 X 检查。其中①～④项为第一线检查，⑤～⑧项为可选择性检查，多数根据第一线检查即可基本确定功能性消化不良的诊断。此外，近年来开展的胃食管 24 h pH 监测、超声检查或放射性核素胃排空检查以及胃肠道压力测定等多种胃肠道动力检查手段，在 FD 的诊断与鉴别诊断上也起到了十分重要的作用。许多原因不明的腹痛、恶心及呕吐患者往往经胃肠道压力检查找到了病因，这些检查也逐渐开始应用于儿科患者。

1. 功能性消化不良通用的诊断标准

（1）慢性上腹痛、腹胀、早饱、嗳气、泛酸、胃灼热、恶心、呕吐、喂养困难等上消化道症状，持续至少 4 周。

（2）内镜检查未发现胃及十二指肠溃疡、糜烂和肿瘤等器质性病变，未发现食管炎，也无上述疾病史。

（3）实验室、B 超及 X 射线检查排除肝、胆、胰疾病。

（4）无糖尿病、结缔组织病、肾脏疾病及精神病史。

（5）无腹部手术史。

2. 儿童功能性消化不良的罗马Ⅲ诊断标准

必须包括以下所有项：

（1）持续或反复发作的上腹部（脐上）疼痛或不适。

（2）排便后不能缓解，或症状发作与排便频率或粪便性状的改变无关（即除外肠易激综合征）。

（3）无炎症性、解剖学、代谢性或肿瘤性疾病的证据可以解释患儿的症状。

诊断前至少 2 个月内，症状出现至少每周 1 次，符合上述标准。

（二）鉴别诊断

1. 胃食管反流

胃食管反流性疾病功能性消化不良中的反流亚型与其鉴别困难。胃食管反流性疾病具有典型或不典型反流症状，内镜证实有不同程度的食管炎症改变，24 h 胃食管 pH 监测有酸反应。无内镜下食管炎表现的患者是属于反流样消化不良还是胃食管反流性疾病，不易确定，但两者在治疗上是相同的。

2. 具有溃疡样症状的器质性消化不良

这类疾病包括十二指肠溃疡、十二指肠炎、幽门管溃疡、幽门前区溃疡、糜烂性胃窦炎。在诊断功能性消化不良溃疡亚型前，必须进行内镜检查以排除以上器质性病变。

3. 胃轻瘫

许多全身性的或消化道疾病均可引起胃排空功能的障碍，造成胃轻瘫。较常见的原因有糖尿病、尿毒症及结缔组织病。在诊断功能性消化不良运动障碍亚型时，应仔细排除其他原因所致的胃轻瘫。

4. 慢性难治性腹痛（chronic intractable abdominal pain，CIPA）

CIPA 患者有 70% 为女性，多有身体或心理创伤史。患者常常主诉有长期腹痛（超过 6 个月），且腹痛弥漫，多伴有腹部以外的症状。大多数患者经过广泛的检查而结果均为阴性。这类患者多数有严重的潜在的心理疾患，包括抑郁、焦虑和躯体形态的紊乱。他们常坚称自己有严重的疾病并要求进一步检查。对这类患者应提供多种方式的心理、行为和药物联合治疗。

五、预防

并非所有的功能性消化不良的患儿均需要接受药物治疗。有些患儿根据医生诊断得知无病及检查结果亦属正常后，可通过改变生活方式与调整食物种类来预防。如建立良好的生活习惯、避免心理紧张因素和刺激性食物、避免服用非甾体消炎药。对于无法停药者应同时应用胃黏膜保护剂或 H_2 受体拮抗剂。

六、治疗

（一）一般治疗

一般说来，治疗中最重要的是在医生和患者之间建立一种牢固的、积极的医患关系。医生应通过详细询问病史和全面细致的体格检查取得患者的信赖。经过初步检查之后，应与患者讨论鉴别诊断，包括功能性消化不良的可能。应向患者推荐合理的诊断和检查步骤，并向患者解释他们所关心的问题。经过诊断性检查之后，应告诉患者功能性消化不良的诊断，同时向他们进行宣教、消除疑虑，抑制"过分检查"的趋势，将重点从寻找症状的原因转移到帮助患者克服这些症状。

医生应该探究患者的生活应激情况，包括患者与家庭、学校、人际关系及生活环境有关的事物。改变他们的生活环境是不太可能的，应指导患者减轻应激反应的措施，如体育锻炼和良好的饮食、睡眠习惯。

还应了解患者近期的饮食或用药的改变。要仔细了解可能使患者症状加重的食物和药物，并停止使用。

（二）药物治疗

对于功能性消化不良，药物治疗的效果不太令人满意。目前为止没有任何一种特效的药物可以使症状完全缓解。而且症状的改善也可能与自然病程中症状的时轻时重有关，或者是安慰剂的作用。因此，治疗的重点应放在改变生活习惯和采取积极的克服策略上，而非一味地依赖于药物。在症状加重时，药物治疗可能会有帮助，但应尽量减少用量，只有在有明确益处时才可长期使用。

下面介绍一下治疗功能性消化不良的常用药物。

1. 抗酸剂和制酸剂

（1）抗酸剂：在消化不良的治疗用药中，抗酸剂是应用最广泛的一种。在西方国家，这是一种非处方药，部分患者服用抗酸剂后症状缓解，但也有报告抗酸剂与安慰剂在治疗功能性消化不良方面疗效相近。

我国常用的抗酸剂有碳酸钙口服液、复方氢氧化铝片及铝碳酸镁片。这类药物对于缓解饥饿痛、反酸及胃灼热等症状有较明显的效果。但药物作用时间短，须多次服用，而长期服用易引起不良反应。

（2）抑酸剂：抑酸剂主要指 H_2 受体拮抗剂和质子泵抑制剂。

H_2 受体拮抗剂治疗功能性消化不良的报道很多，药物的疗效在统计学上显著优于安慰剂。主要药物有西咪替丁、雷尼替丁及法莫替丁等。它们抑制胃酸的分泌，无论对溃疡亚型和反流亚型都有明显的效果。

质子泵抑制剂奥美拉唑，可抑制壁细胞 H^+-K^+-ATP 酶，抑制酸分泌作用强，持续时间长，适用于 H_2 受体拮抗剂治疗无效的患者。

2. 促动力药物

根据有对照组的临床验证，现已肯定甲氧氯普胺（胃复安）、多潘立酮（吗丁啉）及西沙比利对消除功能性消化不良诸症状确有疗效。儿科应用多潘立酮较多。

（1）甲氧氯普胺：有抗中枢和外周多巴胺作用，同时兴奋 5-HT$_4$ 受体，促进内源性乙酰胆碱释放，增加胃窦-十二指肠协调运动，促进胃排空。儿童剂量：每次 0.2 mg/kg，3～4 次/日，餐前 15～20 min 服用。因不良反应较多，故临床应用逐渐减少。

（2）多潘立酮：为外周多巴胺受体阻抗剂，可促进固体和液体胃排空，抑制胃容纳舒张，协调胃窦-十二指肠运动，松弛幽门，从而缓解消化不良症状。儿童剂量：每次 0.3 mg/kg，3～4 次/日，餐前 15～30 min 服用。1 岁以下儿童由于血脑屏障功能发育尚未完全，故不宜服用。

（3）西沙比利：通过促进胃肠道肌层神经丛副交感神经节后纤维末梢乙酰胆碱的释放，增强食管下端括约肌张力，加强食管、胃、小肠和结肠的推进性运动。对胃的作用主要有增加胃窦收缩，改善胃窦-十二指肠协调运动；降低幽门时相性收缩频率，使胃电活动趋于正常，从而加速胃排空。儿童剂量：每次 0.2 mg/kg，3～4 次/日，餐前 15～30 min 服用。临床研究发现，该药能明显改善消化不良症状，但因可引起心脏的不良反应，其应用受到限制。

（4）红霉素：虽为抗生素，也是胃动素激动剂，可增加胃近端和远端收缩活力，促进胃推进性蠕动，加速空腹和餐后胃排空，可用于 FD 小儿。

3. 胃黏膜保护剂

这类药物主要有硫糖铝、米索前列醇、恩前列素及蒙脱石散等。临床上这类药物的应用主要是由于功能性消化不良的发病可能与慢性胃炎有关，患者可能存在胃黏膜屏障功能的减弱。

4. 5-HT₃ 受体拮抗剂和阿片类受体激动剂

这两类药物促进胃排空的作用很弱，用于治疗功能性消化不良患者的原理是调节内脏感觉阈。但此类药在儿科中尚无用药经验。

5. 抗焦虑药

国内有人使用小剂量多虑平和多潘立酮结合心理疏导治疗功能性消化不良，发现对上腹痛及嗳气等症状有明显的缓解作用，较之不使用多塞平（多虑平）的患者其治疗效果有明显提高。因此，在对 FD 的治疗中，利用药物对心理障碍进行治疗有一定的临床意义。

第六节　小儿腹泻

小儿腹泻或称腹泻病，是一组由多病原、多因素引起的以大便次数增多和大便性状改变为特点的消化道综合征，是我国婴幼儿最常见的疾病之一。该病 80% 由病毒感染引起，常见有轮状病毒、肠道病毒等；也可由细菌致病，如致腹泻大肠杆菌、空肠弯曲菌、鼠伤寒杆菌等；真菌感染多发生于长期用激素、广谱抗生素及免疫抑制剂或免疫功能低下的患儿，以白色念珠菌感染最常见；此外，肠道寄生虫、肠道外感染亦可引起腹泻；非感染因素，如喂养不当、气候变化等均可引起小儿腹泻。本病以 6 个月至 2 岁婴幼儿发病率高，1 岁以内占半数，是造成小儿营养不良、生长发育障碍的主要原因之一。该病连续病程在 2 周以内为急性腹泻，病程在 2 周至 2 个月为迁延性腹泻，病程在 2 个月以上为慢性腹泻。根据病情分为轻型腹泻和重型腹泻。

一、诊断

（一）病史、发病诱因

小儿腹泻是儿科最常见的消化道疾病。接诊后应仔细了解以下情况：了解患儿是母乳喂养还是人工喂养，患儿辅食添加情况等；了解患儿使用的乳具、食具、便器、玩具等消毒情况，有无不洁饮食史；腹部是否受凉、天气是否炎热、居室通风情况等；了解腹泻是否影响患儿生长发育状况，患儿是否有湿疹等过敏性皮肤症状；了解患儿近期有无全身感染，特别是上呼吸道感染等，近期有无消化道流行病及消毒隔离情况等；了解患儿是否患有免疫缺陷病、营养不良、慢性消耗性疾病或先天性畸形等，有无长期服用广谱抗生素或激素等免疫抑制药等。

（二）临床表现

1. 急性腹泻

按程度有轻重之分，两者有着共同的临床表现。

（1）轻型腹泻：常由饮食因素及肠道外感染引起。起病可急可缓，以胃肠道症状为主，食欲缺乏，偶有溢乳或呕吐，大便次数增多，但每次大便量不多，稀薄或带水，呈黄色或黄绿色，有酸味，常见白色或黄白色奶瓣和泡沫。无脱水及全身中毒症状，多在数日内痊愈。

（2）重型腹泻：多由肠道内感染引起。常急性起病，亦可由轻型逐渐加重、转变而来，除有较重的胃肠道症状外，还有较明显的脱水、电解质紊乱和全身感染中毒症状，如发热、烦躁或萎靡、嗜睡，甚至昏迷、休克。

（3）胃肠道症状：食欲低下，常有呕吐，严重者可吐咖啡色液体；腹泻频繁，大便每日十余次至数十次，多为黄色水样或蛋花汤样便，含有少量黏液，少数患儿可有血便。

（4）水、电解质及酸碱平衡紊乱：由腹泻引起体液的电解质丢失所致。

A. 脱水：由于水分摄入不足或吐泻丢失所引起的体液总量尤其是细胞外液量的减少，脱水除水分丢失外同时伴有钠、钾和其他电解质的丢失。

a. 脱水程度：按患病后累积的体液丢失量分为轻度脱水、中度脱水和重度脱水三种，其临床表现见表4-1。轻度脱水表示有3%～5%体重减少或相当于体液丢失30～50 mL/kg；中度脱水表示有5%～10%的体重减少或相当于体液丢失50～100 mL/kg；重度脱水表示有10%以上体重减少或相当于体液丢失100～120 mL/kg。

b. 脱水性质：按现存体液渗透压改变分为等渗性脱水、低渗性脱水、高渗性脱水。①等渗性脱水，是指血清钠为130～150 mmol/L，水和电解质成比例丢失，血浆渗透压正常，丢失的体液主要是细胞外液，多见于急性腹泻。②低渗性脱水，是指血清钠<130 mmol/L，电解质的丢失量比水多，多见于营养不良伴慢性腹泻。临床脱水症状较其他脱水类型严重，较早发生休克。③高渗性脱水，是指血清钠>150 mmol/L，电解质的丢失比水少，血浆渗透压增高，丢失的体液主要为细胞内液，多见于腹泻伴高热，主要表现为烦渴、高热、烦躁不安、皮肤黏膜干燥，还可出现中枢神经系统症状。

表4-1　等渗性脱水的临床表现与分度

脱水程度	轻度	中度	重度
失水量%（mL/kg）	3%～5%（30～50）	5%～10%（50～100）	>10%（100～120）
精神	稍差，略烦躁	萎靡，烦躁	淡漠，昏迷
眼泪	哭时有泪	哭时泪少	哭时无泪
口渴	轻	明显	烦渴
尿量	稍减少	减少	极少或无尿
皮肤	稍干燥，弹性可	干燥，苍白，弹性差	干燥，花纹，弹性极差
黏膜	口唇黏膜略干燥	口唇黏膜干燥	口唇黏膜极干燥
眼窝	稍凹陷	凹陷	明显凹陷，眼闭不合
前囟	稍下陷	下陷	明显下陷
四肢	温暖	稍凉	厥冷
休克征	无	不明显	有，脉速细，血压下降

B. 酸中毒：原因包括腹泻使大量碱性物质丢失；进食少，肠吸收不良，脂肪分解增加，产生大量酮体；血容量减少，血液浓缩导致无氧糖酵解增多，乳酸堆积；肾血流减少，酸性代谢产物滞留体内。根据血液HCO_3^-测定结果，临床将酸中毒分为轻度（13～18 mmol/L）、中度（9～13 mmol/L）、重度（<9 mmol/L）三种。患儿可出现精神不振、口唇樱红、呼

— 81 —

吸深快、呼出气体有丙酮味等症状，小婴儿症状不典型。

C. 低钾血症：当血清钾低于 3.5 mmol/L 时称为低钾血症。多由吐泻丢失大量钾盐、进食少、钾摄入不足、肾脏保钾功能比保钠差等引起。腹泻时常有体内缺钾。表现为精神不振、无力、腹胀、心律失常、碱中毒等。

D. 低钙、低镁血症：多见于腹泻伴活动性佝偻病和营养不良患儿。表现为手足搐搦、惊厥、震颤等。

2. 几种常见类型肠炎的临床特点

（1）轮状病毒肠炎：是秋、冬季小儿腹泻最常见类型。潜伏期为 1～3 天，经粪-口或呼吸道传播，多发生在 6 个月至 2 岁婴幼儿。起病急，常伴有发热和上呼吸道感染症状，无明显感染中毒症状。病初 1～2 天常发生呕吐，随后出现腹泻。大便次数多、量多、水分多，为黄色水样或蛋花汤样便带少量黏液，无腥臭味。常并发脱水、酸中毒及电解质紊乱。该病亦可侵犯中枢神经系统和心肌等。本病为自限性疾病，不喂乳类的患儿恢复更快。大便镜检偶有少量白细胞或脂肪球。血清抗体一般在感染后 3 周上升。

（2）诺沃克病毒肠炎：发病季节为当年 9 月至次年 4 月，多见于年长儿。潜伏期为 1～2 天，起病可急可缓。可有发热、呼吸道症状。腹泻和呕吐轻重不等，大便量中等，为稀便或水样便，伴有腹痛。病情重者体温高，伴有乏力、头痛、肌肉痛等。该病为自限性疾病，症状持续 1～3 天。大便和血常规检查一般无特殊发现。

（3）产毒性大肠杆菌引起的肠炎：多发生在夏季。潜伏期为 1～2 天，起病较急。轻症仅大便次数稍多，性状轻微改变。重症腹泻频繁，量多，呈水样或蛋花汤样混有黏液，镜检无白细胞。可伴呕吐，常发生脱水、电解质和酸碱平衡紊乱。自然病程一般 3～7 天。

（4）出血性大肠杆菌肠炎：其中以 O157：H7 所致者最多见。好发于夏秋季节，可通过食物、水源及接触传播。典型患儿有三大临床特征：特发性、痉挛性腹痛，血性粪便，低热或不发热。严重者导致溶血尿毒综合征和血栓性血小板减少性紫癜。

（5）侵袭性细菌性肠炎：全年均可发病，多见于夏季。起病急，腹泻频繁，大便呈黏液状，带脓血，有腥臭味。常伴恶心、呕吐、腹痛和里急后重，可出现严重的中毒症状如高热、意识改变，甚至感染性休克。大便镜检有大量白细胞和数量不等的红细胞。大便培养可找到致病菌。

（6）抗生素诱发的肠炎：按致病因素分为 3 种，即金黄色葡萄球菌肠炎、伪膜性小肠结肠炎、真菌性肠炎。①金黄色葡萄球菌肠炎：多继发于使用大量抗生素后，病程与症状跟菌群失调的程度有关，有时继发于慢性疾病。表现为发热、呕吐、腹泻、不同程度的中毒症状、脱水和电解质紊乱，甚至发生休克。典型大便为暗绿色，量多带黏液，少数为血便。大便镜检有大量脓细胞和成簇的革兰氏阳性球菌，培养有葡萄球菌生长，凝固酶阳性。②伪膜性小肠结肠炎：由难辨梭状芽孢杆菌引起。除万古霉素和胃肠道外用的氨基糖苷类抗生素外，几乎各种抗生素均可诱发本病。可在用药 1 周内或停药 4～6 周发病。表现为腹泻，轻症大便次数增加，停用抗生素后很快痊愈。重症频泻，黄绿色水样便，可有伪膜排出，大便可带血，可合并脱水、电解质紊乱和酸中毒，亦可伴有腹痛、腹胀和全身中毒症状，甚至发生休克。③真菌性肠炎：多为白色念珠菌所致，多见于 2 岁以下婴儿。常并发于其他感染，或肠道菌群失调时。病程迁延，常伴鹅口疮。大便次数增多，为黄色稀便，泡沫较多带黏液，有时可见豆腐渣样菌落。大便镜检可见真菌孢子和菌丝。

3. 迁延性腹泻、慢性腹泻

病因复杂，感染、营养物质过敏、酶缺陷、免疫缺陷、药物因素、先天性畸形等均可引起。以急性腹泻未彻底治疗或治疗不当、迁延不愈最为常见。人工喂养、营养不良小儿患病率高。患儿大便次数增多，多为稀水便，食欲差，腹泻持续时间长。可出现营养不良、消瘦、贫血、继发感染，甚至多脏器功能异常。

（三）并发症

小儿迁延性及慢性腹泻可出现消瘦、营养不良、贫血、生长发育迟缓等并发症，以婴幼儿多见。

（四）辅助检查

1. 大便常规检查

对于病毒性、非侵袭性细菌、肠道外因素等所致腹泻，大部分患儿的大便常规检查无异常，部分患儿的大便常规可见少量白细胞或脂肪球，一般无红细胞。对侵袭性细菌所致腹泻，大便检查可见白细胞或脓细胞，并有数量不等的红细胞。

2. 大便培养

对迁延性腹泻及慢性腹泻患儿应进行大便培养，并进行药物敏感试验。根据培养及药敏结果合理应用抗生素。

3. 肠道菌群及大便酸度分析

肠道菌群及大便酸度分析适用于迁延性及慢性腹泻患儿。

4. 十二指肠液检查

十二指肠液检查适用于迁延性及慢性腹泻患儿。

5. 小肠黏膜活检

小肠黏膜活检是了解慢性腹泻病理生理最可靠的方法。

6. 全消化道 X 射线及钡剂造影检查

全消化道 X 射线及钡剂造影检查用于排除消化道器质性疾病引起的腹泻。

7. 结肠镜检查

结肠镜检查用于排除结肠息肉、溃疡性结肠炎等所致的大便性状改变。

二、鉴别诊断

（1）WHO 腹泻组提出 90% 的腹泻不需要抗生素治疗。国内学者根据我国腹泻病原谱的组成及临床观察，证明我国不需要用抗生素治疗的腹泻病约占 70%。该类病例病初表现为"上感"症状，而后出现腹泻，考虑腹泻的病因多可能为：上呼吸道感染，以呼吸道症状为先驱症状的病毒性肠炎，使用抗生素治疗"上感"后引起的肠道菌群失调。

（2）慢性迁延性腹泻有时为母乳不足或喂养不当（水多、乳少）饥饿所致。特点是喂哺时患儿饥饿感强，腹部肠鸣音强，大便量少、为绿色稀便，小便次数多，体重不增。

（3）可根据大便常规有无白细胞将腹泻分为两组。大便无或偶见少量白细胞者，需要与下列疾病进行鉴别：①生理性腹泻。其多见于 6 个月以内婴儿，外观虚胖，常有湿疹，生后不久即发生腹泻，除大便次数增多外，无其他症状，食欲好，不影响生长发育。可能与乳糖不耐受有关，添加辅食后，大便即逐渐转为正常。②导致小肠消化吸收功能障碍的各种疾病，如乳糖酶缺乏、葡萄糖-半乳糖吸收不良、失氯性腹泻、原发性胆酸吸收不良、过敏性腹泻等。可根据各病特点进行大便酸度、还原糖试验等检查加以鉴别。

大便有较多白细胞者，需要与下列疾病鉴别：①细菌性痢疾。常有流行病史，起病急，全身症状重。大便次数多、量少，排脓血伴里急后重，大便镜检有较多脓细胞、红细胞和吞噬细胞，大便培养有志贺痢疾杆菌生长可确诊。②坏死性肠炎。中毒症状重，腹痛、腹胀、频繁呕吐、高热，大便略红、呈糊状，渐出现典型的赤豆汤样血便，常伴休克。腹部立位、卧位 X 射线平片可见小肠呈局限性充气扩张、肠间隙增宽、肠壁积气等。

三、治疗

（一）治疗原则

小儿腹泻病的治疗原则为调整饮食，预防和纠正脱水，合理用药，加强护理，预防并发症。急性腹泻多注意维持水、电解质平衡及抗感染，迁延性及慢性腹泻则应注意肠道菌群失调问题及饮食疗法。

（二）急性腹泻治疗

1. 饮食疗法

应强调继续饮食，满足生理需要，补充疾病消耗，以缩短腹泻后康复时间。母乳喂养的婴儿继续哺乳，暂停辅食；人工喂养儿可喂等量的米汤或稀释的牛奶或其他代乳品，由米汤、粥、面条等逐渐过渡到正常饮食；有严重呕吐者可暂禁食 4～6 h（不禁水），待好转后继续喂食，由少到多，由稀到稠；病毒性肠炎多有继发性双糖酶（主要是乳糖酶）缺乏，对疑似病例可暂停乳类喂养，改为豆制代乳品或发酵奶，或喂养去乳糖配方奶粉以减轻腹泻，缩短病程；腹泻停止后逐渐恢复营养丰富的饮食，并每日加餐 1 次，共 2 周。

2. 纠正水、电解质紊乱及酸碱失衡

使用液体疗法，即通过补充不同种类的液体来纠正水、电解质和酸碱平衡紊乱的治疗方法，包括补充累积损失量、继续异常损失量和生理需要量三部分。补充液体的方法包括口服补液和静脉补液两种。

（1）口服补液：适用于腹泻时预防脱水及纠正轻、中度脱水无严重呕吐者。新生儿和有明显呕吐、腹胀、休克、心肾功能不全等的患儿不宜采用口服补液。常用制剂：口服补液盐（oral rehydration salt，ORS）液，WHO 推荐的 ORS 液中各种电解质浓度为 Na^+ 90 mmol/L，K^+ 20 mmol/L，Cl^- 80 mmol/L，HCO_3^- 30 mmol/L，葡萄糖 111 mmol/L。可用 NaCl 3.5 g、$NaHCO_3$ 2.5 g、枸橼酸钾 1.5 g、葡萄糖 20.0 g，加水至 1 000 mL 配成。其电解质的渗透压为 220 mmol/L（2/3 张），总渗透压为 310 mmol/L。此液中葡萄糖浓度为 2%，有利于 Na^+ 和水的吸收；Na^+ 的浓度为 90 mmol/L，适用于纠正电解质丢失量；

含有一定量的钾和碳酸氢根，可补充钾和纠正酸中毒。米汤加盐溶液：米汤 500 mL+细盐 1.75 g（一啤酒瓶盖的一半）。糖盐水：白开水 500 mL+蔗糖 10 g+细盐 1.75 g。

用量：轻度脱水口服补液量为 50～80 mL/kg，中度脱水为 80～100 mL/kg；患儿每腹泻 1 次给 ORS 液或米汤加盐溶液 50～100 mL，或能喝多少给多少，或每 5～10 min 喂 1 次，每次 10～20 mL，ORS 液为 2/3 张，应注意另外补充白开水。

（2）静脉补液：适用于新生儿和中度以上脱水、吐泻严重、腹胀、休克或心肾功能不全的患儿。常用溶液有非电解质溶液：常用 5% 和 10% 葡萄糖注射溶液。电解质溶液：常用 0.9% 氯化钠注射液（生理盐水，1 张）、3% 氯化钠溶液、5% 碳酸氢钠溶液（3.5 张）、10% 氯化钾溶液（8.9 张）等。混合溶液：为适用不同情况的补液需要，可将各种不同渗透压的溶液按不同比例配成混合溶液使用。在静脉补液的实施过程中需要做到"三定"（定量、定性、定速）、"三先"（先盐后糖、先浓后淡、先快后慢）及"两补"（见尿补钾、惊跳补钙）。

第 1 天补液：定量、定性、定速。

定输液总量（定量）：包括累积损失量、继续损失量和生理需要量，一般轻度脱水为 90～120 mL/kg、中度脱水为 120～150 mL/kg、重度脱水为 150～180 mL/kg。先按 1/2～2/3 量给予，余量视病情决定取舍。营养不良小儿、肺炎患者、心肾功能不全者、学龄儿，补液总量应酌减 1/4～1/3。

定输液种类（定性）：原则为先盐后糖。低渗性脱水补给 2/3 张液，等渗性脱水补给 1/2 张液，高渗性脱水补给 1/3 张液。若临床判断脱水性质有困难时，可按等渗性脱水补给。脱水一旦纠正，电解质恢复平衡后不必将原计划张力液体全部输完，应当及时修正补液方案，改为 1/5～1/4 张液。

定输液速度（定速）：原则为先快后慢。补液总量的 1/2 应在 8～12 h 内补完，输入速度为 8～12 mL/kg。若有休克时应先扩容，用 2:1 等张含钠液或 1.4% 碳酸氢钠溶液 10～20 mL/kg（总量<300 mL）于 30～60 min 内静脉输入，以迅速改善有效循环血量和肾功能。扩容所用的液体和电解质包括在前述 8～12 h 的补液内。余下的液体于 12～16 h 内补完，约 5 mL/（kg·h）。对低渗性脱水的纠正速度可稍快，出现明显水中毒症状如惊厥等时，需要用 3% 氯化钠液滴注，12 mL/kg 可提高血清钠 10 mmol/L，以纠正血清钠至 125 mmol/L 为宜。高渗性脱水时补液速度宜放慢，总量宜在 24 h 内均匀输入，纠正高钠血症以每日降低血清钠 10 mmol/L 为度。

纠正酸中毒：轻、中度酸中毒，因输入的混合溶液中已含有一部分碱性溶液，输液后循环和肾功能改善，酸中毒即可纠正。一般当 pH<7.3 时可静脉补给碱性液体，常用 1.4% 碳酸氢钠 3 mL/kg 可提高 HCO_3^- 约 1 mmol/L，可暂时按提高 HCO_3^- 5 mmol/L 给予。有血气测定结果时可按公式计算：碱剂需要量（mmol）＝［22-测得 HCO_3^-（mmol/L）］× 0.6×体重（kg）；或碱剂需要量＝［-BE］×0.3×体重（kg）。一般首次给予计算量的 1/2，之后根据治疗情况决定是否继续用药。

纠正电解质紊乱：①纠正低钾血症。有尿或来院前 6 h 内有尿即应补钾，静脉补入氯化钾为 0.15～0.3 g/（kg·d），浓度不应超过 0.3%，每日静脉滴入的时间不应少于 8 h，一般补钾需要 4～6 天，以补充细胞内钾的不足，能口服时改为口服补钾。②纠正低钙血症。出现低钙惊厥症状时可用10%葡萄糖酸钙注射液，$1 \sim 2$ mmol/kg，最大量<100 mL，加等量葡萄糖稀释后静脉注射或静脉滴注。③纠正低镁血症。低镁者用25%硫酸镁，每次0.1 mL/kg肌内注射（深部），$2 \sim 3$ 次/天，症状缓解后停用。

第2天及以后的补液：经第1天补液后，脱水和电解质紊乱已基本纠正，第2天及以后主要是补充继续损失量和生理需要量，继续补钾，供给热量。一般可改为口服补液。若腹泻频繁或口服不耐受者，仍需要静脉补液。补液量根据吐泻和进食情况估算，一般生理需要量按每日$60 \sim 80$ mL/（kg·d），用$1/5 \sim 1/3$张含钠液补充；继续损失量按"丢多少补多少""随时丢随时补"的原则，用$1/3 \sim 1/2$张含钠液补充；将这两部分相加于$12 \sim 24$ h内均匀静脉滴注。还要注意补钾和纠正酸中毒等。

3. 药物治疗

根据病情从以下三方面进行治疗。

（1）控制感染：水样便腹泻患儿多为病毒或非侵袭性细菌所致，一般不用抗生素，应合理使用液体疗法，选用微生态制剂和肠黏膜保护药。若伴有明显中毒症状不能用脱水解释者，尤其是重症患儿、新生儿、小婴儿和衰弱儿，应选用抗生素治疗。出现黏液、脓血便的患儿多为侵袭性细菌感染，应根据临床特点，针对病原选用抗菌药物，再根据大便细菌培养和药敏结果进行调整。对于大肠杆菌、空肠弯曲菌、耶尔森菌、鼠伤寒沙门菌等所致感染，可选用氨苄西林、第三代头孢菌素、庆大霉素、诺氟沙星等。金黄色葡萄球菌肠炎、伪膜性肠炎、真菌性肠炎应立即停用原来使用的抗生素，根据症状选用万古霉素、新青霉素、甲硝唑或抗真菌药物治疗。婴幼儿选用氨基糖苷类及奎诺酮类抗生素治疗时应慎重。

（2）微生态疗法：有助于恢复肠道正常菌群的生态平衡，抑制病原菌定植和侵袭，从而控制腹泻。常用双歧杆菌、嗜乳酸杆菌、粪链球菌、需氧芽孢杆菌等。

（3）肠黏膜保护药：能吸附病原体和毒素，维持肠细胞的吸收和分泌功能，与肠道黏液糖蛋白相互作用可增强其屏障功能，阻止病原微生物的攻击，如十六角蒙脱石粉。

（三）迁延性腹泻和慢性腹泻治疗

迁延性腹泻和慢性腹泻患儿常伴有营养不良和其他并发症，病情较为复杂，必须采取综合措施。

（1）积极寻找引起病程迁延的原因，针对病因治疗，切忌滥用抗生素，避免引起顽固的肠道菌群失调。

（2）预防和治疗脱水，纠正电解质和酸碱平衡紊乱。

（3）营养治疗。迁延性腹泻和慢性腹泻患儿多有营养不良，禁食对机体有害，继续喂养对促进疾病恢复有利。

母乳喂养儿应继续母乳喂养。人工喂养儿应调整饮食，小于6个月的婴幼儿用牛奶加等量米汤或水稀释，或用发酵奶，也可用奶-谷类混合物，每天喂6次，以保证足够热量。大于6个月的婴儿可用已习惯的平常饮食，如选用加有少量植物油、蔬菜、鱼末或肉末的稠粥、面条等；由少到多，由稀到稠。

糖类不耐受患儿由于有不同程度的原发性或继发性双糖酶缺乏，其中以乳糖不耐受者最多，宜采用去乳糖或双糖饮食。

过敏性腹泻：有些患儿在无双糖酶饮食后腹泻仍不改善，需要考虑出现蛋白质过敏（牛奶或大豆蛋白）可能，应改用其他饮食。

要素饮食：是肠黏膜受损患儿最理想的食物，是由氨基酸、葡萄糖、中链甘油三酯、多种维生素和微量元素组合而成。

静脉营养：少数严重患儿不能耐受口服营养物质者，可采用静脉高营养。推荐方案为：10%脂肪乳剂 2～3 g/（kg·d），复方氨基酸 2～2.5 g/（kg·d），葡萄糖 12～15 g/kg，电解质及多种微量元素适量，液体每日 120～150 mL/（kg·d）。通过外周静脉输入，好转后改为口服。

4. 药物治疗

抗菌药物应慎用，仅用于分离出特异病原体的感染患儿，并根据药敏结果选用。酌情补充微量元素和维生素，如锌、铁、烟酸、脂溶性维生素注射液（Ⅱ）和注射用水溶性维生素等。还可应用微生态制剂和肠黏膜保护药。

四、治疗中的临床思维

（1）提倡母乳喂养，及时添加辅食，避免夏季断奶；人工喂养者根据具体情况选择合适的代乳品；养成良好的卫生习惯，防止水源污染，加强粪便管理；灭蝇、灭蛆等；防止昆虫污染；给病毒性腹泻患儿接种疫苗，可大大减少腹泻的发生率。

（2）由气候变化或喂食喂养不当引起的腹泻，避免过热或受凉，合理饮食，绝大部分患儿可在 3～5 天内痊愈。

（3）病毒性、肠道外因素或非侵袭性细菌性腹泻患儿多合并脱水和电解质紊乱，绝大多数通过补液、微生态疗法和饮食治疗痊愈，小部分患儿由于治疗不及时或不连续或体质较弱病情可反复或迁延，极少部分患儿可合并下呼吸道感染症状如支气管炎、肺炎等。

（4）侵袭性细菌性肠炎经选用敏感抗生素及其他治疗，绝大多数在 1 周内痊愈。若服用抗生素时间过短（少于 3 天）或不连续，可造成病情迁延或反复，并增加耐药的发生。

（5）切忌滥用抗生素和长期使用皮质激素。对因其他疾病必须较长期使用激素或抗生素者，应给予微生态制剂，以防菌群失调。

第五章

循环系统疾病

第一节　感染性心内膜炎

一、概述

感染性心内膜炎（infectious endocarditis，IE）是由致病微生物直接侵袭心内膜而引起的炎症性疾病，在心瓣膜表面形成的赘生物中含有病原微生物。引起心内膜感染的因素有：①病原菌侵入血流，引起菌血症、败血症或脓毒血症，并侵袭心内膜；②先天性或后天性心脏病患儿，尤其在心脏手术后，有人工瓣膜和心内膜补片者，有利于病原菌的寄居繁殖；③免疫功能低下，如应用免疫抑制剂、器官移植应用细胞毒性药物者易发病。致病微生物主要为细菌，偶见霉菌、病毒、立克次体。近20年来，本病在小儿有显著增多的趋势。根据起病缓急和病情程度，本病可分两类：①急性感染性心内膜炎。原无心脏病，发生于败血症时，细菌毒力强，病程小于6周。②亚急性感染性心内膜炎。在原有心脏病的基础上感染毒力较弱的细菌，病程超过6周。随着抗生素的广泛应用和病原微生物的变化，急性感染性心内膜炎已大为减少。

二、诊断思路

（一）病史要点

1. 现病史

询问患儿有无发热、乏力、食欲低下、全身不适、盗汗、关节痛、肌痛、皮肤瘀点、腹痛、恶心、呕吐、腰痛、血尿、便血、头痛、偏瘫、失语、抽搐、昏迷等。发病前有无扁桃体炎、龋齿、皮肤感染、败血症，有无行小手术（拔牙等）、静脉插管、心内手术等。

2. 过去史

询问有无室间隔缺损、动脉导管未闭等先天性心脏病及后天性心脏病病史，有无心脏手术、人工瓣膜或心内膜补片等病史，询问患儿有无外伤史。

3. 个人史

询问出生时喂养及生长发育情况。

4. 家族史

询问家属中有无心脏病患者。

（二）查体要点

1. 一般表现

注意有无体温升高、苍白、精神不振。寻找各器官有无栓塞表现，如指、趾尖有无红色疼痛性奥斯勒结（Osler node），手、脚掌有无出血性红斑（詹韦氏斑，Janeway's spot），指甲下有无条纹状出血，眼结膜有无出血，有无脾肿大及压痛，等等；有无杵状指、趾；有无肾区叩击痛、脑膜刺激征、偏瘫；视网膜有无卵圆形出血红斑；有无心力衰竭表现，如肝大、水肿等。

2. 心脏检查

对原有先天性心脏病或风湿性心脏病等的患者，听诊时注意心脏有无出现新杂音或心脏杂音性质有无改变。原有杂音可变响变粗，原无杂音者可出现乐鸣性杂音且易多变。

（三）辅助检查

1. 常规检查

（1）外周血常规：表现为白细胞增多、中性粒细胞升高，进行性贫血，可有血小板减少。

（2）血沉增快，CRP 升高。

（3）血培养阳性。

（4）特殊检查：原有心脏病者心电图、胸部 X 射线等有相应异常。超声心动图检查可确定赘生物的大小、数量、位置及心瓣膜损坏情况。

2. 其他检查

尿常规可发现蛋白及红细胞。血清球蛋白、γ 球蛋白、循环免疫复合物、类风湿因子、抗心内膜抗体、抗核抗体可升高。

（四）诊断标准

1. 临床指标（2001 年中华儿科学会心血管组制定）

（1）主要指标。

A. 血培养阳性。分别 2 次血培养有相同的感染性心内膜炎常见的致病菌（如草绿色链球菌、金黄色葡萄球菌、肠球菌等）。

B. 心内膜受累证据。应用超声心动图检查有心内膜受累证据（有以下征象之一）：①附着于心脏瓣膜或瓣膜装置、心脏、大血管内膜、置入人工材料上的赘生物；②心内脓肿；③瓣膜穿孔、人工瓣膜或缺损补片有新的部分裂开。

C. 血管征象。重要动脉栓塞，脓毒性肺梗死或感染性动脉瘤。

（2）次要指标。

A. 易感染条件：基础心脏疾病、心脏手术、心导管术或中心静脉内插管。

B. 症状：较长时间的发热（≥38 ℃），伴贫血。

C. 心脏检查：原有心脏杂音加重，出现新的反流杂音或心功能不全。

D. 血管征象：瘀斑、脾肿大、颅内出血、结膜出血，镜下血尿或 Janeway 斑（手掌和足底有直径 1～4 mm 的出血红斑）。

E. 免疫学征象：肾小球肾炎，Osler 结（指和趾尖豌豆大的红或紫色痛性结节），Roth 斑（视网膜的卵圆形出血红斑，中心呈白色），或类风湿因子阳性。

F. 微生物学证据：血培养阳性，但未符合主要指标中的要求。

2. 病理学指标

（1）赘生物（包括已形成的栓塞）或心内脓肿经培养或镜检发现微生物。

（2）存在赘生物或心内脓肿，并经病理检查证实伴活动性心内膜炎。

3. 诊断依据

（1）具备以下几项中任何一项者可确诊为感染性心内膜炎：①符合临床指标中主要指标 2 项；②符合临床主要指标 1 项和次要指标 3 项；③有心内膜受累证据并符合临床次要指标 2 项；④符合临床次要指标 5 项；⑤符合病理学指标 1 项。

（2）有以下情况时可排除感染性心内膜炎诊断：①有明确的其他诊断可解释临床表现；②经抗生素治疗≤4 天临床表现消除；③抗生素治疗≤4 天，手术或尸检无感染性心内膜炎的病理证据。

（3）临床考虑感染性心内膜炎但不具备确诊依据时仍应进行治疗，根据临床观察及进一步的检查结果确诊或排除感染性心内膜炎。

（五）诊断步骤

诊断步骤见图 5-1。

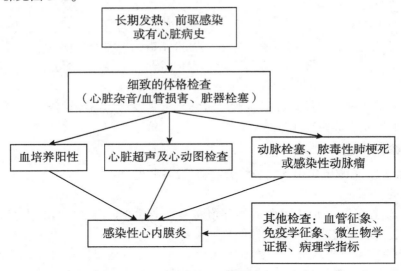

图 5-1　感染性心内膜炎诊断流程

（六）鉴别诊断

（1）本病若以发热为主要表现者，须与伤寒、败血症、结核、风湿热和系统性红斑狼疮等相鉴别。

（2）本病若以心力衰竭为主要表现者，须与伴有低热的先天性或后天性心脏病并发心力衰竭者相鉴别。

（3）与活动性风湿性心肌炎的鉴别比较困难，但感染性心内膜炎有栓塞、脾大、杵状指及血培养阳性，特别是二维超声心动图检查发现较大赘生物等均可与上述诸病相鉴别。

（4）手术后感染性心内膜炎须与心包切开综合征及术后灌注综合征相鉴别，后两者均为自限性疾病，经休息、服用阿司匹林或糖皮质激素治疗后可痊愈。

三、治疗

（一）经典治疗

1. 一般治疗

卧床休息，加强营养，维持水、电解质平衡，补充维生素及铁剂，对病情严重或一般情况较差者可输血、血浆及静脉滴注免疫球蛋白等支持治疗。

2. 药物治疗

应尽早、足量、足疗程、联合、静脉应用具有杀菌作用的抗生素，然后再根据血培养结果及药物敏感情况改用敏感而有效的抗生素，最好选用药物敏感试验阳性的两种抗生素，疗程至少 4～6 周。对伴有严重并发症或病情顽固者疗程可达 8 周。

（1）致病菌不明者：青霉素与苯唑西林及奈替米星三者联用。前两种药物的剂量、疗程为：奈替米星每日 6～7.5 mg/kg，每日静脉滴注 1 次，疗程为 6～8 周。<6 岁不用氨基糖苷类抗生素，≥6 岁者应用时须监测听力或测定血药浓度。

（2）草绿色链球菌：青霉素与氨基糖苷类抗生素如奈替米星等联用，青霉素每日 $30×10^4$ U/kg，每 4 h 静脉推注或静脉滴注 1 次，疗程为 4～6 周。也可选用头孢菌素如头孢呋辛、头孢曲松。对青霉素耐药者应用万古霉素（或去甲万古霉素），但有较大不良反应，万古霉素剂量为每日 40 mg/kg，分 2～4 次静脉滴注。替考拉宁（壁霉素）不良反应少，每次 12 mg/kg，第 1 日每 12 h 1 次，以后每次 6 mg/kg，每日 1 次。

（3）葡萄球菌：对青霉素敏感者用青霉素与利福平联用，青霉素剂量、疗程同前，利福平每日 10 mg/kg，分 2 次口服，疗程为 6～8 周。对青霉素耐药者选用苯唑西林（新青霉素Ⅱ）或奈夫西林（新青霉素Ⅲ），均为每日 200 mg/kg，分 4～6 次静脉推注或静脉滴注，疗程为 4～6 周。耐甲氧西林金黄色葡萄球菌（MRSA）感染者可用万古霉素或去甲万古霉素、替考拉宁，与利福平联用。

（4）肠球菌：可应用青霉素、氨苄西林+舒巴坦，对青霉素耐药者选用头孢匹罗、亚胺培南、万古霉素，可与氨基糖苷类抗生素如奈替米星等联用；疗程为 4～6 周。耐万古霉素肠球菌（vancomycin resistant Enterococcus，VRE）感染者可用替考拉宁。

（5）真菌：两性霉素 B 每日 1 mg/kg 静脉滴注，并用 5-氟胞嘧啶每日 150 mg/kg，分 4 次口服，疗程 6～8 周。

3. 其他治疗

手术治疗指征：①瓣膜功能不全导致难治性心力衰竭；②主动脉瓣或二尖瓣人造瓣膜置换术后发生的感染性心内膜炎，经内科治疗不能控制感染者，应手术切除感染的人造组织或瓣膜；③先天性心脏病（如动脉导管未闭、室间隔缺损等）并发感染性心内膜炎经内科治疗无效者，应进行导管结扎或缺损修补术；④反复发生的严重或多发性栓塞，或巨大赘生物（直径 1 cm 以上），或赘生物阻塞瓣口；⑤内科疗法不能控制的心力衰竭，或最佳抗生素治疗无效，或霉菌感染；⑥新发生的心脏传导阻滞。

（二）治疗步骤

治疗步骤见图 5-2。

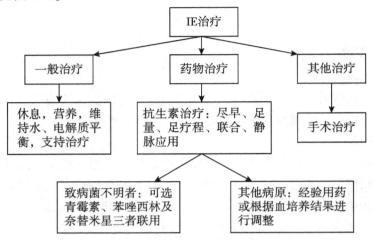

图 5-2 感染性心内膜炎治疗流程

四、预后

本病小儿的病死率为 20%～40%。预后取决于下列因素：①治疗的早晚，治疗越早，治愈率越高；②致病菌的毒性及破坏性，金黄色葡萄球菌及真菌性心内膜炎的预后较差；③免疫功能低下或经治疗后免疫复合物滴度不下降者预后差；④抗生素治疗后赘生物不消失者预后差。治愈者由于心内膜瘢痕形成而造成严重的瓣膜变形和腱索增粗、缩短，可导致瓣膜狭窄和（或）关闭不全。

用药后体温逐渐降至正常，心脏杂音减弱甚至消失，栓塞征减轻或消失，血沉常在治疗后 1 个月或疗程结束时恢复正常，停药后血培养 3 次均无菌生长，临床上即达到治愈标准可给予出院，定期随访。

五、预防

本病复发率达 10%，复发与下列情况有关：①治疗前病程长；②对抗生素不敏感或疗程不足；③有严重肺、脑或心内膜的损害。复发病例再治疗时应联合用药、加大剂量和延长疗程。故需要积极治疗原发病，疗程要足。必要时使用长效青霉素预防性治疗。

第二节 病毒性心肌炎

心肌炎是指心肌局灶性或弥漫性炎性病变，其特征为间质炎性细胞浸润以及心肌细胞的变性和坏死。炎症可累及心肌细胞、间质组织、血管成分及心包。心肌炎可由多种病因引起，感染性心肌炎最常见，其中最主要的病原体为病毒感染，其他如细菌、支原体、寄生虫、真菌、衣原体等的感染也可导致心肌炎。此外，免疫介导疾病、中毒和过敏等因素也可引起心肌炎。本章介绍病毒性心肌炎。

病毒性心肌炎是指病毒感染心肌后，通过对心肌细胞产生直接损伤和（或）通过自身免疫反应引起的心肌细胞坏死、变性和间质炎性细胞及纤维素渗出过程。有时病变也可累及心内膜或心包。临床可呈暴发性、急性和慢性过程。大多预后良好，少数可转为慢性，发展为扩张型心肌病。

一、流行病学

一方面，由于尚无统一的病毒性心肌炎临床诊断标准，而病理组织学检查敏感性又有不同，因此病毒性心肌炎的发病率的统计差异很大。另一方面，由于心肌炎临床表现差异很大，许多患者隐匿起病，甚至没有临床表现，因此临床检出的心肌炎和病理诊断的心肌炎发病率差异很大。

二、病因

许多病毒都可以引起病毒性心肌炎，其中肠道病毒是最常见的病毒，尤其以柯萨奇病毒 $B_1 \sim B_6$ 型多见。最近研究资料表明，腺病毒也是病毒性心肌炎的主要病因之一。其他还包括细小病毒 B_{19}、人类疱疹病毒6、呼吸道流感病毒、巨细胞病毒、EB病毒、轮状病毒、丙型肝炎病毒、人类免疫缺陷病毒（human immunodeficiency virus，HIV）等。近年，日本学者多次报道，感染在心肌炎中也起重要作用。

三、发病机制

病毒性心肌炎的发病机制尚未完全阐明。目前认为病毒性心肌炎的发病机制主要包括病毒直接损伤心肌、病毒触发机体免疫反应损伤心肌细胞，并可能与遗传有关。

（一）病毒心肌的直接损伤作用

病毒与心肌细胞膜上的病毒受体结合，进入心肌细胞进行复制，通过损伤心肌细胞膜功能、干扰心肌代谢等导致心肌细胞溶解。此外，柯萨奇病毒还能够产生蛋白酶溶解细胞-细胞间或者细胞-基质间连接，导致心肌细胞完整性被破坏，促进病毒进入宿主心肌细胞进行复制，也促进病毒从心肌细胞释放，并导致心肌细胞损伤。

（二）病毒对心肌的间接免疫损伤作用

病毒感染后触发的自身免疫反应是把"双刃剑"。一方面，免疫系统的适当激活可增强机体清除病毒的能力，病毒感染后NK细胞和巨噬细胞被激活，清除被感染的心肌细胞内的病毒并抑制病毒复制；另一方面，免疫系统过度激活能够导致炎症浸润，反而破坏心肌细胞。

（1）体液免疫：目前研究已从病毒性心肌炎患者和动物体内检测出多种抗心肌成分的自身抗体，包括抗肌球蛋白抗体、抗心磷脂抗体、抗肌凝蛋白抗体等。目前一般认为抗心肌肌凝蛋白等自身抗体的产生可能主要通过抗原模拟机制，即病毒与心肌肌凝蛋白等有相同的抗原表位，病毒感染刺激产生的抗病毒抗体也可作用于肌凝蛋白等自身抗原，从而造成心肌损伤。

（2）细胞免疫：在病毒性心肌炎发病中具有重要作用。T 细胞过度激活，CD_4/CD_8 T 细胞比例失调、Th1/Th2 细胞比例失调。细胞毒性 T 细胞通过穿孔素-颗粒酶介导的细胞毒作用和 Fas/FasL 途径介导的细胞毒作用损伤心肌细胞。

（3）细胞因子：由巨噬细胞、NK 细胞和 T 细胞等分泌的细胞因子是体液免疫和细胞免疫的介质，研究证实肿瘤坏死因子、白介素和干扰素等多种细胞因子在病毒诱发的炎症和感染后免疫反应的产生及进展过程中起重要作用。此外，激活的免疫细胞产生细胞因子，引起诱导型 NO 合成酶产生 NO 增加，促进心肌损伤。

（三）遗传因素

具有遗传易感性的患者容易发生心肌炎。不同研究发现 HLA-DR4、DR12、DR15 和 DQ8 阳性可能与心肌炎发生相关。此外，具有特殊遗传背景的心肌炎患者易发生扩张型心肌病（dilated cardiomyopathy，DCM），如 CD_{45} 和编码心肌蛋白的基因可能也与慢性心肌炎/扩张型心肌病的发生有关。

四、病理

心脏可显示不同程度的扩大，心肌苍白松弛。心肌纤维之间和血管周围的结缔组织中有单核细胞、淋巴细胞等炎性细胞浸润。心肌纤维有不同程度的变性、横纹消失、肌浆溶解，呈小灶性、斑点性或大片状坏死。可伴浆液纤维素性心包炎和心内膜炎。慢性病例晚期除心肌纤维变性坏死外，可见纤维细胞增生、胶原纤维增多。

五、临床表现

病毒性心肌炎的临床表现轻重不一，有无任何临床表现隐性发病者，也有重症暴发起病者，还有猝死者。这取决于病变的范围和严重程度。起病前常有呼吸道感染或消化道感染等前驱病毒感染史。

症状轻重相差悬殊。轻型可无自觉症状或表现为心悸、胸痛、胸闷、心前区不适、乏力、多汗、气短、头晕、面色苍白、腹痛、恶心、呕吐等。体检心脏大小正常或轻微扩大，常有窦性心动过速、第一心音低钝，时有奔马律或各种心律失常（以期前收缩多见）。

重型起病较急，可表现为：①心力衰竭，呼吸急促、困难，肺底部可闻及细湿啰音，肝脏增大，水肿；②心源性休克、四肢发冷、脉搏细弱、血压下降、面色青灰；③严重心律失常，听诊心动过缓（完全性房室传导阻滞或病态窦房结综合征）或心动过速（室上性心动过速或室性心动过速）。临床常表现为突然晕厥，重者意识完全丧失，面色苍白，常伴有抽搐及大、小便失禁，阿-斯综合征发作。也可发生猝死。

部分患儿呈慢性过程，演变为扩张型心肌病，临床表现为心脏扩大、心力衰竭和心功能减低等。

新生儿病毒性心肌炎病情严重、进展迅猛、死亡率高、预后差，易有流行倾向。多在出生后 10 天内发病，部分患儿起病前可有发热、腹泻、呕吐和拒食等前驱症状。临床表现多为非特异症状，病情进展很快，易发展为心力衰竭和心源性休克。并累及多个脏器，例如，累及神经系统引起惊厥和昏迷，累及肝引起肝增大、肝功能损害和黄疸，累及肺引起肺炎和呼吸衰竭。还可出现类似重症败血症的表现。新生儿心肌炎易有流行倾向，多个国家报道过柯萨奇 B 病毒引起新生儿心肌炎的流行。

六、辅助检查

（一）胸部 X 射线

心脏大小正常或不同程度增大。有心力衰竭时心脏明显增大，肺淤血，心脏搏动减弱。

（二）心电图

急性期心电图多有异常改变。具体包括①窦性心动过速：很常见。②ST-T 段改变：ST 段偏移、T 波平坦、双向或倒置。有时 ST-T 段形成单向曲线，酷似急性心肌梗死。③心律失常：期前收缩常见，尤其以室性期前收缩最常见。亦可见室上性及室性心动过速、心房扑动和颤动等。传导阻滞可为窦房传导阻滞、房室传导阻滞、左或右束支阻滞、双束支阻滞甚至 3 束支阻滞，其中以三度房室传导阻滞最重要。④其他：尚可见 QRS 波群低电压（新生儿除外）、Q-T 间期延长及异常 Q 波等。

但是心电图改变缺乏特异性，故应强调动态观察的重要性。

（三）超声心动图

超声心动图检测不能特异性诊断心肌炎，但可排除先天性心脏病和瓣膜性心脏病、心脏肿瘤等心脏结构改变。急性心肌炎超声心动图最常见的表现是非特异性的节段性室壁运动异常。可因室壁水肿而表现为一过性心室壁肥厚，但与肥厚型（hypertrophic cardiomyopathy，HCM）心肌病不同，心肌肥厚于数周或数月内恢复。可有少量心包积液和瓣膜关闭不全。慢性心肌炎可表现为类似扩张型心肌病的改变，心腔扩大，心室收缩功能减低。

（四）心肌损伤的血清生化指标

（1）心肌酶谱：心肌受损时，血清中有十余种酶的活力增高，临床用于诊断病毒性心肌炎的酶主要为肌酸激酶（CK）及其同工酶 CK-MB。CK 主要存在于骨骼肌、心肌及脑组织中。心肌受损时，一般在起病 3～6 h CK 即可出现升高，2～5 天达高峰，多数病例在 2 周内恢复正常。现已知 CK 有 4 种同工酶，即 CK-MM（骨骼肌型）、CK-MB（心肌型）、CK-BB（脑型）和线粒体同工酶 Mt。CK-MB 主要来源于心肌，对早期诊断心肌炎价值较大。由于血清总 CK 活力值、CK-MB 活力值与小儿年龄相关，因此，一般以血清 CK-MB 活性与 CK 总活性的百分比≥6%作为心肌损伤的特异性指标（正常人血清中 CK-MB 占 CK 总活性的 5%以下）。CK-MB 的定量分析（单位为 ng/mL）较活力分析（单位为 U/mL）更为精确，且小儿正常参考值不受年龄因素的影响，≥5 ng/mL 为阳性，提示心肌损伤。

（2）心肌肌钙蛋白（cardiac troponin，cTn）：是心肌收缩和舒张过程中的一种调节蛋白，由 3 种亚单位（cTnT、cTnI 和 cTnC）组成。当心肌细胞受损时，cTnT（或 cTnI）易透过细胞膜释放入血，使血中 cTnT（或 cTnI）明显升高。近年来发现，cTn 这种非酶类蛋白血清标志物对于评价心肌损伤具有高度特异性和敏感性，并且出现早，持续时间长。

(五) 抗心脏抗体

以免疫荧光或者 Western 等方法检测外周血或者心肌活检标本中的心脏抗体，如抗肌球蛋白抗体、抗肌凝蛋白抗体、抗线粒体腺苷酸转移酶抗体、抗心肌 G 蛋白偶联受体抗体、抗 β_1 受体抗体、抗热休克蛋白抗体等，若阳性，则支持心肌炎的诊断。若心脏抗体持续滴度升高，高度提示发展成扩张型心肌病（炎症性心肌病、慢性心肌炎）的可能。

(六) 放射性核素心肌显像

（1）^{67}镓–心肌炎症显像：^{67}镓（^{67}Ga）具有被心肌炎症细胞（T 淋巴细胞及巨噬细胞等）摄取的性能，^{67}Ga 以离子或转铁蛋白结合形式易聚集到炎症部位（血管通透性增强）而显影。^{67}Ga 心肌显像对心肌炎有较高的诊断价值，特异性高，但敏感性差。

（2）^{111}铟–抗肌球蛋白抗体心肌坏死灶显像：心肌细胞坏死时，肌球蛋白轻链释放到血循环中，而重链仍残留于心肌细胞内。^{111}铟（^{111}In）标记的单克隆抗肌球蛋白抗体可与重链特异性结合使心肌坏死灶显像。结合量多少与坏死灶大小及程度成正比，与局部心肌血流量成反比。研究显示，^{111}In–抗肌球蛋白显像对心肌炎的特异性较高，为 86%，敏感性为 66%。但需要注射完成 48 h 后延迟显像，放射性核素暴露时间长。

（3）^{99m}锝–MIBI（甲氧基异丁基异腈）心肌灌注显像：^{99m}锝–MIBI 静脉注射后能被正常心肌细胞摄取使心肌显影。心肌聚集放射性药物的量与该区冠状动脉血流灌注量呈正相关。心肌炎时，由于炎性细胞浸润、间质纤维组织增生、退行性变等，致使心肌缺血，正常心肌细胞减少，故核素心肌显像呈正常与减淡相间的放射性分布（呈花斑样改变），可据此做出心肌炎倾向性诊断，但特异性差。

(七) 心血管磁共振成像

近十余年来，心血管磁共振成像（cardiac magnetic resonance imaging，CMR）以其安全、无创、准确、全面等优点在心血管系统疾病诊断中的应用越来越广泛。CMR 除能显示心脏的形态（心腔大小、室壁厚度、心包积液）和心脏功能（收缩功能和舒张功能）外，还能显示心肌损伤的组织病理学特征改变。CMR 显示心肌炎的组织病理学特征主要有 3 种表现：①水肿信号。炎症细胞损伤的重要特征是细胞膜通透性的增加，从而导致细胞内水肿。T_2WI 对于组织水肿很敏感，水肿部位呈现高信号。②早期增强（充血和毛细血管渗漏）。血管扩张是组织炎症的特征。由于炎症部位血容量增加，注射钆喷酸葡胺增强造影剂后在早期血管期（增强 T_1WI）其摄取增加。造影剂快速分布到间质，故早期增强仅持续几分钟。③晚期增强（坏死和纤维化）。晚期增强反映心肌坏死和纤维化等不可逆心肌损伤，可用于心肌梗死不可逆心肌损伤的诊断。晚期增强对于心肌炎的诊断特异性也很高。但是心肌梗死和心肌炎二者的 CMR 显示的损伤部位不同：缺血损伤（心肌梗死）主要位于心内膜下；非缺血损伤（心肌炎）主要位于心外膜下，并且心室外侧游离壁更为常见。CMR 早期增强、晚期增强和水肿信号相结合，对心肌炎诊断的敏感性、特异性和准确性大大提高，可清楚显示炎症的位置、范围及严重程度，并且可长期随访炎症的情况。

（八）心内膜心肌活检

心内膜心肌活检目前仍为病毒性心肌炎诊断的金标准。但由于炎症可呈局灶分布，取样部位的局限性使阳性率不高，而假阴性率高。并且心内膜心肌活检是有创性检查，有一定的危险性，在国内很难作为常规检查项目。美国心脏病学会推荐 11 种临床情况可以考虑行心内膜心肌活检，特别是以下 2 种情况：①近 2 周内新出现的心力衰竭，伴左心室大小正常或扩张，血流动力学稳定；②近 2 周至 3 个月内新出现的心力衰竭，左室扩张，出现新的室性心律失常，二度至三度房室传导阻滞或经 1～2 周常规治疗反应差者。心内膜心肌活检项目主要包括以下 3 项。

（1）病理组织学诊断。目前仍沿用 1984 年 Dallas 病理组织学诊断标准，拟定心肌炎形态学的定义为：心肌炎性细胞浸润，并伴邻近心肌细胞坏死和（或）退行性病变。可分成以下 3 种：①活动性心肌炎。炎性细胞浸润和邻近心肌细胞不同程度损害和坏死。②临界心肌炎。有炎性细胞浸润，但无心肌细胞损害或坏死。需要心内膜心肌活检复查确认。③无心肌炎。组织学正常。

病理组织学诊断心肌炎阳性率很低，约 10%，而且病理观察容易受主观因素影响。

（2）免疫组织学诊断。近年来免疫组织学检查已成功应用于心肌炎的诊断。免疫组织学法是应用各种特异免疫组织学标志物的单克隆抗体来检测心肌组织中的炎症浸润淋巴细胞。由于炎症免疫组织学标记物分布于整个心肌，不易出现假阴性，因此，明显提高了诊断阳性率（50%以上），并且有助于分辨炎症浸润细胞（T 细胞、B 细胞和巨噬细胞等）的类型和活性。免疫组织标记物包括主要组织相容性复合体（major histocompatibility complex，MHC）、人类白细胞抗原（HLA）、细胞黏附分子和 CD_2、CD_3、CD_4 和 CD_8 等。

采用特异单克隆抗体直接结合人淋巴细胞细胞表面抗原对心肌组织浸润炎症细胞做定量分析，淋巴细胞数>2.01 高倍视野（×400），即相当于淋巴细胞数>14.0/mm^2 为阳性。

（3）病毒检测：目前应用最多的为病毒基因检测，即应用原位杂交或 PCR 法检测病毒核酸，从而明确有无病毒感染和感染病毒的类型。

（九）病毒学检查

（1）病毒分离：在急性期从心内膜心肌活检或心包穿刺液中可分离出病毒，但检出率极低。

（2）病毒基因检测：应用原位杂交或 PCR 法检测病毒核酸，从而明确有无病毒感染和感染病毒的类型，该检测意义最大，应用最多。

（3）血清学检查：病程早期血清特异性病毒 IgM 阳性或者恢复期血清抗体滴度较急性期升高 4 倍以上有意义，但只能说明近期有该型病毒感染，而不能将其定位在心脏。

七、诊断

病毒性心肌炎缺乏特异性诊断方法，主要依靠综合临床资料，并须排除其他疾病。心内膜心肌活检的病理组织学及免疫组织学诊断，提供了可靠的病理诊断依据，但因为是创伤性检查，一般不作为常规检查。目前国际上没有统一的诊断标准。

中华医学会儿科学分会心血管学组修订的病毒性心肌炎诊断标准供临床诊断参考。

八、分期

（一）急性期

该期患者新发病，症状及阳性检查结果明显且多变，一般病程在半年以内。

（二）迁延期

该期患者临床症状反复出现，客观检查指标迁延不愈，病程多在半年以上。

（三）慢性期

该期患者进行性心脏增大，反复心力衰竭或心律失常，病情时轻时重，病程在 1 年以上。

九、鉴别诊断

病毒性心肌炎主要与以下疾病进行鉴别。

（一）扩张型心肌病

扩张型心肌病多隐匿起病，临床上主要表现为心脏扩大、心力衰竭和心律失常，超声心动图显示左心扩大为主的全心扩大，心脏收缩功能下降。心脏扩大和心脏收缩功能下降的程度较病毒性心肌炎严重。心肌酶谱多正常。多预后不良。但应注意病毒性心肌炎若不能痊愈，后期将表现扩张型心肌病，即炎症性心肌病。

（二）风湿性心脏病

风湿性心脏病多有发热、关节炎等风湿热的病史，心脏表现以心脏瓣膜尤其二尖瓣和主动脉瓣受累为主，心电图 P-R 间期延长最常见，抗链球菌溶血素 O（antistreptolysin O，ASO）多升高。

（三）冠状动脉性心脏病

儿童少见患冠状动脉性心脏病，在儿童多为川崎病并发冠状动脉损害，少数为遗传性高胆固醇血症导致的冠状动脉粥样硬化性心脏病和先天性冠状动脉发育异常。心电图上具有异常 Q 波的病毒性心肌炎尤其需要注意鉴别诊断。通过行超声心动图、冠状动脉 CT，必要时行冠状动脉造影可确诊。

（四）心包炎

心电图会显示肢导低电压，超声心动图发现中到大量心包积液。

（五）先天性心脏病

先天性心脏病患儿多在其出生后即发现器质性心脏杂音和（或）发绀，超声心动图可发现心脏结构改变。

（六）功能性心血管疾病

功能性心血管疾病是指包括 β 受体功能亢进和血管迷走性晕厥、体位性心动过速综合征等直立不耐受在内的一类疾病。这类疾病以学龄期儿童最常见，女孩多见，常常可以出现胸痛、胸闷、乏力、头晕、头痛等非特异症状，多由长时间直立、情绪激动、闷热环境等诱因引起。体检常无阳性发现。心电图、超声心动图和生化心肌酶电解质等检查常无阳性发现。部分β受体功能亢进症患儿的心电图可见T波倒置，运动后或给予普萘洛尔可使T波直立。直立试验或者直立倾斜试验有助于诊断，确诊前需要除外器质性疾病。

十、治疗

本病目前尚无特效治疗，应结合患儿病情采取有效的综合措施，可使大部分患儿痊愈或好转。

（一）休息

卧床休息是心肌炎最重要的治疗。卧床休息可以减轻心脏负荷及减少心肌氧耗量。动物实验证实，运动可使病毒感染力增强，加重心肌损害。急性期至少卧床休息3～4周。有心功能不全或心脏扩大者更应强调绝对卧床休息3个月。恢复期也要避免剧烈运动。

（二）抗病毒治疗

对处于病毒血症阶段的早期患儿或者心肌活检证实有病毒复制的患儿，可选用抗病毒治疗。但病毒感染存在与否以及感染病毒的类型在临床上有时很难确定。干扰素（interferon，INF）对病毒性心肌炎有较好的疗效，它可以选择性抑制病毒mRNA与宿主细胞核蛋白体的结合，阻断病毒的复制，同时可抑制抗心肌抗体的产生，增强巨噬细胞的功能，调节机体免疫。利巴韦林与INF-α合用是丙型肝炎病毒（hepatitis C virus，HCV）感染的标准治疗方案，并且对柯萨奇病毒感染有效。巨细胞病毒也是引起心肌炎的常见病毒，更昔洛韦对此病毒有效。普可那利（pleconaril）是一种能够与柯萨奇病毒B直接结合，并阻止其与靶细胞结并发感染靶细胞的药物，早期的小样本研究疗效满意，大规模临床研究正在进行。

（三）改善心肌营养与代谢药物

（1）大剂量维生素C：缓慢静脉推注，对促进心肌病变的恢复、改善心肌代谢、减轻症状和纠正心源性休克有一定的疗效。研究表明，大剂量维生素C治疗心肌炎的机制可能与清除自由基有关。用法为每次100～200 mg/kg，1次/天，2～4周1个疗程。

（2）辅酶Q_{10}：参与氧化磷酸化及能量的生成过程，并有抗氧自由基及膜稳定作用，改善心肌的收缩力，保护缺血心肌。

（3）果糖-1,6-二磷酸：可改善心肌细胞线粒体能量代谢，能稳定细胞膜和溶酶体膜，抑制氧自由基生成，减轻组织损伤，保护心肌。

（4）磷酸肌酸：能够更直接地提供能量，改善心肌代谢。

（四）免疫抑制药

一直以来，应用免疫抑制药治疗病毒性心肌炎是有争议的，免疫抑制药对于心肌炎的疗效还没有定论。免疫抑制药一方面可以抑制病毒诱导的对心肌组织造成损伤的自身免疫反应，但另一方面也会抑制机体对病毒的免疫反应，引起机体免疫力下降及病毒扩散，不恰当的使用有可能会加剧病情。因此，应把握好时间和剂量，不可盲目滥用。

一般病例不宜常规应用免疫抑制药，其主要用于暴发起病有心力衰竭、心源性休克或高度房室传导阻滞、室性心动过速、室颤等严重心律失常的危重患者，或者慢性持续性心功能不全、心肌活检证实慢性心肌炎伴免疫激活而病毒检测阴性的患者。

免疫抑制药常用甲泼尼龙或泼尼松，少数病例加用硫唑嘌呤。泼尼松开始剂量为 1～2 mg/（kg·d），分 3 次口服，2～4 周后逐渐减量，至 8 周左右减至 0.3 mg/（kg·d），维持 2～3 个月后再逐渐减量至停药，总疗程根据患者具体情况确定，约半年左右。硫唑嘌呤 2 mg/（kg·d），分 2 次口服，疗程同前。对于危重病例可采用冲击疗法，甲泼尼龙 10～30 mg/（kg·d），于 1～2 h 内静脉滴注，连用 3 天，然后渐减量改为口服泼尼松。

（五）大剂量丙种球蛋白

大剂量丙种球蛋白的使用疗效还没有定论，但多数研究显示静脉注射大剂量丙种球蛋白用于急性病毒性心肌炎有良好疗效。目前多用于急性起病有心力衰竭、心源性休克或高度房室传导阻滞和室性心动过速等严重心律失常的重症患儿，对于慢性心肌炎心肌活检证实伴免疫激活的患儿也可试用。总剂量为 2 g/kg，于 2～3 天内静脉滴注。治疗机制可能为：①直接提供针对病毒的中和抗体；②阻断了 IgFc 段与心肌细胞上的病毒抗原 FcR 结合可改变免疫反应；③抑制炎症性细胞因子的产生，减轻补体介导的组织损伤。④影响细胞凋亡及调节细胞周期。

（六）对症治疗

（1）控制心力衰竭：心肌炎使心肌应激性增高，对强心苷耐受性差，易出现中毒而发生心律失常。一般病例用地高辛口服，饱和量用常规的 2/3 量。心力衰竭不严重、发展不快者，可用每日口服维持量法。

（2）抢救心源性休克：及时应用血管活性药物（如多巴胺、多巴酚丁胺、氨力农、米力农等）加强心肌收缩力，维持血压及改善微循环。必要时使用体外模式氧合。

（3）治疗心律失常：仅有期前收缩而无明显症状者，可先观察而不一定给予抗心律失常药物治疗。快速型心律失常可选用抗心律失常药物，要注意选择对心肌收缩力影响不大的药物。室上性心动过速无血流动力学障碍者可静脉注射腺苷，血流动力学不稳定者应直接电转复。室性心动过速者应用胺碘酮临床有效并且提高了存活率。心率缓慢的三度房室传导阻滞、宽 QRS 波或出现阿-斯综合征者需要安装临时人工心脏起搏器，若心脏阻滞 2 周不恢复可考虑安装永久起搏器。

（七）中医中药

黄芪、麦冬、人参等具有抗病毒和调节免疫功能的作用，临床上可根据病情选择应用。

十一、预后

绝大多数患者预后良好，经适当治疗后可痊愈。少数患儿可发展成扩张型心肌病。极少数暴发起病者由于心肌弥漫性炎症和坏死，发生心力衰竭、心源性休克或者严重心律失常，在早期死亡。暴发起病者若能存活，多数预后良好，很少会发展成扩张型心肌病。新生儿病毒性心肌炎往往病情重，死亡率可高达75%。

第三节 扩张型心肌病

心肌病为发生于心肌的疾病。该术语最初出现于1957年，当时指一组不能归因于冠状动脉病变的心肌病变。此后，心肌病的定义发生了变化。目前，心肌病的定义为心肌的结构或功能异常，且无高血压或肺动脉高压、无心脏瓣膜病变、无先天性心脏病。

以解剖与生理改变为依据，可将心肌病分为以下三型：①扩张（充血）型心肌病（DCM）。此型左心室或双心室扩大，心肌收缩功能有不同程度的降低。一般其主要临床特征为收缩功能异常，表现为充血性心力衰竭的症状与体征。②肥厚型心肌病（HCM）。此型先前称之为特发性肥厚型心肌病，以左心室肥厚为特征，可不对称。收缩功能通常正常，临床症状由左心室流出道梗阻、舒张功能障碍或心律失常引起，后者可致猝死。③限制型心肌病（restrictive cardiomyopathy，RCM）。此型心房显著扩大，一般心室大小及收缩功能正常，舒张功能损害，症状由肺及体循环静脉充血引起，可出现晕厥。

一、病因

扩张型心肌病在各种类型心肌病中最为常见，在美国及欧洲，其年发病率为2/10万～8/10万人口，据估计每10万人口中约有36人患有DCM。最近的报道显示，成人DCM患者中47%为特发性，12%与心肌炎有关，11%与冠状动脉病变有关，另有30%为其他原因。另外两个有关不同年龄儿童DCM的研究结果表明，其中2%～15%有活体组织检查证实的心肌炎，其余85%～90%的患儿原因不明。此外，20%～30%的DCM患者为家族性的。

二、病理

扩张型心肌病病变以心肌纤维化为主，心肌肥厚不显著，心腔扩大明显，二尖瓣环和三尖瓣环增大，乳头肌伸长，常有心腔内附壁血栓，可累及心肌节律点及传导系统而引起心律失常。心肌纤维化、心肌收缩功能减弱导致心力衰竭。

三、临床表现

本病起病及进展缓慢，症状轻重不一。主要表现为心脏增大、心力衰竭、心律失常、小动脉栓塞。患儿先出现心脏增大，但起初无症状，因此确定起病日期较困难；有时患儿已有射血分数下降，经数年无症状，以后在劳累后出现气喘、乏力、心悸、咳嗽、胸闷等症状，有的可有偏瘫。体格检查可见心尖冲动弥散或抬举，心浊音界向左扩大，心率增快，有时可有奔马律，可闻及 Ⅱ/Ⅵ ～ Ⅲ/Ⅵ 级收缩期杂音（心力衰竭控制后杂音减轻或消失），肝脏增大，下肢水肿等。

四、辅助检查

（一）胸部 X 射线检查

心影扩大，由左心室、左心房扩大引起。常存在肺静脉充血，可发展为肺水肿。左肺部分区域可因左心房扩大压迫左支气管而致不张，也可出现胸腔积液。

（二）心电图及动态心电图（Holter 检查）

大多数患儿心电图上呈窦性心动过速。常见非特异性 ST-T 变化，左心室肥大，左右心房扩大及右心室肥大。46% 的患儿 Holter 检查可发现心律失常。

（三）超声心动图

DCM 患儿的超声心动图特征包括左心室、左心房扩大、射血分数减低、左心室射血前期与射血期比率增加等。

（四）心导管检查与活体组织检查

由于 DCM 可由超声心动图检查确定，心导管检查主要用于排除异常的左冠状动脉起源，因这一情况在超声心动图检查时易于漏诊，必要时行活体组织检查帮助确定心肌病的病因。

五、治疗

扩张型心肌病的临床特征为心输出量减少、液体潴留及血管收缩活性增加。血管收缩活性增加为神经体液因素作用以维持足够的灌注压。因此，治疗的目的就是处理以上这些问题。此外，若怀疑代谢缺陷，应不耽搁地予以经验性补充。

增强心肌收缩力的药物有如下几类。

（一）拟交感药物

拟交感药物包括多巴胺、多巴酚丁胺及肾上腺素。小剂量多巴胺可改善肾脏功能，剂量加大可增强对心脏的作用，但也可引起外周血管阻力增加，并有可能致心律失常。多巴酚丁胺致心律失常作用较弱，但有报道因可引起肺动脉楔压升高而致肺水肿。这两种药物通常联合应用。

（二）增强心肌收缩力的药物

增强心肌收缩力的药物为双吡啶衍生剂，包括氨力农及米力农，可通过抑制磷酸二酯酶增加细胞内钙的浓度，有强心及扩张外周血管的作用。其可能的不良反应为血小板减少、肝毒性及胃肠道刺激。

地高辛为可长期应用的经典心肌收缩力增强药物，但在危重病例，心肌损害严重及肾功能减退者，应减量慎用。

（三）利尿剂

改善液体内环境平衡在扩张型心肌病的治疗中至关重要。呋塞米（速尿）为首选的药物，但应注意监测电解质水平，尤其是血钾水平，必要时可适当补充钾盐，也可与螺内酯等类药物合用。其他可应用的利尿剂包括依他尼酸、布美他尼。

（四）血管扩张剂

硝普钠及肼屈嗪可有效扩张外周血管，从而降低后负荷，增加心输出量及减低充盈压。有效降低后负荷的口服制剂还包括血管紧张素转化酶抑制剂（angiotensin converting enzyme inhibitor，ACEI）。在儿科，最常用的 ACEI 为卡托普利及依那普利。ACEI 还有一定的抑制甚至逆转心肌病时的心室重塑作用。

（五）其他

治疗扩张型心肌病时因心腔扩大、血流淤滞，有可能发生血栓。因而这些患儿应考虑应用华法林等类抗凝剂。若已明确有心腔内血栓，应积极以肝素治疗，最终过渡到长期华法林治疗。

急性病例应推荐卧床休息，限制水及钠盐摄入以帮助控制液体潴留。每日称体重有助于评估液体潴留情况及指导利尿。

如确定是由心动过速诱导的心肌病，应予以抗心律失常药物治疗。药物的选择依心动过速的原因而定。普鲁卡因胺及 β 受体阻滞剂是有效的抗心律失常药物，但因其有负性肌力作用，DCM 患儿应慎用。

第四节　肥厚型心肌病

肥厚型心肌病（HCM）时左心室肥厚，但不扩张，诊断时应排除高血压、主动脉瓣狭窄、水肿及先天性心脏病等其他可引起肥厚的疾病。肥厚型心肌病命名与分类较为混乱。有的将有流出道狭窄的称为梗阻性心肌病。有的根据其心室肥厚是否对称而分类。如左右心室都肥厚的称为对称性，否则称为非对称性。一般对称性的多数为非梗阻性，不对称的多数为梗阻性，但也有左心室壁与室间隔肥厚，右心室壁不肥厚而左心室流出道不狭窄的，即只有不对称而无梗阻的。有的患儿室间隔特别肥厚，突入到左心室腔间，尤其在主动脉瓣下，表现为左心室流出道狭窄，称为特发性肥厚性主动脉瓣下狭窄。肥厚型心肌病伴梗阻的不到总数的 25%。

一、病因

HCM 是一种原发性的且通常是家族性的心脏疾病，因其发生年龄不同且许多遗传性病例呈亚临床过程，因而目前尚无确切的发病率。有文献报道儿童 HCM 的发病率为 2.5/10 万人口，占所有儿童原发性心肌病的 20%～30%。

HCM 通常以常染色体显性方式遗传，目前已知多个基因与典型的家族性肥厚型心肌病有关，这些基因均编码肌节蛋白，如 β 肌凝蛋白重链等。HCM 也可作为经母亲遗传的线粒体病。许多患儿伴有与遗传综合征一致的畸形，如那些患有努南综合征（Noonan syndrome）、蓬佩病（Pompe disease）、贝-维综合征（Beckwith-Wiedemann syndrome）的患儿。

二、病理

HCM 多数为左心室肥厚，心功能早期无明显障碍，临床上无明显症状，晚期有程度不等的心功能不全。梗阻型心肌病的病理特点是左心室肥厚重于右心室，室间隔肥厚更为显著，室间隔厚度与左心室壁厚度之比大于 1.3：1。左心室腔缩小、二尖瓣前叶增厚、室间隔局部肥厚增生，致左心室流出道狭窄梗阻、左心室腔收缩压升高，与左心室流出道和主动脉收缩压相比有明显压力阶差，左心室舒张末期压力也可增高，心排血量初期正常，以后愈益降低。流出道的梗阻及其引起的压力阶差可因很多生理因素而异，凡使心室收缩力增强、室腔容量减少及后负荷减低等情况均可使梗阻加重，压力差更大，反之亦然。因此患者的流出道梗阻的程度并非固定，而是时时在变，各种影响以上因素的情况和药物均可改变梗阻的程度。

HCM 的心肌普遍肥大（多数左心室重于右心室，心室重于心房），心肌细胞亦肥大，常有不同程度的间质纤维化、细胞变性，并有不同程度的坏死和瘢痕形成，很少有炎性细胞浸润。本病最突出的组织学改变为心肌细胞的排列杂乱无章，而非整齐划一。细胞间的连接常互相倾斜甚至垂直相连。这些错综的连接使心肌收缩时步调不整。此外，心肌细胞的凌乱排列还可影响心电的传播，甚至构成严重的心律失常的病理基础。

三、临床表现

肥厚型心肌病主要表现为呼吸困难、心绞痛、晕厥，亦可发生猝死。呼吸困难主要是由于左心室顺应性减退和二尖瓣反流引起左心房压力升高，左心室舒张末压力也升高，肺静脉回流受阻而引起肺淤血。心绞痛是由于心肌过度粗大或左心室流出道梗阻引起冠状动脉供血不足。由于脑供血不足，故剧烈运动时有晕厥，甚至猝死。幼儿可表现为生长发育落后，心力衰竭的发生率较年长儿的高。

体格检查发现部分病例在心尖可闻及全收缩期杂音，并向左腋下放射，此杂音是由二尖瓣反流所致。左心室流出道梗阻者沿胸骨左缘下方及心尖可及收缩期杂音，其程度直接与主动脉瓣下压力阶差有关。可有第二心音逆分裂（即 P_2 在前，A_2 在后）。有些病例心浊音界扩大，偶可听到奔马律。

四、辅助检查

（一）胸部 X 射线检查

心影扩大，但若无并发心力衰竭则肺纹理都正常。

（二）心电图

90%～95%的 HCM 患儿有 12 导联心电图异常，包括左心室肥大、ST-T 变化（如显著的 T 波倒置）、左心房扩大、异常的深 Q 波，外侧心前区导联 R 波振幅降低等，但本病无特征性心电图改变。有些 HCM 患儿可有右心室肥厚的心电图表现，可能反映有右心室流出道梗阻存在。

（三）超声心动图

HCM 可见心室壁增厚，其增厚的分布并非匀称。在 M 型超声可见二尖瓣的前瓣有收缩期地向前运动，其运动的幅度和持续时间与左心室流出道的梗阻程度直接有关。梗阻型心肌病的室间隔与左心室后壁均有增厚，室间隔肥厚尤其突出，与左心室后壁的比值大于 1.3∶1（婴儿除外），而且左心室流出道内径变小。

（四）心导管检查

历史上，心导管检查在 HCM 的诊断及研究中起了重要作用。现今，超声心动图的精确应用已基本替代血流动力学研究及心血管造影。在婴儿，偶可应用心内膜心肌活体组织检查来确定病因，如线粒体肌病、糖原累积病等。不过现今骨骼肌活体组织检查更方便，且创伤更小。

五、治疗

（一）药物治疗

治疗的主旨为降低心肌的收缩力，改善舒张期的顺应性和预防猝死。

β 受体阻滞剂普萘洛尔为本病治疗的主要药物，它可减慢心率，降低心肌收缩力，从而减轻左心室流出道梗阻；且可减低心肌的张力，使需氧量减少，缓解心绞痛；此外，普萘洛尔尚有一定的抗心律失常作用。其他临床上应用的选择性 β 受体阻滞剂有阿替洛尔（atenolol）、美托洛尔等。1/2～1/3 的患儿用药后症状缓解。对无症状的患儿是否需要长期用药意见不一。

维拉帕米主要用于成人 HCM 患者。短、长期研究表明口服维拉帕米可改善心脏症状及运动能力，但该药有潜在的致心律失常作用及偶可引起肺水肿及猝死，因而在儿童患者中极少应用。洋地黄忌用，只有在心房颤动、心室率太快时方有指征，以小剂量与普萘洛尔同用。利尿剂和血管扩张药物均不宜用。终末期 HCM 心腔扩大、心壁变薄及收缩功能减退时可应用洋地黄、利尿剂和血管扩张药物。

（二）手术治疗

对因左心室流出道梗阻产生严重症状而药物治疗无效者（压差超过 50 mmHg），可经主动脉切除室间隔的部分肥厚心肌（Morrow 手术），症状大多缓解。其他手术方式有二尖瓣换置术及心尖主动脉管道，但因疗效不确切，且并发症多，在儿科均极少应用。心脏移植是另一种治疗手段。

（三）其他

近年来，成人 HCM 患者有应用永久双腔起搏来降低左心室流出道梗阻，减轻症状，但疗效并不确切。乙醇间隔消融应用在某些成人 HCM 患者可降低左心室流出道压力差，但这种实验性的治疗手段在小儿应慎用，因手术瘢痕可成为致心律失常的病理基础，增加猝死的危险。

第六章

泌尿系统疾病

第一节　急性肾小球肾炎

急性肾小球肾炎（acute glomerulonephritis，AGN）简称急性肾炎，广义上包括一组以急性起病，表现为血尿和（或）蛋白尿、高血压、水肿，并常伴有少尿为特点的肾小球疾病，因此，又称之为急性肾炎综合征。在儿童时期，绝大多数 AGN 属于急性链球菌感染后肾小球肾炎（APSGN）。

本病为儿科最常见的肾小球疾病，居我国儿童泌尿系统疾病住院患儿的首位。但近年国内外流行病学资料均呈现发病率下降的趋势，北美、西欧等地报道 1979—1988 年较1961—1970 年减少 2/3，我国亦呈类似改变，1982 年 6 947 例泌尿系住院患儿中本病占53.7%，1992 年则占 11 531 例泌尿系住院患儿的 37.1%。

一、病因

概括而言，AGN 可分为感染性和非感染性两大类。

（一）感染性

（1）急性链球菌感染后肾小球肾炎：本病是由 A 族 β 溶血性链球菌感染后引起的免疫性肾小球肾炎。链球菌中仅部分"致肾炎菌株"感染后引发肾炎，继发于呼吸道、咽部感染者常由 2、49、50、55、60 型引起，继发于皮肤感染者常由 1、3、4、12、25、49型引起。

（2）非链球菌感染后肾小球肾炎：①细菌性感染，如葡萄球菌、肺炎球菌、感染性心内膜炎、伤寒等；②病毒性感染，如乙型肝炎、巨细胞病毒、水痘、EB 病毒等；③其他，如梅毒、毒浆病、疟疾等。

（二）非感染性

（1）多系统疾病：系统性红斑狼疮、过敏性紫癜、血管炎、肺出血肾炎综合征等。
（2）原发性肾小球疾病：IgA 肾病、系膜增生性肾炎、膜增生性肾炎等。

二、发病机制

有关急性链球菌感染后肾小球肾炎的发病机制，目前认为所有链球菌致肾炎菌株均有共同的致肾炎抗原性，机体对链球菌的某些抗原成分（包括菌壁上的 M 蛋白内链球菌素和"肾炎菌株协同蛋白"）产生抗体，抗原抗体复合物引起肾小球毛细血管炎症病变，包括循环免疫复合物和原位免疫复合物形成学说。此外，某些链球菌株可通过神经氨酸苷酶的作用或其产物，如某些菌株产生的唾液酸酶，与机体的免疫球蛋白结合，改变其免疫原性，产生自身抗体和免疫复合物而致病。另外，有研究者认为链球菌抗原与肾小球基膜糖蛋白间具有交叉抗原性，可使少数病例呈现抗肾抗体型肾炎。

三、病理

在疾病早期，肾病变典型，呈毛细血管内增生性肾小球肾炎改变。光镜下肾小球表现为程度不等的弥漫性增生性炎症及渗出性病变。部分患者中可见到新月体。肾小管病变较轻，呈上皮细胞变性，间质水肿及炎症细胞浸润。电镜检查可见电子致密物在上皮细胞下沉积，呈散在的圆顶状驼峰样分布。免疫荧光检查在急性期可见 IgG、C3 于肾小球基膜及系膜区颗粒状沉积，有时还伴有 IgM、IgA 沉积，此多见于重度蛋白尿者。

四、临床表现

90%病例有链球菌的前驱感染，以呼吸道及皮肤感染为主。在前驱感染后经 1～3 周无症状的间歇期而急性起病。以咽炎为诱因者，病前 6～12 天（平均 10 天）多有发热、颈淋巴结大及咽部渗出。皮肤感染见于病前 14～28 天（平均 20 天）。

（一）典型表现

急性期常有全身不适、乏力、食欲缺乏、发热、头痛、头晕、咳嗽、气急、恶心、呕吐、腹痛及鼻出血等。50%～70%患儿为肉眼血尿，持续 1～2 周即转镜下血尿，肉眼血尿严重者可伴有排尿困难。蛋白尿程度不等，约 20%达肾病水平。70%患儿有非凹陷性水肿，通常累及眼睑、颜面，偶及全身。30%～80%患儿有血压升高，主要由水钠潴留、血容量过大所致。通常尿量减少，但真正达少尿者不多。大部分患儿经 2～4 周利尿消肿治疗，血压也恢复正常。轻症临床表现不明显，仅表现为镜下血尿，重症则可呈急进性肾炎经过，短期内出现肾功能不全。

（二）非典型表现

（1）亚临床病例：无临床表现的病例。多见于致肾炎链球菌菌株感染患儿的密切接触者，对流行病学有意义。患儿无临床症状，但呈现血补体下降或轻度尿改变或二者兼具。肾活检见有轻度局灶增生病变或弥漫性典型病变。

（2）肾外症状性急性肾炎：易于误诊，临床有水肿、高血压，甚至有严重循环充血及高血压脑病，但尿改变轻微或尿常规检查正常，有链球菌前驱感染，血中补体在 6～8 周内呈典型的下降继而恢复的过程。

（3）尿中蛋白排出明显：少数病儿以急性肾炎起病，但水肿和蛋白尿突出，伴轻度高胆固醇血症和低白蛋白血症，临床表现似肾病综合征，占儿童肾炎的 5%，其恢复过程也较典型表现者迟缓，少数进入慢性肾炎过程。

（三）急性期并发症

（1）严重循环充血：常发生在起病后 1 周内，由于水钠潴留、血浆容量增加而出现循环充血。当肾炎患儿出现呼吸急促和肺部出现湿啰音时，应警惕循环充血的可能性，严重者可出现呼吸困难、端坐呼吸、颈静脉怒张、频咳、吐粉红色泡沫痰、两肺满布湿啰音、心脏扩大，甚至出现奔马律、肝大而硬、水肿加剧。此与经典的因心肌泵功能减退的充血性心力衰竭不同。

（2）高血压脑病：此指血压急剧增高时伴发神经系统症状。常发生在疾病早期，血压突然上升之后，血压往往在（150～160）／（100～110）mmHg。年长患儿会主诉剧烈头痛、呕吐、复视或一过性失明，严重者突然出现惊厥、昏迷。

（3）急性肾功能不全：急性肾炎早期相当一部分患儿有不同程度的尿量减少及氮质血症，但真正发生急性肾衰竭者仅为少数。常发生于疾病初期，出现尿少、严重氮质血症、电解质紊乱（高钾、高磷、低钠、低钙血症）、水潴留、代谢性酸中毒等症状，一般持续 3～5 天，不超过 10 天。

五、辅助检查

（一）尿液检查

血尿见于所有的患儿，早期多为肉眼血尿，后转为镜下血尿。60%～85% 的患儿尿中可检测到红细胞管型，其他尚可有透明或颗粒管型。疾病早期可见较多的白细胞和上皮细胞，并非感染，一般于数日内消失。尿蛋白可为+～+++，且与血尿的程度相平行，仅少数达肾病水平，蛋白尿一般属非选择性者。

（二）血常规检查

外周血白细胞一般轻度升高或正常，此与原发感染灶是否存在有关。轻度贫血常见，此与血容量增大血液稀释有关。血沉大多加快。

（三）血生化及肾功能

肾小球滤过率（glomerular filtration rate，GFR）降低，但一般不低于50%。部分患儿有短暂的血尿素氮、肌酐升高。尿浓缩功能完好，可有轻度的高氯酸血症和轻度的高血钾，因血液稀释可有低钠血症。

（四）链球菌感染的细菌免疫学检查

患儿肾炎起病时，前驱的链球菌感染多已经过抗菌治疗，故病灶处细菌培养阳性率不高。在链球菌感染后机体对菌体的抗原物质常产生抗体反应，咽炎病例抗链球菌溶血素O（ASO）往往增加，10～14 天开始升高，3～5 周达高峰，3～6 个月恢复正常。另外，咽炎后急性链球菌感染后肾小球肾炎（acute poststreptococcal glomerulonephritis，APSGN）者抗双磷酸吡啶核苷酸酶（adenosine diphosphatase，ADPase）滴度升高。皮肤感染后 APSGN 者 ASO 升高者不多，抗链球菌 DNA 酶和抗透明质酸酶滴度升高。上述血清学检查在急性期经有效抗感染治疗后阳性率降低。

（五）血补体测定

90% 以上的患儿在病程早期血中总补体和血清 C3 显著下降，94% 的病例至第 8 周恢复正常，补体下降程度虽与疾病严重性及预后无关，但持续低下 6～8 周尚不恢复正常提示为非链球菌感染后肾小球肾炎，应注意查找导致补体低下的病因。

六、诊断和鉴别诊断

典型病例往往起病 1～3 周前有链球菌感染史，出现血尿、水肿、血压高，尿液检查有肾小球源性血尿、不同程度的蛋白尿，血清有链球菌感染的免疫学改变及动态的血补体变化（早期下降，6～8 周恢复），即可诊断为急性链球菌感染后肾小球肾炎。

AGN 应与下列情况鉴别。

（1）注意肾炎的不典型表现，避免漏诊或误诊，尤其注意以循环充血、高血压脑病为首发症状或突出表现者，应及时尿检以免误诊。

（2）急性链球菌感染后肾小球肾炎注意和非链球菌感染后肾小球肾炎相鉴别。

（3）与以急性肾炎综合征为表现的其他原发性肾小球疾病或全身性疾病相鉴别，前者如 IgA 肾病、膜增生性肾炎等，后者如狼疮性肾炎、过敏性紫癜性肾炎、血管炎等。

（4）与慢性肾炎病程中因某些诱因（如感染）呈急性发作者相鉴别。

（5）本病中尿蛋白显著者常需要与肾病综合征鉴别。

一般情况下急性链球菌感染后肾炎不需行肾活检，下列情况可视为肾活检指征：①不典型表现，如严重蛋白尿、显著氮质血症、少尿持续存在但无链球菌感染证据；②显著血压增高，肉眼血尿持续 2～3 周以上或持续蛋白尿伴或不伴血尿持续 6 个月以上；③持续低补体血症。

七、治疗

本病主要为对症治疗，治疗原则为纠正病理生理变化及生化异常，防治急性期并发症，保护肾功能，以利其恢复。

（一）一般治疗

急性期需要卧床 2～3 周，直到肉眼血尿消失，水肿减退，血压正常。对有水肿、高血压者应限盐及水，有氮质血症者应限蛋白。

（二）抗感染治疗

有感染灶时用青霉素 10～14 天。

（三）对症治疗

（1）利尿：经控制水盐入量仍有水肿、高血压、少尿者可予利尿药。一般口服氢氯噻嗪，无效时需用呋塞米口服或注射，呋塞米静脉注射剂量过大时可有一过性耳聋，应注意。

（2）降压：凡经休息、控制水盐摄入、利尿而血压仍高者均应给予降压药。常选硝苯地平，在成年人此药有增加心肌梗死发生率和死亡率的危险，一般不单独使用。还可选用血管紧张素转化酶抑制药（如卡托普利），与硝苯地平交替使用时降压效果更佳，但肾功能下降者应慎用。

（四）严重循环充血的治疗

纠正水钠潴留，恢复正常血容量，可使用呋塞米注射。有肺水肿者，除一般对症治疗外可加用硝普钠。对难治病例可采用腹膜透析或血液滤过治疗。

（五）高血压脑病的治疗

原则为选用降压效力强而迅速的药物。首选硝普钠，有惊厥者应及时止痉，对有脑水肿者需要脱水、供氧。

八、预后

急性肾炎的预后与病因有关。病毒所致者预后良好，多数随感染痊愈而愈；95%急性链球菌感染后肾炎的患儿预后良好，可完全康复，及时控制严重症状可显著降低急性期死亡率。

第二节　急进性肾小球肾炎

急进性肾小球肾炎（rapidly progressive glomerulonephritis，RPGN）简称急进性肾炎，是一组以少尿、血尿、蛋白尿、水肿和高血压等急性肾炎综合征为临床表现，肾功能急剧恶化，多早期出现少尿性急性肾衰竭的临床综合征。病理特点为肾小球囊腔内有广泛新月体形成，故又称为新月体肾炎。

一、病因

本病是由多种原因所致的一组疾病，包括：①原发性急进性肾小球肾炎；②继发于某些原发性肾小球疾病，如链球菌感染后肾炎、膜增生性肾炎、膜性肾病、IgA肾病等；③继发于全身性疾病，如系统性红斑狼疮、过敏性紫癜、坏死性肉芽肿等；④继发于感染性疾病，如败血症、感染性心内膜炎等；⑤继发于某些药物副作用或毒物中毒，如利福平、别嘌醇、肼屈嗪、D-青霉胺等。

根据免疫病理可以分为3型：①Ⅰ型为抗肾小球基底膜抗体型，是由于抗肾小球基底膜抗体与肾小球基底膜（glomerular basal membrane，GBM）抗原相结合激活补体而致病；②Ⅱ型为免疫复合物型，是因肾小球内循环免疫复合物的沉积或原位免疫复合物的形成，激活补体所致；③Ⅲ型为非免疫复合物型，肾小球内无免疫复合物沉积或呈不规则的局灶性沉积，血中常有抗中性粒细胞胞质抗体（antineutrophil cytoplasmic antibody，ANCA）。

二、病理

肾体积常较正常增大，典型病理改变为新月体肾炎。

（一）光镜

光镜显示为弥漫性病变，50%以上的肾小球内有占肾小球囊腔50%以上面积的大新月体形成。

（二）免疫荧光

Ⅰ型可见IgG、C3沿肾小球基膜内侧呈线状沉积；Ⅱ型可见IgG、C3在肾小球基底膜及系膜区呈颗粒状沉积；Ⅲ型无或仅有微量免疫沉积。

（三）电镜

Ⅱ型电子致密物在系膜区或内皮下沉积，Ⅰ型和Ⅲ型无电子致密物。

三、临床表现

本病常见于较大儿童及青春期，年龄最小者 5 岁，男多于女。病前 2～3 周内可有疲乏、无力、发热、关节痛等症状。约 50%的患者可有上呼吸道感染前驱史。

起病多与急性肾小球肾炎相似（起病急，可见血尿、蛋白尿，尿少，水肿，高血压），多早期出现少尿（即尿量<400 mL/d）或无尿（即尿量<50 mL/d），进行性肾功能减退并发展成为尿毒症为其临床特点。患者常伴有贫血，少数可具备肾病综合征特征。

继发性者除上述表现外，还有其原发病的相应表现。

四、辅助检查

（一）尿常规

除不同程度的蛋白尿外，血尿持续是本病的重要特点，肉眼血尿较常见。尿沉渣可见红细胞、白细胞、玻璃样管型及颗粒管型。

（二）血常规

血常规检查常见明显贫血，属正色素性、正细胞性贫血。

（三）肾功能

发病后数日即可发现血尿素氮、血肌酐的进行性上升。

（四）免疫学检查

免疫学检查主要可见抗 GBM 抗体阳性（Ⅰ型），ANCA 阳性（Ⅲ型）。Ⅱ型患者血循环免疫复合物及冷球蛋白可阳性，并可伴有补体 C3 的降低。

（五）B 超

B 超显示双肾增大，呈弥漫性肾实质病变，皮髓质界限不清。

（六）肾活检

肾活检有利于确立诊断、制定治疗方案及评估预后等。若情况允许，应尽早进行。但在本症，做肾活检风险较大，应严格选择适应证。

五、诊断和鉴别诊断

（一）诊断

凡急性肾炎综合征伴肾功能急剧恶化，无论是否已达到少尿性急性肾衰竭，均应疑及本病并及时行肾活检。若病理显示 50%以上肾小球有新月体形成，并依据临床和实验室检查除外系统性疾病，诊断即可成立。

（二）鉴别诊断

（1）急性链球菌感染后肾炎：本病多数有链球菌前驱感染史，少尿和肾功能损害持续时间短，肾功能一般在病程 2～3 周后有望恢复，预后良好，肾活检或动态病程观察有助于两者鉴别。

（2）溶血性尿毒症综合征：多见于婴幼儿，贫血多较严重，为微血管溶血性贫血。血小板及凝血因子减少，出血倾向明显，有助于鉴别。

（3）继发于全身性疾病：如系统性红斑狼疮、过敏性紫癜等。

（4）注意是否在原有肾小球疾病基础上又发生新月体病变，导致病情急剧恶化，如 IgA 肾病、膜增生性肾炎。

六、治疗

（一）一般治疗

对肾衰竭及其并发症的治疗，其处理同一般肾衰竭。

（二）肾上腺皮质激素

目前首选大剂量激素冲击疗法：甲泼尼龙 15～30 mg/kg（最大单次用量 1 g），溶于 5% 葡萄糖溶液 100～200 mL 中静脉滴注，每天或隔天 1 次，3 次为 1 个疗程，必要时，间隔 3～5 天可进行下一个疗程，一般不超过 3 个疗程，冲击期间注意监测血压。继以口服泼尼松 1 mg/（kg·d），至少 4 周，然后逐步减量维持。

（三）细胞毒药物

细胞毒药物常与激素同时使用，可用环磷酰胺或硫唑嘌呤。环磷酰胺每日口服 100 mg 或隔日静脉注射 200 mg，累积量达 6～8 g 后停药。而后可以再用硫唑嘌呤 100 mg/d 继续治疗 6～12 个月巩固疗效。

（四）抗凝疗法

抗凝疗法在人类疗效尚有争议。在抗凝的同时，可加用抗血小板聚集药如双嘧达莫，并与泼尼松、免疫抑制药联用，称四联疗法，有一定疗效。肝素用量，每次 100～150 U/kg，每 4～6 h 1 次静脉滴注，疗程为 5～10 天。若病情好转可改用皮下注射或华法林口服，持续较长时间。双嘧达莫 5～10 mg/（kg·d），分 3 次口服或静脉滴注。

（五）血浆置换疗法

血浆置换疗法可有效清除血浆中免疫复合物及抗肾抗体，阻止和减少免疫反应。早期应用可使病情缓解。该疗法需要配合糖皮质激素及细胞毒药物，以防止在机体大量丢失免疫球蛋白后大量合成造成"反跳"。

（六）透析疗法

本病临床突出表现为进行性肾衰竭，故主张早期进行透析治疗。透析指征同一般急性肾衰竭。通常可先做腹膜透析，不满意时考虑血液透析。

（七）肾移植

肾功能不恢复者待病情稳定后可行肾移植，须等待至血中抗肾抗体阴转后才能进行。

七、预后

本症预后严重，若未能及时有效治疗，几乎均于数周至半年内进展至不可逆肾衰竭。

影响预后的主要因素有以下几种。①病因。继发于链球菌感染者预后较好。②治疗是否及时。临床有少尿、肾功能差需行透析者，病理上显示广泛不可逆病变（纤维性新月体、肾小球硬化或间质纤维化）者，预后差。③免疫病理类型。Ⅲ型较好，Ⅰ型差，Ⅱ型居中。

第三节 原发性肾病综合征

肾病综合征（nephrotic syndrome，NS）是一组由多种原因引起的肾小球滤过膜通透性增加，导致血浆内大量蛋白质从尿中丢失的临床综合征。临床有以下4大特点：①大量蛋白尿；②低清蛋白血症；③高脂血症；④明显水肿。以上第①、第②两项为必备条件。

肾病综合征在儿童肾病中的发病率仅次于急性肾炎。1982年，我国的调查结果显示，肾病综合征占同期住院泌尿系疾病患儿的21%。男女比例为（1.5～3.7）：1。发病年龄多为学龄前儿童，3～5岁为发病高峰，单纯型发病偏早，肾炎型偏迟。按病因可分为原发性、继发性和先天性3种类型。本节主要叙述原发性肾病综合征（primary NS，PNS）。

一、病因和发病机制

原发性肾病综合征约占儿童时期肾病综合征总数的90%，目前病因尚未明确。微小病变者主要是滤过膜电荷屏障的丧失，致分子量较小、带负电荷的清蛋白自尿中丢失，表现为高选择性蛋白尿，可能与T细胞功能紊乱有关。非微小病变者可能还有滤过膜结构屏障的改变，在非微小病变者的肾组织内常可检测到免疫球蛋白和（或）补体成分的沉着，故提示有免疫复合物，发生局部免疫的过程中损伤滤过膜的结构屏障而引发蛋白漏出。

近年发现肾病综合征的发病具有遗传基础。国内报道，糖皮质激素敏感患儿 HLA-DR7 抗原测得频率高达38%，频复发患儿则与 HLA-DR9 相关。另外，还有家族性表现，且绝大多数是同胞患病。在流行病学调查中发现，黑人症状表现重，对糖皮质激素反应差，提示发病与人种及环境有关。

二、病理生理

（一）大量蛋白尿

此为本病最基本的病理生理改变，是导致本病其他三大临床特点的基本原因，也是诊断本病的必需条件。当肾小球滤过膜受免疫或其他病因损伤后，其电荷屏障和（或）结构屏障减弱，血浆蛋白漏入尿中，蛋白尿的直接后果是低清蛋白血症。此外，其他蛋白的丢失也可造成相应的后果。患儿体液免疫功能降低与血清 IgG 和补体系统 B、D 因子从尿中大量丢失有关，也与 T 淋巴细胞抑制 B 淋巴细胞 IgG 合成转换有关。抗凝血酶Ⅲ丢失，而Ⅳ、Ⅴ、Ⅶ因子和纤维蛋白原增多，使患儿处于高凝状态。由于钙结合蛋白降低，血清结合钙可以降低；当 25（OH）D_3 结合蛋白同时丢失时，游离钙也降低。另一些结合蛋白降低，可使结合型甲状腺素（T_3、T_4）、血清铁、锌和铜等微量元素降低；转铁蛋白减少则可发生低色素小细胞性贫血。

（二）低蛋白血症

血浆蛋白由尿中大量丢失和从肾小球滤出后被肾小管吸收分解是造成低蛋白血症的主要原因；肝合成蛋白的速度和蛋白分解代谢率的改变也使血浆蛋白降低。患儿胃肠道也可有少量蛋白丢失，但并非低蛋白血症的主要原因。

（三）高脂血症

患儿血清总胆固醇、三酰甘油和低密度、极低密度脂蛋白增高，其主要机制是低蛋白血症促进肝合成脂蛋白增加，其中的大分子脂蛋白难以从肾排出而蓄积于体内，加之脂蛋白清除率下降，如脂蛋白脂酶活性下降 $30\% \sim 60\%$、卵磷脂转酰酶活性降低且酶自尿中丢失，导致高脂血症。血中胆固醇和低密度脂蛋白，尤其脂蛋白持续升高，而高密度脂蛋白却正常或降低，促进了动脉硬化的形成；持续高脂血症，脂质从肾小球滤出，可导致以下不利影响：肾小球滤出的脂蛋白对系膜细胞具有毒性作用，可能导致肾小球硬化；增加血小板的聚集，促发高凝及血栓栓塞；产生动脉粥样硬化性冠心病的可能性。

（四）水肿

水肿的产生机制主要有两种理论。

（1）充盈不足学说：大量蛋白尿导致血浆白蛋白下降、血浆胶体渗透压下降，血浆中的水分自血管内区转入组织间隙，直接造成局部水肿。血浆容量下降，通过容量和压力感受器使肾保留水钠有关的神经体液因子活化，如抗利尿激素增加、肾素-血管紧张素-醛固酮系统活化、交感神经活性增强等，从而引起水钠潴留，导致全身水肿。

（2）过度充盈学说：有些研究者注意到患者并不都伴有血容量下降，血浆肾素-血管紧张素水平亦不一定升高，故提出本病中存在肾原发的水钠潴留，由于原发水钠潴留甚至可见血容量扩张。

三、病理

原发性肾病综合征可见于各种病理类型。

（一）微小病变（minimal change disease，MCD）

光镜下无改变或极轻微病变，电镜示弥漫性肾小球脏层上皮细胞足突融合，免疫荧光阴性。临床男孩多见，发病高峰为 $3 \sim 4$ 岁，多表现为单纯型肾病、激素敏感。

（二）系膜增生性肾小球肾炎（mesangial proliferative glomerulonephritis，MSPGN）

系膜细胞和（或）系膜基质弥漫增生，光镜下基膜正常，系膜区有 Ig（IgG、IgM）和（或）补体沉积。我国患儿常见此改变，多具有血尿，部分伴血压增高，$1/2 \sim 2/3$ 对激素治疗不敏感，但延长隔日用药疗程，又有一部分获得缓解。当肾病状态持续并逐渐出现肾功能减退时，再次活检常又兼有局灶节段性硬化。

（三）局灶节段性肾小球硬化（focal segmental glomerulosclerosis，FSGS）

以始自近髓肾单位肾小球局灶节段性玻璃样变和硬化为特点，硬化处有大块电子致密物（IgM、C3）沉积。临床常见两种情况：一是肾病起病即非选择性蛋白尿，常有镜下血尿及血压高，激素耐药，常呈持续肾病状态及逐渐进展的肾功能减退。二是起病类似 MCNS，但多次反复后发展为典型的 FSGS。

（四）膜增生性肾小球肾炎（membranopro-liferative glomerulonephritis，MPGN）

系膜细胞和其基质重度弥漫性增生，广泛的系膜内皮下插入，基膜增厚及双轨形成。免疫荧光可见 IgG、C3 沿毛细血管壁及系膜区粗颗粒沉积。临床以伴有低补体血症为特点，常以急性肾炎综合征起病，肾功能受损较多，且常呈慢性进展过程。

（五）膜性肾病

以不连续的颗粒状上皮下沉积物、基膜弥漫增厚、钉突改变为特点，免疫荧光以 IgG、C3 沿毛细血管襻细颗粒状沉积为特点。儿童原发性者少见，多继发于狼疮肾或乙肝肾。

（六）其他

如毛细血管内增生性肾小球肾炎、IgA 肾病、IgM 肾病等，也可表现为肾病综合征。

四、临床表现

一般起病隐匿，常无明显诱因。约 30% 患者有病毒感染或细菌感染发病史，70% 患者肾病复发与病毒感染有关。水肿最常见，开始见于眼睑，以后逐渐遍及全身，呈凹陷，男孩常有阴囊水肿，水肿重者可出现体腔积液即腹腔积液、胸腔积液或心包积液。常伴有尿量减少，颜色变深，无并发症的患者无肉眼血尿，而短暂的镜下血尿可见于约 15% 的患者。大多数患者血压正常，但约 15% 的患者可有轻度高血压，约 30% 病例因血容量减少而出现短暂肌酐清除率下降，一般肾功能正常，急性肾衰竭少见。部分晚期病例可有肾小管功能障碍，出现低血磷性佝偻病、肾性糖尿、氨基酸尿和酸中毒等。由于长期存在蛋白自尿中丢失，患儿可有蛋白质营养不良。病程久或反复发作、长期应用皮质激素者还有生长落后。

五、辅助检查

（一）尿液分析

大量蛋白尿为本病主要化验所见，24 h 尿蛋白定量超过每平方米体表面积 40 mg/h 或 >50 mg/kg 为肾病范围的蛋白尿，尿蛋白/尿肌酐（mg/mg）的正常儿童上限为 0.2，肾病者该比值大于 3.5。尿沉渣可见透明管型、颗粒管型和卵圆脂肪小体。

（二）血常规检查

血常规检查可见血红蛋白和血细胞比容增加，此常见于初发或复发或循环血容量下降的患儿。长期慢性过程的患儿有时可见小细胞性贫血，此可能由尿中丢失转铁蛋白所致。血小板往往增加。

（三）其他检查

血浆总蛋白含量降低，清蛋白降低尤为显著，并伴有清蛋白、球蛋白比值倒置。α_2、β 球蛋白浓度增高，IgG 减少，IgM、IgE 可增加，纤维蛋白原增高。血脂增高，胆固醇增高显著，在清蛋白显著下降者三酰甘油也可明显升高。低密度脂蛋白（low density lipoprotein，LDL）和极低密度脂蛋白（very LDL，VLDL）增高，高密度脂蛋白（high density lipoprotein，HDL）多正常。电解质一般正常，有时可见低钠血症，血钙有下降趋势。肾功能常在正常范围，但也可因低血容量而 GFR 下降，或因肾小球足突融合滤过面积减少和（或）对水及小的溶质的通透性改变而出现血尿素氮（blood urea nitrogen，BUN）增高，但多属暂时性。晚期患儿可有肾小管功能损害。MCD 或单纯型患儿的血清补体水平正常，肾炎型患儿补体可下降。

肾活检指征：①对糖皮质激素治疗耐药或频繁复发者；②对临床或实验室证据支持肾炎型肾病或慢性肾小球肾炎者。

六、并发症

（一）感染

感染是最常见的并发症，也是本病死亡的主要原因。本病易发感染的原因如下：①体液免疫功能低下；②常有细胞免疫功能异常；③补体系统改变，尤其是 B 因子自尿中丢失而影响调理功能；④转铁蛋白和锌结合蛋白自尿中丢失而影响免疫调节及淋巴细胞功能改变；⑤蛋白质营养不良；⑥水肿致局部循环障碍，易发生皮肤感染；⑦应用糖皮质激素和免疫抑制药。

（二）电解质紊乱和低血容量

常见的电解质紊乱有低钠、低钾、低钙血症。由于低蛋白血症、血浆胶体渗透压下降、显著水肿，而常有血容量不足，尤其在各种诱因引起低钠血症时易出现低血容量性休克。由于清蛋白下降致总钙水平下降，而血中维生素 D 结合蛋白自尿中漏出，体内维生素 D 不足，还可造成游离钙下降。

（三）高凝状态及血栓、栓塞

高凝状态易致各种动、静脉血栓形成，以肾静脉血栓形成常见，表现为突发腰痛，出现血尿或血尿加重，少尿甚至发生肾衰竭。但临床上以不同部位血管血栓形成的亚临床型则更多见。并发此类并发症是由于：①肝合成有关凝血的物质增加；②抗凝血酶Ⅲ自尿中丢失；③血浆纤溶酶原活性下降；④血液黏稠度增加，血小板聚集加强；⑤应用糖皮质激素促进高凝；⑥应用利尿药使血液浓缩。

（四）肾功能不全

急性肾功能不全可由以下原因引起：①急性间质性肾炎；②部分 MCNS 可因严重的肾间质水肿和（或）大量蛋白管型阻于亨利襻导致近端肾小管和鲍氏囊中静水压力增高、肾小球滤过压下降而致；③原病理改变基础上又附加了严重的肾小球病变；④血容量减少致肾前性氮质血症或合并肾静脉血栓形成而导致短期内肾功能减退。

慢性肾功能不全伴或不伴高血压时，应考虑以下情况：FSGS，原病变基础上向 FSGS 或增生硬化性转变，合并间质、血管病变。

七、诊断

中华医学会儿科学分会肾脏病学组于 2009 年制定了我国儿童常见肾病诊治循证指

南，其中确定了原发性肾病综合征的诊断标准和临床分型。凡临床表现符合前述肾病综合征四大特点者，即可诊断为肾病综合征。再结合病史、体检、辅助检查除外继发者即诊为原发性肾病综合征。根据临床表现可分为单纯型肾病和肾炎型肾病。按糖皮质激素反应可分为激素敏感型肾病、激素耐药型肾病和激素依赖型肾病。2009 年指南中有关激素敏感性肾病的界定是以泼尼松足量 [2 mg/ (kg·d) 或 60 mg/ (m²·d)] 治疗不超过 4 周，尿蛋白是否转阴为标准，但在判定时要注意激素用量是否为足量、是否存在干扰激素治疗的因素 (如并发感染、严重高凝状态、血栓形成及其他药物影响等)。2009 年指南中有关激素依赖型肾病的定义是对激素敏感，但连续 2 次减量或停药 2 周内复发者。2009 年指南中肾病综合征的复发是指连续 3 天，晨尿蛋白由阴性转为 (+++) 或 (++++) 或 24 h 尿蛋白定量 ≥50 mg/kg 或尿蛋白/尿肌酐 (mg/mg) ≥2.0。转归的判定：①临床治愈，是指完全缓解，停止治疗>3 年无复发；②完全缓解，是指血生化及尿检查完全正常；③部分缓解，是指尿蛋白阳性< (+++)；④未缓解，是指尿蛋白> (+++)。

八、治疗

(一) 初发肾病综合征的治疗

以激素治疗为主，分 2 个阶段用药。

(1) 诱导缓解阶段：足量泼尼松 (泼尼松龙) 60 mg/ (m²·d) 或 2 mg/ (kg·d) (按身高的标准体重计算)，最大剂量 80 mg/d，先分次口服，尿蛋白转阴后改为每晨顿服，疗程 6 周。

(2) 巩固维持阶段：隔日晨顿服 1.5 mg/kg 或 40 mg/m² (最大剂量 60 mg/d)，共 6 周，然后逐渐减量。

应用激素时注意以下几方面：①激素治疗须足量和足够疗程，足量和足够的疗程是初治的关键，可降低发病后 1～2 年的复发率；②激素用量有性别和年龄的差异，初始的大剂量泼尼松对>4 岁的男童更有效，男童最大剂量可用至 80 mg/d；③对<4 岁的初发患儿，每日泼尼松 60 mg/m² 4 周，然后改为隔日 60 mg/m² 4 周，以后每 4 周减 10 mg/m² 至停药，此种长隔日疗法比每日 60 mg/m² 6 周，然后改为隔日 40 mg/m² 6 周的方法能减少患儿的复发率；④不建议初治时采用甲泼尼龙冲击治疗；⑤对部分年龄<7 岁、发病时血清总蛋白< 44 g/L 的患儿可考虑采用 3 个月泼尼松加 2 个月环孢素 (cyclosporin，CsA) 的疗法。

(二) 非频复发肾病综合征的治疗

积极寻找复发诱因，积极控制感染，少数患儿控制感染后可自发缓解。激素治疗：①重新诱导缓解直至尿蛋白连续转阴 3 天后改 40 mg/m² 或 1.5 mg/kg 或隔日晨顿服 4 周，然后用 4 周以上的时间逐渐减量；②在感染时增加激素维持量，可降低复发率。

(三) 频复发和激素依赖型肾病综合征的治疗

(1) 激素的使用：①拖尾疗法。同上诱导缓解后泼尼松每 4 周减量 0.25 mg/kg，给予能维持缓解的最小有效激素量 (0.5～0.25 mg/kg)，隔日口服，连用 9～18 个月。②在感染时增加激素维持量。③改善肾上腺皮质功能。④更换激素种类。

（2）免疫抑制药治疗：①环磷酰胺（cyclophosphamide，CTX）。2～3 mg/（kg·d）分次口服 8 周或 8～12 mg/（kg·d）静脉冲击疗法，每 2 周连用 2 天，总剂量≤200 mg/kg 或每月 1 次静脉注射，每次 500 mg/m²，共 6 次。治疗时患儿的年龄>5.5 岁效果较好，缓解率为 34%，而<5.5 岁患儿的缓解率为 9%。频复发治疗效果好于激素依赖型肾病。②环孢素 A（CsA）。3～7 mg/（kg·d）或 100～150 mg/（m²·d），调整剂量使血药谷浓度维持在 80～120 ng/mL，疗程 1～2 年。CsA 治疗时间>36 个月、CsA 治疗时患儿年龄<5 岁及大量蛋白尿的持续时间（>30 天）是 CsA 肾毒性发生的独立危险因素，应对连续长时间使用 CsA 的患儿进行有规律的监测。③其他。如霉酚酸酯（mycophenolate mofetil，MMF）、他克莫司（FK506）、利妥昔单抗（rituximal，RTX）及长春新碱（vincristine，VCR）等。

（四）激素耐药型肾病综合征的治疗

需要结合患儿的肾病理改变、药物治疗反应、药物不良反应、个体差异以及经济状况等多方面因素选择免疫抑制药，严格掌握适应证，避免过度用药以及因药物治疗带来的不良反应。

在缺乏肾病理检查的情况下，推荐采用激素序贯疗法与 CTX 冲击治疗。因为患儿病理类型不同，对各种免疫抑制药的治疗反应不同，预后有很大差异，故明确激素耐药型肾病综合征患儿的病理类型非常必要。

不同病理类型的免疫抑制药选择如下。

（1）MCNS：CTX 为首选药物，静脉冲击较口服效果更佳。

（2）FSGS：目前认为儿童 FSGS 中有 25%～30%于 5 年后进展至慢性肾衰竭，蛋白尿是 FSGS 进展的重要因素，药物治疗的目的在于控制蛋白尿。目前 CsA 是首选药物，他克莫司更为安全、有效但价格昂贵。

（3）MsPGN：目前缺乏有效的治疗方案，可参考选用静脉 CTX、CsA 等治疗。

（4）MPGN：可进展至终末期肾小球疾病，治疗选用大剂量甲泼尼龙（methylprednisolone，MP）冲击序贯泼尼松和 CTX 冲击。MP 冲击剂量为每次 15～30 mg/kg（最大量≤1 g），3 天为 1 个疗程，间隔 1 周可重复使用，一般应用 1～3 个疗程。

（5）MN：目前缺乏儿童治疗经验，成年人首选 ACEI 和（或）血管紧张素Ⅱ受体阻滞剂（angiotensinⅡ receptor blocker，ARB）类药物。

九、预后

肾病综合征的预后转归与其病理变化关系密切。微小病变型预后最好，局灶节段性肾小球硬化和膜增生性肾小球肾炎预后最差。微小病变型发展成尿毒症者极少，可死于感染或糖皮质激素严重不良反应。

第四节　IgA 肾病

IgA 肾病是 1968 年由 Berger 首先描述的，以系膜增生及系膜区显著弥漫的 IgA 沉积为特征的一组肾小球疾病。其临床表现多种多样，以血尿最为常见。IgA 肾病可分为原发性和继发性两种类型，后者常继发于肝硬化、肠道疾病、关节炎以及疱疹性皮炎等疾病，也以肾小球系膜区显著的 IgA 沉积为特点。原发性 IgA 肾病在世界许多地方被认为是一种最常见的肾小球肾炎，而且是导致终末期肾衰的常见原因之一。本节主要介绍原发性 IgA 肾病。

一、流行病学

本病依赖病理诊断，因此其在普通人群中的发病率并不清晰。现有的流行病学资料均是以同期肾活体组织检查乃至肾脏病住院人数作参照对象统计得来的。中华儿科学会肾脏病学组统计全国 20 个单位，1979—1994 年共 2 315 例肾活检标本中，IgA 肾病 168 例，占 7.3%。该病在年长儿及成人中更多见。在原发性肾小球疾病肾活体组织检查中，IgA 肾病在北美占 10% 左右，欧洲为 10%～30%，亚太地区最高，我国为 30%，日本甚至高达 50%。

二、病因与发病机制

病因还不十分清楚，与多种因素有关。由于肾组织内有 IgA、C3 或/和 IgA、IgG 的沉积，因此 IgA 肾病是一种免疫复合物性肾炎，其发病与 IgA 免疫异常密切相关，目前有关研究已深入到 IgA 分子结构水平。

（一）免疫球蛋白 A 的结构与特征

IgA 是一种重要的免疫球蛋白，约占血清总免疫球蛋白的 15.2%，80% 的血清 IgA 是以单体四条链的形式出现，单体间的连接靠二硫键和 J 链稳定。依 α 重链抗原性不同，将 IgA 分为 2 个血清型，即 IgA1 和 IgA2。

IgA1 是血清中的主要亚型，占 80%～90%，IgA2 仅占 10%～20%。IgA1 铰链区比 IgA2 长 1 倍，IgA2 又可分为 IgA2m（1）和 IgA2m（2），尽管血清 IgA2 浓度仅及 IgA1 的 1/4，但分泌液中 IgA2 浓度与 IgA1 相等。在 IgA2m（1）结构中，α 链与轻链间无二硫键，靠非共价键连接，但轻链间及重链间则由二硫链相连接。

另一种形式的 IgA 称为分泌型 IgA（sIgA），存在于人的外分泌物中，如唾液、眼泪、肠内分泌物以及初乳中。分泌型 IgA 与血清型不同，它是一个二聚体分子，带一个 J 链和另一个外分泌成分（SC）组成（IgA）2-J-SC 复合物。而血清型则由（IgA）2-J 组成。

J 链由 137 个氨基酸构成，分子量为 1 500，是一种酸性糖蛋白，含 8 个胱氨酸残基，6 个与链内二硫链形成有关，2 个与 α 链的连接有关。已知 α 链的 C 末端有 18 个额外的氨基酸残基，J 链是通过与 α 链的 C 端的第 2 个半胱氨酸残基与 α 链相连的。两者都是由浆细胞产生，并且在分泌时就连接在一起了。

SC 是由黏膜组织或分泌腺体中的上皮细胞合成的，通过二硫键同人 sIgA 的两个单体 IgA 中的一个相连接，SC 是由 549～558 个氨基酸组成的多肽链，分子量约 7 万，糖基含量高达 20%。其多肽链上有 5 个同源区，每个同源区由 114 个氨基酸组成，这些同源区在立体结构上与 Ig 相似。现已知连接到 α 链是在 Fc 区，但精确定位尚不清楚。sIgA 的构型可能是：①一种堆加起来的"Y"字形排列；②末端对末端的排列，两个 IgA 通过 Fcα 区相连接，组成双"Y"字形结构。

局部组织浆细胞产生的（IgA）2-J：①通过与上皮细胞基底侧表面的 SC 结合后，形成 IgA-J-SC，转送到一个囊泡中的顶端表面而分泌出去；②经淋巴管进入血液循环，同肝细胞表面的 SC 结合而被清除，再经肝细胞的囊泡机制而转送入胆道，并最终进入肠道。

血清 IgA 末端相互连接可形成末端开放的多聚体，而且一个明显的特征是多聚体大小的异质性，血清中 IgA 有 20% 是以多聚体形或存在的，且沉降系数为 10S、13S 及 15S 不等。此外 IgA 有易于同其他蛋白质形成复合物的倾向，这都是由于氨基酸残基极易于形成分子间的二硫键。IgA 分子结构的这些特性在 IgA 肾病的发生上有重要意义。

（二）IgA 在肾小球系膜区的沉积

在 IgA 肾病中，IgA 沉积的方式与肾小球的病理变化是相平行的。系膜区的 IgA 沉积伴随系膜增生，毛细血管上的沉积则伴随血管内皮的改变。

引起 IgA 沉积的病理因素有：①抗原从黏膜处进入体内并刺激 IgA 免疫系统，抗原成分范围很广，包括微生物及食物（卵白蛋白、牛人血白蛋白、酪蛋白和胶）等；②IgA 免疫反应异常导致高分子量的多聚 IgA 形成；③结合抗原的多聚 IgA 通过静电（λ 链）、受体（FcaR）或与纤维连接蛋白结合而沉积于肾脏，已发现血清中 IgA-纤维连接蛋白复合物是 IgA 肾病的特征；④其他 IgA 清除机制（如肝脏）的受损或饱和。

现有的研究表明，IgA 肾病中在肾小球内沉积的 IgA 主要是多聚 λ-IgA1，IgA 肾病患者的血清 IgA1、多聚 IgA 和 λ-IgA1 水平均可见增高。患者 B 细胞存在 β-1，3 半乳糖基转移酶（β-1，3GT）的缺陷，导致 IgA1 铰链区 O 型糖基化时，末端链接的半乳糖减少，这一改变可能影响 IgA1 与肝细胞上的寡涎酸蛋白受体（ASGPR）结合而影响 IgA 的清除，且能增加其与肾脏组织的结合而沉积。

Harper 等采用原位杂交技术研究发现，IgA 肾病肠道黏膜表达合成多聚 IgA 的必需成分 J 链 mRNA 水平降低，而骨髓则升高。此外，扁桃体 PIgA1 产生也增多。由于扁桃体 PIgA 产量远低于黏膜及骨髓，因此，沉积在肾组织中的 PIgA1 可能主要来源于骨髓而非扁桃体及黏膜。

（三）IgA 肾病的免疫异常

对 IgA 肾病体液及细胞免疫的广泛研究，表明 IgA 肾病患者存在免疫异常，包括：

1. 自身抗体

Fomesier 等已在肾病患者血清中发现有针对肾脏系膜细胞胞浆大分子成分的抗体。此外还有针对基底膜 Ⅰ、Ⅱ、Ⅲ 型胶原纤维，层黏蛋白及 Cliadin 等成分的抗体。在部分患者血液中还发现 IgA 型抗中性粒细胞胞浆抗体（IgA-ANCA）。IgA 肾病接受同种肾移植后，在移植肾中重新出现 IgA 肾病病理改变者高达 40%～50%，这些资料均说明自身抗体在 IgA 肾病的发病中起重要作用。

2. 细胞免疫

研究表明，细胞免疫功能的紊乱也在 IgA 肾病发病中起重要作用。IgA 特异性抑制 T 细胞活性的下降导致 B 淋巴细胞合成 IgA 的增加。辅助性 T 细胞（helper T cell，Th）数在 IgA 肾病活动期也增高，因此活动期时 Th/Ts 增高。具有 IgA 特异性受体的 T 细胞简称为 Tα，Tα 具有增加 IgA 产生的作用。有人发现 IgA 肾病尤其是表现为肉眼血尿的患者 Tα 明显增多，最终导致 IgA 合成的增多。

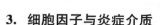

3. 细胞因子与炎症介质

许多细胞因子参与了免疫系统的调节，包括淋巴因子、白介素、肿瘤坏死因子以及多肽生长因子，这些细胞因子对于行使正常的免疫功能起重要作用，在异常情况下也会导致细胞因子网络的失调，从而产生免疫损伤。在肾小球系膜细胞增生的过程中，细胞因子与炎症介质（补体成分 MAC、IL-1、MCP-1 及活性氧等）发挥着重要作用。

4. 免疫遗传

已有家族成员先后患 IgA 肾病的报道，提示遗传因素在 IgA 肾病中有重要作用。IgA 肾病相关的 HIA 抗原位点也报道不一，欧美以 Bw35，日本和我国以 DR4 多见，也有报道我国北方汉族以 DRW12 最多见；此外，还有与 B12DR，以及 IL-RN2 等位基因、ACE D/D 基因型相关的报道。

三、病理

光镜表现为肾小球系膜增生，程度从局灶、节段性增生到弥漫性系膜增生不等。部分系膜增生较重者可见系膜插入，形成节段性双轨。有时还见节段性肾小球硬化、毛细血管塌陷及球囊粘连。个别病变严重者可出现透明样变和全球硬化，个别有毛细血管管袢坏死及新月体形成。Masson 染色可见系膜区大量嗜复红沉积物，这些沉积物具有诊断价值。Ⅰ、Ⅲ、Ⅳ型胶原及层黏蛋白、纤维结合蛋白在 IgA 肾病肾小球毛细血管袢的表达明显增加，Ⅰ、Ⅲ型胶原在系膜区表达也明显增加，多数患者肾小管基底膜Ⅳ型胶原表达也增加。

电镜下主要为不同程度的系膜细胞和基质增生，在系膜区有较多的电子致密物沉积，有些致密物也可沉积于内皮下。近年报道，肾小球基底膜超微结构也有变化，10%左右的 IgA 肾病有基底膜变薄，究竟是合并薄基底膜病还是属于 IgA 肾病的继发改变尚不清楚。

四、临床表现

本病多见于年长儿童及青年，男女比为 2∶1，起病前多常有上呼吸道感染的诱因，也有由腹泻及泌尿系感染等诱发的报告。临床表现多样化，从仅有镜下血尿到肾病综合征，均可为起病时的表现，各临床表现型间可在病程中相互转变，在病程中其临床表现也可相互转变。

80%的儿童 IgA 肾病以肉眼血尿为首发症状，北美及欧洲的发生率高于亚洲，常和上呼吸道感染有关（Berger 病）；与上呼吸道感染间隔很短时间（24～72 h），偶可数小时后即出现血尿。且多存在扁桃体肿大，扁桃体切除后多数患者肉眼血尿停止发作。

也有些患儿表现为血尿和蛋白尿，此时血尿既可为发作性肉眼血尿，也可为镜下血尿，蛋白尿多为轻至中度。

以肾病综合征为表现的 IgA 肾病占 15%～30%，"三高一低"（高蛋白尿、高度水肿、高脂血症、低蛋白血症）表现突出，起病前也往往很少合并呼吸道感染。

亦有部分病例表现为肾炎综合征，除血尿外，还有高血压及肾功能不全。高血压好发于年龄偏大者，成人占 20%，儿童仅占 5%。高血压是 IgA 肾病病情恶化的重要标志，多数伴有肾功能的迅速恶化。不足 5%的 IgA 肾病患者表现为急进性肾炎。

五、辅助检查

（一）免疫学检查

1/4～1/2患者血IgA增高，主要是多聚体IgA的增多；1/5～2/3患儿血中可检出IgA循环免疫复合物和/或IgG循环免疫复合物；少数患者有抗"O"滴度升高；补体C3、C4多正常。IgA型类风湿因子以及IgA型ANCA也时常为阳性，有人认为血中升高的IgA–纤维结合蛋白复合物是IgA肾病的特征性改变，有较高的诊断价值。

（二）免疫病理

肾脏免疫病理是确诊IgA肾病唯一关键的依据。有人进行皮肤免疫病理检查发现，20%～50%患者皮肤毛细血管壁上有IgA、C3及备解素的沉积，Bene等报告皮肤活体组织检查的特异性和敏感性分别为88%和75%。

六、诊断与病理分级

（一）诊断

年长儿童反复发作性肉眼血尿并多有上呼吸道或肠道感染的诱因者，应考虑本病；表现为单纯镜下血尿或肉眼血尿或伴中等度蛋白尿时，也应怀疑IgA肾病，争取尽早肾活体组织检查。以肾病综合征、急进性肾炎综合征和高血压伴肾功能不全为表现者也应考虑本病，确诊有赖于肾活体组织检查。

（二）WHO对本病的病理分级

1. I级

光镜下见大多数肾小球正常，少数部位有轻度系膜增生伴/不伴细胞增生，称为微小病变肾病，无小管和间质损害。

2. II级

光镜下见少于50%的肾小球有系膜增生，罕有硬化、粘连和小新月体，称为轻微病变性肾小球肾炎，无小管和间质损害。

3. III级

光镜下见局灶节段乃至弥漫性肾小球系膜增宽伴细胞增生，偶有粘连和小新月体，称为局灶节段性肾小球肾炎，偶有局灶性间质水肿和轻度炎症细胞浸润。

4. IV级

光镜下见全部肾小球有明显的弥漫性系膜增生和硬化，伴不规则分布的、不同程度的细胞增生，经常可见到荒废的肾小球，少于50%的肾小球有粘连和新月体，称为弥漫性系膜增生性肾小球肾炎，有明显的小管萎缩和间质炎症。

5. V级

与IV级相似但更严重，光镜下见节段和/或球性硬化、玻璃样变以及球囊粘连，50%以上的肾小球有新月体，称为弥漫硬化性肾小球肾炎，小管和间质的损害较IV级更严重。

七、治疗

既往认为本病尚无特异疗法，而且预后相对较好，因此治疗措施不是很积极。但近年来随着对本病的认识深入，有许多研究证明积极治疗可以明显改善预后。IgA 肾病从病理变化到临床表现都有很大差异，预后也有很大区别，因此，治疗措施必须做到个体化。

（一）一般治疗

儿童最多见的临床类型是反复发作性的肉眼血尿，且大多有诱因如急性上呼吸道感染等，因此要积极控制感染，清除病灶，注意休息。短期抗生素治疗对于控制急性期症状也有一定作用。对于合并水肿、高血压的患儿，应相应给予利尿、消肿、降压药物治疗，并采用低盐、低蛋白饮食。

（二）肾上腺皮质激素及免疫抑制剂

对于以肾病综合征或急进性肾炎综合征起病的患儿，应予以皮质激素及免疫抑制剂治疗。日本曾做过全国范围多中心对照研究，采用泼尼松及免疫抑制治疗 IgA 肾病的患儿，其远期肾功能不全的比例要明显低于使用一般性治疗的患儿。

Kabayashi 曾回顾性研究二组患者：一组为 29 例，蛋白尿>2 g/d，泼尼松治疗 1～3 年，随访 2～4 年，结果表明早期的激素治疗（CCR 在 70 mL/min 以上时）对于稳定肾功能及延缓疾病进展有益；另一组为 18 例，蛋白尿 1～2 g/d，也采用皮质激素治疗，同时以 42 例使用双嘧达莫及吲哚美辛的 IgA 患者做对照，治疗组在稳定肾功能及降压蛋白尿方面明显优于对照组。

Lai 等报告了一个前瞻性随机对照试验结果，17 例患者每日服用泼尼松 4 个月，与 17 例对照组相比，平均观察 38 个月，两组内生肌酐清除率无显著差异，泼尼松治疗对轻微病变的肾病综合征患者，可明显提高缓解率，但有一定的不良反应。这一研究提示泼尼松治疗对于 IgA 肾病是有益的。

有人报道了一组对成人 IgA 肾病的对照研究以考察硫唑嘌呤和泼尼松的疗效。66 例患者使用硫唑嘌呤和泼尼松治疗，结果表明其在减慢 IgA 肾病进展方面，与 48 例未接受该治疗的对照组比较，是有益的。

最近，Nagaoka 等报道了一种新型免疫抑制剂——咪唑立宾，用于儿童 IgA 肾病的治疗，该药安全、易耐受，可长期服用，并能显著减少蛋白尿和血尿程度，重复肾活体组织检查证实肾组织病变程度减轻。

有关应用环孢霉素的报道较少，Lai 等曾应用环孢素 A 进行了一个随机、单盲对照试验：治疗组及对照组各 12 例，患者蛋白尿大于 1.5 g/d，并有肌酐清除率（creatinine clearance rate，CCR）减退［CCR（77±6）mL/min］，予环孢素 A 治疗 12 周，使血浆浓度水平控制在 50～100 ng/mL。结果显示，蛋白排泄显著减少，同时伴随着血浆肌酐清除率提高，但这些变化在终止治疗后则消失。

总之，免疫抑制剂在治疗 IgA 肾病方面的功效仍有待评价。Woo 和 Wallker 分别观察了环磷酰胺、华法林、双嘧达莫及激素的联合治疗效果，结果与对照组相比，在治疗期间可以降低蛋白尿并稳定肾功能，但随访 2～5 年后，肾功能保护方面与对照组相比较无明显差异。

（三）免疫球蛋白

在一组开放的、前瞻性的研究中，Rostoker 等人采用大剂量免疫球蛋白静脉注射，每日 1 次，每次 2 g/kg，连用 3 个月，然后改为 16.5%免疫球蛋白肌内注射，每次 0.35 mL/kg，每半月 1 次，连用 6 个月。结果发现，治疗后尿蛋白排泄由 5.2 g/d 降至 2.2 g/d，血尿及白细胞尿消失，GFR 每月递减速率由 3.78 mL/min 减慢至 0。

（四）鱼油

IgA 肾病患者缺乏必需脂肪酸，而鱼油可补充必需脂肪酸，从而防止早期的肾小球损害。鱼油富含长链及 DHA，这些物质可代替花生四烯酸，作为脂氧化酶和环氧化酶的底物而发挥作用，改变膜流动性，降低血小板聚集。早在 1984 年，Hamazaki 收集 20 例 IgA 肾病患者做了初步研究，治疗组接受鱼油治疗 1 年，肾功能维持稳定，而未接受鱼油的对照组，则显示血浆肌酐清除率降低。

1994 年，Donadio 进行了多中心的双盲随机对照试验。55 例患者每日口服 12 g 鱼油为治疗组，51 例患者服橄榄油为对照组，所选病例中 68%的基础血肌酐值增高，初始观察终点是血肌酐上升>50%。结果：在治疗期间（2 年），鱼油组仅 6%的患者进展到观察终点，而对照组达 33%，每年血肌酐的增高速率在治疗组为 0.03 mg/dL，对照组为 0.14 mg/dL。4 年后的终末期肾病发生率，对照组为 40%，治疗组则为 10%。结果有统计学显著意义，没有患者因不良反应而停止治疗。这表明鱼油可减慢 GFR 的下降率。该作者在 1999 年又报道了上述病例的远期随访结果，表明早期并持续使用鱼油可明显延缓高危 IgA 肾病患者出现肾衰竭的时间。

（五）其他

Copp 组织了一个为期 6 年的前瞻多中心双盲随机对照研究，以探讨长效服用贝那普利 0.2 mg/（kg·d）对中等程度蛋白尿、肾功能较好的儿童和青年 IgA 肾病患者的治疗功效。

以往有人采用苯妥英钠 5 mg/（kg·d）治疗 IgA 肾病，发现可降低血清中 IgA 及多聚 IgA 水平，且血尿发作次数减少，但循环免疫复合物未减低，且远期疗效不肯定，近年已很少使用。

中医中药治疗 IgA 肾病也有一定疗效，对于中等程度的蛋白尿，使用雷公藤多甙片 1 mg/（kg·d）治疗 3 个月，可获明显疗效。

（六）透析与肾移植

对终末期肾衰患者可行透析及肾移植治疗。

八、预后

成人 IgA 肾病 10 年后约 15%进展到终末肾衰竭，20 年后升至 25%～30%。儿童 IgA 肾病预后好于成人，Yoshikawa 报道，儿童 IgA 肾病 20 年后 10%进展到终末肾衰竭。影响预后的因素很多，如重度蛋白尿、高血压、肾小球硬化以及间质小管病变严重均是预后不良的指标；男性也易于进展；肉眼血尿与预后的关系尚存争议。据报道，IgA 肾病患者从肾功能正常起每年 GFR 的减低速度为 1～3 mL/min，而表现为肾病综合征的 IgA 肾病患者 CFR 递减率为 9 mL/min；合并高血压时，GFR 减低速度更是高达每年 12 mL/min。因此，控制血压和蛋白尿在 IgA 肾病治疗中至关重要。

第七章

血液系统疾病

第一节　营养性贫血

营养性贫血是一组由于各种原因导致造血原料供应不足，表现为红细胞及血红蛋白低于"正常"的血液系统疾病。其临床表现并不局限于血液系统。尽管国人生活水平有了明显提高，但营养性贫血的发病率仍然较高，科学"营养"是降低本组疾病发生的重要措施。

一、缺铁性贫血

缺铁性贫血（iron deficiency anemia，IDA）是体内铁缺乏导致血红蛋白合成减少，临床上以小细胞低色素性贫血、血清铁蛋白减少和铁剂治疗有效为特点的贫血症。本病以婴幼儿发病率最高，严重危害儿童健康，是我国重点防治的儿童常见病之一。

（一）铁的代谢

1. 人体内铁元素的含量及分布

正常人体内的含铁总量随着年龄、体重、性别和血红蛋白水平的不同而异。正常成人男性体内总铁量约为 50 mg/kg，女性约为 35 mg/kg，新生儿约为 75 mg/kg。总铁量中约 64% 用于合成血红蛋白，32% 以铁蛋白及含铁血黄素形式贮存于骨髓、肝和脾内，3.2% 合成肌红蛋白，<1% 存在于含铁酶内和以运转铁的形式存在于血浆中。

2. 铁的来源

铁的来源主要有 2 种。

（1）外源性铁：主要来自食物，占人体铁摄入量的 1/3；分为血红素铁和非血红素铁，前者吸收率高于后者。动物性食物含铁量高且为血红素铁，吸收率达 10%～25%；母乳与牛乳含铁量均低，但母乳的铁吸收率比牛乳的高 2～3 倍。植物性食物中的铁是非血红素铁，吸收率为 1.7%～7.9%。

（2）内源性铁：体内红细胞衰老或破坏所释放的血红蛋白铁占人体铁摄入量的 2/3，几乎全部被再利用。

3. 铁的吸收和运转

食物中的铁主要以 Fe^{2+} 的形式在十二指肠和空肠上段被吸收。进入肠黏膜细胞的 Fe^{2+} 被氧化成 Fe^{3+}，一部分与细胞内的去铁蛋白结合形成铁蛋白，暂时保存在肠黏膜细胞中；另一部分与细胞质中载体蛋白结合后移出胞外进入血液，与血浆中的转铁蛋白

(transferrin，Tf）结合，随血液循环将铁运送到需铁和贮铁组织，供给机体利用，红细胞破坏后释放出的铁也同样通过与 Tf 结合运送到骨髓等组织，被利用或贮存。

肠黏膜细胞调节铁的吸收，这种调节作用又通过体内贮存铁和转铁蛋白受体（Tf receptor，TfR）来调控。当体内贮存铁充足或造血功能减退时，TfR 与铁复合物合成减少，铁蛋白合成增加，肠黏膜细胞内的铁大部分以铁蛋白形式贮存，随肠黏膜细胞的自然脱落而被排出体外，因而吸收减少；当体内缺铁或造血功能增强时，TfR 合成增加，铁蛋白合成减少，肠黏膜细胞内的 TfR-铁复合物进入血流，铁的吸收增加。

肠腔内一些因素也影响铁的吸收。维生素 C、稀盐酸、果糖、氨基酸等还原物质等使 Fe^{3+} 变成 Fe^{2+}，有利于铁的吸收；磷酸、草酸等可与铁形成不溶性铁酸盐，使铁难于吸收；植物纤维、茶、咖啡、蛋、牛奶、抗酸药物等可抑制铁的吸收。

正常情况下，血浆中的转铁蛋白仅 1/3 与铁结合，此结合的铁称为血清铁（serum iron，SI）；其余 2/3 的转铁蛋白仍具有与铁结合的能力，在体外实验时加入一定量的铁可使其达到饱和状态，所加的铁量即为未饱和铁结合力。血清铁与未饱和铁结合力之和称为血清总铁结合力（total iron binding capacity，TIBC）。血清铁在总铁结合力中所占的百分比称为转铁蛋白饱和度（transferrin saturation，TS）。

4. 铁的利用与储存

铁到达骨髓造血组织后即进入幼红细胞，在线粒体中与原卟啉结合形成血红素，血红素与珠蛋白结合形成血红蛋白。此外，铁参与肌红蛋白和某些酶（如细胞色素 C、单胺氧化酶、核糖核酸还原酶、琥珀酸脱氢酶等）的合成。在体内未被利用的铁以铁蛋白及含铁血黄素的形式贮存。在机体需要铁时，这两种铁均可被利用，通过还原酶的作用，使铁蛋白中的 Fe^{2+} 释放，然后被氧化酶氧化成 Fe^{3+}，与转铁蛋白结合后被转运到需要铁的组织。

5. 铁的排泄

正常情况下，每日仅有极少量的铁排出体外。小儿每日排出量约为 15 μg/kg，约 2/3 随脱落的肠黏膜细胞、红细胞、胆汁由肠道排出，其他经肾脏和汗腺排出，表皮细胞脱落也失去极微量的铁。

6. 铁的需要量

儿童由于生长发育的需要，每日需要摄入的铁量较成人多。足月儿自出生后 4 个月至 3 岁每天约需要铁 1 mg/kg；早产儿需要铁较多，约达 2 mg/kg；各年龄儿童每天摄入总量不宜超过 15 mg。

7. 胎儿和儿童期铁代谢特点

（1）胎儿期铁代谢特点：胎儿通过胎盘从母体获得铁，以孕后期 3 个月获得铁量最多，平均每日约 4 mg，故足月儿从母体所获得的铁足够其出生后 4～5 个月内的需要；未成熟儿从母体获得的铁较少，容易发生缺铁。当孕母严重缺铁，由于母体 TfR 的代偿性增加和胎盘摄铁能力的下降，可影响胎儿获取铁。

（2）婴幼儿期铁代谢特点：足月新生儿体内总铁约 75 mg/kg，其中 25% 为贮存铁。出生后由于生理性溶血释放的铁较多，随后是生理性贫血期造血相对较低下，加之从母体获得的铁一般能满足 4 个月的需要，故婴儿早期不易发生缺铁。但早产儿从母体获得铁少，且生长发育更迅速，可较早发生缺铁。约4月龄以后，从母体获得的铁逐渐耗尽，加上此期生长发育迅速，造血活跃，因此对膳食铁的需要增加，而婴儿主食人乳和牛乳的铁含量均低，不能满足机体的需要，贮存铁耗竭后即发生缺铁，故6个月至2岁的小儿缺铁性贫血发生率高。

（3）儿童期和青春期铁代谢特点：儿童期一般较少缺铁。此期缺铁的主要原因是偏食，使摄取的铁不足；或是食物搭配不合理，使铁的吸收受抑制；肠道慢性失血也是此期缺铁的原因。青春期由于生长发育迅速，对铁的需要量增加，初潮以后少女若月经过多造成铁的丢失也是此期缺铁的原因。

（二）病因

1. 先天储铁不足

胎儿从母体获得的铁以妊娠最后3个月最多，故早产、双胎或多胎、胎儿失血和孕母严重缺铁等均可使胎儿储铁减少。

2. 铁摄入量不足

这是缺铁性贫血的主要原因。人乳、牛乳、谷物中含铁量均低，若不及时添加含铁较多的辅食，容易发生缺铁性贫血。

3. 生长发育因素

婴儿期生长发育较快，3～4个月时和1岁时体重分别为出生时的2倍和3倍。随着体重增加，血容量也增加较快，1岁时血液循环中的血红蛋白增加2倍，未成熟儿的体重及血红蛋白增加倍数更高；若不及时添加含铁丰富的食物，则易致缺铁。

4. 铁的吸收障碍

食物搭配不合理可影响铁的吸收。慢性腹泻不仅使铁吸收不良，而且使铁的排泄增加。

5. 铁的丢失过多

正常婴儿每天排泄铁量相比成人多。每1 mL血约含铁0.5 mg，长期慢性失血可致缺铁，如肠息肉、梅克尔憩室、膈疝、钩虫病等可致慢性失血。另外，用不经加热处理的鲜牛奶喂养的婴儿，因对牛奶过敏而致肠出血（每天失血约0.7 mL），也会导致更多的铁丢失。

（三）发病机制

1. 缺铁对血液系统的影响

铁是合成血红蛋白的原料，缺铁时血红素生成不足，进而血红蛋白合成减少，导致新生的红细胞内血红蛋白含量不足，细胞质减少，细胞变小；而缺铁对细胞的分裂、增殖影响较小，故红细胞数量减少程度不如血红蛋白明显，从而形成小细胞低色素性贫血。缺铁通常经过以下3个阶段才发生贫血：①铁减少（ID）期。此阶段体内贮存铁已减少，但供红细胞合成血红蛋白的铁尚未减少。②红细胞生成缺铁（IDE）期。此期贮存铁进一步耗竭，红细胞生成所需的铁亦不足，但循环中血红蛋白的量尚未减少。③缺铁性贫血（IDA）期。此期出现小细胞低色素性贫血，还有一些非造血系统的症状。

2. 缺铁对其他系统的影响

缺铁可影响肌红蛋白的合成，并可使多种含铁酶（如细胞色素C、单胺氧化酶、核糖核苷酸还原酶、琥珀酸脱氢酶等）的活性减低。由于这些含铁酶与生物氧化、组织呼吸、神经介质的分解与合成有关，故铁缺乏时造成细胞功能紊乱，尤其是单胺氧化酶的活性降低，造成重要的神经介质（如5-羟色胺、去甲肾上腺素、肾上腺素及多巴胺）发生明显变化，不能正常发挥功能，因而产生一些非造血系统的表现，如体力减弱、易疲劳、表情淡漠、注意力难于集中、注意力减退和智力减低等。缺铁还可引起组织器官的异常，如口腔黏膜异常角化、舌炎、胃酸分泌减少、脂肪吸收不良和反甲等。此外，缺铁还可引起细胞免疫功能降低，易患感染性疾病。

（四）临床表现

任何年龄均可发病，以6个月至2岁最多见。发病缓慢，其临床表现随病情轻重而有所不同。

1. 一般表现

皮肤黏膜逐渐苍白，以唇、口腔黏膜及甲床较明显，易疲乏，不爱活动。年长儿可诉头晕、眼前发黑、耳鸣等。

2. 髓外造血表现

由于髓外造血，肝、脾可轻度肿大；年龄越小，病程越久，贫血越重，肝脾大越明显。

3. 非造血系统症状

（1）消化系统症状：食欲减退，少数有异食癖（如嗜食泥土、墙皮、煤渣等）；可有呕吐、腹泻；可出现口腔炎、舌炎或舌乳头萎缩；重者可出现萎缩性胃炎或吸收不良综合征。

（2）神经系统症状：表现为烦躁不安或萎靡不振、精神不集中、记忆力减退，智力多数低于同龄儿。

（3）心血管系统症状：明显贫血时心率增快，严重者心脏扩大，甚至发生心力衰竭。

（4）其他：因细胞免疫功能降低，常合并感染。可因上皮组织异常而出现反甲。

（五）辅助检查

1. 外周血象

血红蛋白降低比红细胞数减少明显，呈小细胞低色素性贫血。外周血涂片可见红细胞大小不等，以小细胞为多，中央淡染区扩大。平均红细胞容积（MCV）<80 fl，平均红细胞血红蛋白量（MCH）<26 pg，平均红细胞血红蛋白浓度（MCHC）<310 g/L。网织红细胞数正常或轻度减少。白细胞、血小板一般无改变。

2. 骨髓象

骨髓象呈增生活跃，以中、晚幼红细胞增生为主。各期红细胞均较小，胞质少，染色偏蓝，显示胞质成熟程度落后于胞核。粒细胞和巨核细胞系一般无明显异常。

3. 有关铁代谢的检查

（1）血清铁蛋白（SF）：可较敏感地反映体内贮存铁的情况，因而是诊断缺铁-铁减少期（ID期）的敏感指标。其放射免疫法测定的正常值：<3个月婴儿为194～238 μg/L，3个月后为18～91 μg/L；<12 μg/L提示缺铁。由于感染、肿瘤、肝脏和心脏疾病时SF

明显升高，故当缺铁合并这些疾病时其 SF 值可不降低，此时测定红细胞内碱性铁蛋白有助于诊断。

（2）红细胞游离原卟啉（FEP）：红细胞内缺铁时 FEP 不能完全与铁结合成血红素，血红素减少又反馈性地使 FEP 合成增多，未被利用的 FEP 在红细胞内堆积，导致 FEP 值增高，当 FEP>0.9 μmol/L（500 μg/dL）即提示细胞内缺铁。SF 值降低、FEP 升高而未出现贫血，这是红细胞生成缺铁期（IDE 期）的典型表现。FEP 增高还见于铅中毒、慢性炎症和先天性原卟啉增多症。

（3）血清铁（SI）、总铁结合力（TIBC）和转铁蛋白饱和度（TS）：这 3 项检查反映血浆中的铁含量，通常在缺铁性贫血期（IDA 期）才出现异常，即 SI 和 TS 降低、TIBC 升高。SI 正常值为 12.8～31.3 μmol/L（75～175 μg/dL），9.0～10.7 μmol/L（50～60 μg/dL）有意义，但其生理变异大，并且在感染、恶性肿瘤、类风湿关节炎等疾病时也可降低。TIBC>62.7 μmol/L（350 μg/dL）有意义；其生理变异较小，在病毒性肝炎时可增高。TS<15%有诊断意义。

4. 骨髓可染铁

骨髓涂片用普鲁士蓝染色镜检，细胞外铁减少。观察红细胞内铁粒幼细胞数，若铁粒幼细胞数<15%，提示贮存铁减少（细胞内铁减少），这是一项反映体内贮存铁的敏感而可靠的指标。

（六）诊断

根据病史，特别是喂养史、临床表现和血象特点，一般可作出初步诊断。进一步进行有关铁代谢的生化检查有确诊意义。必要时可进行骨髓检查。用铁剂治疗有效可证实诊断。

地中海贫血、异常血红蛋白病、维生素 B$_6$ 缺乏性贫血、铁粒幼红细胞性贫血和铅中毒等亦表现为小细胞低色素性贫血，应根据各病临床特点和实验室检查特征加以鉴别。

（七）治疗

主要原则为去除病因和补充铁剂。

1. 一般治疗

加强护理，保证充足睡眠；避免感染，若伴有感染者应积极控制感染；重度贫血者注意保护心脏功能。根据患者消化能力，适当增加含铁质丰富的食物，注意饮食的合理搭配，以增加铁的吸收。

2. 去除病因

对饮食不当者应纠正不合理的饮食习惯和食物组成，有偏食习惯者应予纠正。若有慢性失血性疾病，如钩虫病、肠道畸形等，应予及时治疗。

3. 铁剂治疗

（1）口服铁剂：铁剂是治疗缺铁性贫血的特效药，若无特殊原因，应采用口服给药；二价铁盐容易吸收，故临床均选用二价铁盐制剂。常用的口服铁剂有硫酸亚铁（含元素铁 20%）、富马酸亚铁（含元素铁 33%）、葡萄糖酸亚铁（含元素铁 12%）、琥珀酸亚铁（含元素铁 35%）等，口服铁剂的剂量为元素铁每日 4～6 mg/kg，分 3 次口服，以两餐之间口服为宜；为减少胃肠副作用，可从小剂量开始，若无不良反应，可在1～2日内加至足量。近年的研究显示，蛋白琥珀酸铁每日1次的临床疗效与传统铁剂每日3次相当，但依从性增高。牛奶、茶、咖啡及抗酸药等与铁剂同服均可影响铁的吸收。

（2）注射铁剂：注射铁剂较容易发生不良反应，甚至可发生过敏反应致死，故应慎用。其适应证为：①诊断肯定，但口服铁剂后无治疗反应者；②口服后胃肠反应严重，虽改变制剂种类、剂量及给药时间仍无改善者；③由于胃肠疾病胃肠手术后不能应用口服铁剂或口服铁剂吸收不良者。常用的注射铁剂有山梨醇柠檬酸铁复合物，专供肌内注射用；右旋糖酐铁复合物，为氢氧化铁与右旋糖酐铁复合物，可供肌内注射或静脉注射；葡萄糖氧化铁，供静脉注射用。

补给铁剂12～24 h后，细胞内含铁酶开始恢复，烦躁等精神症状减轻，食欲增加。网织红细胞于服药2～3天后开始上升，5～7日达高峰，2～3周后下降至正常。治疗1～2周后血红蛋白逐渐上升，通常于治疗3～4周达到正常。若3周内血红蛋白（Hb）上升不足20 g/L，应注意寻找原因。如果治疗反应满意，血红蛋白恢复正常后再继续服用铁剂6～8周，以增加铁贮存。

4. 输红细胞

一般不必输红细胞，输注红细胞的适应证为：①贫血严重，尤其是发生心力衰竭者；②合并感染者；③急需外科手术者。贫血越严重，每次输注量应越少。Hb在30 g/L以下者，应采用等量换血方法；Hb在30～60 g/L者，每次可输注红细胞悬液4～6 mL/kg；Hb在60 g/L以上者，不必输红细胞。

（八）预防

做好卫生宣教工作，使全社会认识到缺铁对儿童的危害性及做好预防工作的重要性，使之成为儿童保健工作中的重要内容。主要预防措施包括：①提倡母乳喂养，因母乳中铁的吸收利用率较高。②做好喂养指导，无论是母乳喂养还是人工喂养的婴儿，均应及时添加含铁丰富且铁吸收率高的辅助食品，如精肉、血、内脏、鱼等，并注意膳食合理搭配；婴儿如以鲜牛乳喂养，必须加热处理以减少牛奶过敏所致肠道失血。③婴幼儿食品（谷类制品、牛奶制品等）应加入适量铁剂加以强化。④对早产儿，尤其是非常低体重的早产儿，宜自2个月左右给予铁剂预防。

二、营养性巨幼细胞性贫血

营养性巨幼细胞性贫血是由于维生素B_{12}和（或）叶酸缺乏所致的一种大细胞性贫血。主要临床特点是贫血、神经精神症状、红细胞的胞体变大、骨髓中出现巨幼红细胞、用维生素B_{12}和（或）叶酸治疗有效。

（一）病因

1. 摄入量不足

单纯母乳喂养而未及时添加辅食、人工喂养不当及严重偏食的婴幼儿，其饮食中缺乏肉类、动物肝、肾及蔬菜，可致维生素B_{12}和叶酸缺乏。羊乳含叶酸量很低，单纯以羊奶喂养者可致叶酸缺乏。

2. 需要量增加

婴儿生长发育较快，对叶酸、维生素 B_{12} 的需要量也增加。严重感染者，维生素 B_{12} 的消耗量增加，需要量相应增加。

3. 吸收或代谢障碍

食物中维生素 B_{12} 必须与胃底部壁细胞分泌的糖蛋白结合成复合物才能在末端回肠黏膜吸收，进入血液循环后再与转钴胺素蛋白（TC）结合，运送到肝脏。慢性腹泻影响叶酸吸收，先天性叶酸代谢障碍（如小肠吸收叶酸缺陷及叶酸转运功能障碍）也可致叶酸缺乏。

（二）发病机制

叶酸在叶酸还原酶的还原作用和维生素 B_{12} 的催化作用下变成四氢叶酸，后者是 DNA 合成过程中必需的辅酶。当维生素 B_{12} 或叶酸缺乏时，四氢叶酸减少，导致 DNA 合成减少。幼稚红细胞内的 DNA 合成减少，使其分裂和增殖时间延长，出现细胞核的发育落后于胞质，而血红蛋白的合成不受影响的发育，红细胞的胞体变大，形成巨幼红细胞。由于红细胞生成速度变慢，巨幼红细胞在骨髓内易被破坏，进入血液循环的红细胞寿命也较短，从而出现贫血。

DNA 合成不足也导致粒细胞核成熟障碍，使其胞体增大，出现巨大幼稚粒细胞和中性粒细胞分叶过多的现象，而且亦可使巨核细胞的核发育障碍而致巨大血小板。

维生素 B_{12} 能促使脂肪代谢产生的甲基丙二酸转变成琥珀酸而参与三羧酸循环，此作用与神经髓鞘中脂蛋白形成有关，因而能保持中枢和外周髓鞘神经纤维的功能完整性；当其缺乏时，可导致中枢和外周神经髓鞘受损，出现神经精神症状。

维生素 B_{12} 缺乏还可使中性粒细胞和巨噬细胞吞噬细菌后的杀灭细菌作用减弱，使组织、血浆及尿液中甲基丙二酸堆积，后者是结核分枝杆菌细胞壁成分的原料，有利于结核分枝杆菌生长，故维生素 B_{12} 缺乏者易伴结核病。

（三）临床表现

以 6 个月至 2 岁多见，起病缓慢。

1. 一般表现

多呈虚胖或颜面轻度水肿，毛发纤细、稀疏、黄色，严重者皮肤有出血点或瘀斑。

2. 贫血表现

皮肤常呈蜡黄色，睑结膜、口唇、指甲等处苍白，偶有轻度黄疸；疲乏无力，常伴肝脾大。

3. 神经精神症状

可出现烦躁不安、易怒等症状。维生素 B_{12} 缺乏者通常会有神经精神症状，表现为表情呆滞、目光发直、对周围反应迟钝、嗜睡、不认亲人、少哭不笑，智力、动作发育落后甚至退步。重症病例可出现不规则性震颤、手足无意识运动，甚至抽搐、感觉异常、共济失调、踝阵挛和 Babinski 征阳性等。叶酸缺乏不发生神经系统症状，但可导致神经精神异常。

4. 消化系统症状

常出现较早，如厌食、恶心、呕吐、腹泻和舌炎等。

（四）辅助检查

1. 外周血象

呈大细胞性贫血，MCV>94 fl，MCH>32 pg。血涂片可见红细胞大小不等，以大细胞为多，易见嗜多色性和嗜碱点彩红细胞，可见巨幼变的有核红细胞，中性粒细胞呈分叶过多现象。网织红细胞、白细胞、血小板计数常减少。

2. 骨髓象

增生明显活跃，以红系增生为主，粒系、红系均出现巨幼变，表现为胞体变大、核染色质粗而松、副染色质明显。中性粒细胞的胞质空泡形成，核分叶过多。巨核细胞的核有过度分叶现象，巨大血小板。

3. 血清维生素 B_{12} 和叶酸测定

血清维生素 B_{12} 正常值为 200～800 ng/L，<100 ng/L 为缺乏。血清叶酸水平正常值为 5～6 μg/L，<3 μg/L 为缺乏。

（五）诊断

根据临床表现、血象和骨髓象可诊断为巨幼细胞性贫血。在此基础上，如神经精神症状明显，则考虑为维生素 B_{12} 缺乏所致。有条件时测定血清维生素 B_{12} 或叶酸水平可进一步协助确诊。

（六）治疗

1. 一般治疗

注意营养，及时添加辅食；加强护理，防止感染。

2. 去除病因

对引起维生素 B_{12} 和叶酸缺乏的原因应予去除。

3. 维生素 B_{12} 和叶酸治疗

有神经精神症状者，应以维生素 B_{12} 治疗为主，若单用叶酸反而有加重症状的可能。维生素 B_{12} 500～1 000 μg 一次肌内注射；或每次肌内注射 100 μg，每周 2～3 次，连用数周，直至临床症状好转，血常规恢复正常为止；当有神经系统受累表现时，可予每日 1 mg，连续肌内注射 2 周以上；由于维生素 B_{12} 吸收缺陷所致的患者，每月肌内注射 1 mg，长期应用。用维生素 B_{12} 治疗后 6～7 h 骨髓内巨幼红细胞可转为正常幼红细胞；一般精神症状 2～4 天后好转；网织红细胞 2～4 天开始增加，6～7 天达高峰，2 周后降至正常；神经精神症状恢复较慢。

叶酸口服剂量为 5 mg，每日 3 次，连续数周至临床症状好转、血常规恢复正常为止。同时口服维生素 C 有助于叶酸的吸收。服叶酸 1～2 天后食欲好转，骨髓中巨幼红细胞转为正常；2～4 天网织红细胞增加，4～7 天达高峰；2～6 周红细胞和血红蛋白恢复正常。因使用抗叶酸代谢药物而致病者，可用亚叶酸钙治疗。先天性叶酸吸收障碍者，口服叶酸剂量应增至每日 15～50 mg 才有效。

治疗初期，由于大量新生红细胞，细胞外钾转移至细胞内，可引起低血钾，甚至发生低血钾性婴儿猝死，应预防性补钾。

（七）预防

改善哺乳母亲的营养，婴儿应及时添加辅食，注意饮食均衡，及时治疗肠道疾病，注意合理应用抗叶酸代谢药物。

第二节 溶血性贫血

溶血性贫血是多种病因引起红细胞寿命缩短或过早破坏，且超过了骨髓代偿造红细胞能力的一组疾病。

正常红细胞寿命为 120 天左右，每天约 1% 的衰老红细胞在脾脏清除，同时，相当量的新生红细胞从骨髓中释放进入血液循环，当红细胞破坏的速度过快和（或）破坏量大于骨髓的代偿能力，即发生本综合征。

一、遗传性球形红细胞增多症

遗传性球形红细胞增多症（hereditary spherocytosis, HS）是红细胞膜先天性缺陷的溶血性贫血，以不同程度的贫血、反复出现的黄疸、脾大、球形红细胞增多及红细胞渗透脆性增加为特征。

（一）病因和发病机制

本病大多数为常染色体显性遗传，少数为常染色体隐性遗传。正常红细胞膜由双层脂质和膜蛋白组成。本病由于调控红细胞膜蛋白的基因突变，造成膜骨架蛋白（膜收缩蛋白、锚蛋白）单独或联合缺陷。缺陷造成红细胞的病理生理改变：①红细胞膜双层脂质不稳定，以出芽形式形成囊状而丢失，使红细胞表面积减少，表面积与体积比值下降，红细胞变成球形；②红细胞膜阳离子通透性增加，钠和水进入胞内而钾透出胞外，为了维持红细胞内外钠离子平衡，钠泵作用加强致 ATP 缺乏，钙-ATP 酶受抑，致细胞内钙离子浓度升高并沉积在红细胞膜上；③红细胞膜蛋白磷酸化功能下降，过氧化物酶增加，与膜结合的血红蛋白增加，导致红细胞变形性下降。球形红细胞的细胞膜变形性和柔韧性减弱，少量水分进入胞内即易胀破而溶血，红细胞通过脾时易被破坏而溶解，发生血管外溶血。

（二）临床表现

贫血、黄疸、脾大是本病的三大特征，而且在慢性溶血性贫血的过程中易出现急性溶血发作。发病年龄越小，症状越重。新生儿期起病者出现急性溶血性贫血和高胆红素血症；婴儿和儿童患者贫血的程度差异较大，大多为轻至中度贫血。黄疸可见于大部分患者，多为轻度，呈间歇性。几乎所有患者均有脾大，且随年龄增长而逐渐显著，溶血危象时肿大明显。肝脏多为轻度肿大。未行脾切除的年长儿可并发色素性胆石症，10 岁以下发生率为 5%，发现胆结石的最小年龄为 4～5 岁。长期贫血可因骨髓代偿造血而致骨骼改变，但程度一般较地中海贫血轻。偶见踝部溃疡。

在慢性病程中，常因感染、劳累或情绪紧张等因素诱发"溶血危象"，表现为贫血和黄疸突然加重，伴有发热、寒战、呕吐，脾大显著并有疼痛。也可出现"再生障碍危象"，表现为以红系造血受抑为主的骨髓造血功能暂时性抑制，出现严重贫血，可有不同程度的白细胞和血小板减少。后者与微小病毒 B19 感染有关，呈自限性过程，持续数天或 1～2 周缓解。

（三）辅助检查

1. 外周血象

贫血多为轻至中度，发生危象时可呈重度；网织红细胞升高；MCV 和 MCH 多正常，MCHC 可增加；白细胞及血小板多正常。外周血涂片可见胞体小、染色深、中心浅染区消失的球形红细胞增多，是本病的特征，球形红细胞占红细胞数的 20%～40%。仅少数患者球形红细胞数量少或红细胞形态改变不明显。

2. 红细胞渗透脆性试验

大多数病例红细胞渗透脆性增加，0.5%～0.75% 盐水开始溶血，0.40% 完全溶血。24 h 孵育脆性试验则 100% 病例阳性。

3. 其他

溶血的证据，如血清非结合胆红素和游离血红蛋白增高，结合珠蛋白降低，尿中尿胆素原增加。红细胞自身溶血试验阳性，加入葡萄糖或 ATP 可以纠正。骨髓象示红细胞系统明显增生，但有核红细胞形态无异常。酸化甘油试验阳性。采用十二磺酸钠聚丙烯酰胺凝胶电泳或放射免疫法测定膜蛋白含量有助于判断膜蛋白的缺陷。分子生物学方法可确定基因突变位点。

（四）诊断与鉴别诊断

根据贫血、黄疸、脾大等临床表现，球形红细胞增多，红细胞渗透脆性增加或孵育后红细胞渗透脆性试验增加即可做出初步诊断；并应行家族调查，明确阳性家族史即可确诊。须注意当本病合并缺铁时，红细胞渗透脆性可能正常。自身免疫性溶血患者也有溶血的表现，球形红细胞亦明显增多，易与本病混淆，可通过 Coombs 试验阳性、肾上腺皮质激素治疗有效等进行鉴别。轻型 HS 溶血发作时可被误诊为黄疸型肝炎，应注意鉴别。

（五）治疗

1. 一般治疗

注意防治感染，避免劳累和情绪紧张。适当补充叶酸。

2. 防治高胆红素血症

见于新生儿发病者。

3. 输注红细胞

贫血轻者无须输红细胞，重度贫血或发生溶血危象时应输红细胞。发生再生障碍危象时除输红细胞外，必要时输血小板。

4. 脾切除

脾切除有显著疗效，术后黄疸消失、贫血纠正，不再发生溶血危象和再生障碍危象，红细胞寿命延长，但不能根除先天缺陷。手术应于 5 岁以后进行，因过早切脾可降低机体的免疫功能，易发生严重感染。若反复再生障碍危象或重度溶血性贫血致生长发育迟缓，则手术年龄可提早。切脾时注意有无副脾，若有，应同时切除。为防止术后感染，应在术前 1～2 周注射多价肺炎球菌疫苗，术后应用长效青霉素预防治疗 1 年。脾切除术后血小板数于短期内升高，若血小板>800×10^9/L，应予抗血小板凝集药物，如双嘧达莫等。

二、红细胞葡萄糖-6-磷酸脱氢酶缺乏症

红细胞葡萄糖-6-磷酸脱氢酶（G-6-PD）缺乏症是一种 X 连锁不完全显性红细胞酶缺陷病。本病分布遍及世界各地，估计全世界有 2 亿以上的人患有 G-6-PD 缺乏症。但各地区、各民族间的发病率差异很大。高发地区为地中海沿岸国家、东印度、菲律宾、巴西和古巴等。在我国，此病主要见于长江流域及其以南各省，以云南、海南、广东、广西、福建、四川、江西、贵州等省（自治区）的发病率较高，北方地区较为少见。

（一）病因

本病是由 G-6-PD 的基因突变所致。G-6-PD 基因定位于 X 染色体长臂 2 区 8 带（Xq28），全长约 18.5 kb，含 13 个外显子，编码 515 个氨基酸。男性半合子和女性纯合子均表现为 G-6-PD 显著缺乏；女性杂合子发病与否取决于其 G-6-PD 缺乏的细胞数量在细胞群中所占的比例，在临床上有不同的表现度，故称为不完全显性。

迄今，G-6-PD 基因的突变已达 122 种以上；中国人（含海外华裔）的 G-6-PD 基因突变型即有 17 种，其中最常见的是 nt1376G→T（占 57.6%）、nt1388G→A（占 14.9%），其他突变有 nt95A→G、nt493A→G、nt1024G→T 等。同一地区的不同民族其基因突变型相似，而分布在不同地区的同一民族其基因突变型则差异很大。

（二）发病机制

本病发生溶血的机制尚未明确，目前认为服用氧化性药物（如伯氨喹）诱发溶血的机制为：G-6-PD 在磷酸戊糖旁路中是 6-磷酸葡萄糖（G-6-P）转变为 6-磷酸葡萄糖酸（G-6-PG）反应中必需的酶。G-6-PD 缺乏时，使还原型三磷酸吡啶核苷（NADPH）减少，不能维持生理浓度的还原型谷胱甘肽（GSH），从而使红细胞膜蛋白和酶蛋白中的巯基遭受氧化，破坏了红细胞膜的完整性。NADPH 减少后，使高铁血红蛋白（MHb）不能转变为氧合血红蛋白，MHb 增加致红细胞内不可溶性变性珠蛋白小体（Heinz body）形成明显增加，红细胞膜变硬，通过脾脏时被破坏，导致溶血。新生的红细胞 G-6-PD 活性较高，对氧化性药物有较强的"抵抗性"，当衰老红细胞酶活性过低而被破坏后，新生红细胞即代偿性增加，故不再发生溶血，呈"自限性"。蚕豆诱发溶血的机制未明，蚕豆浸液中含有多巴、多巴胺、蚕豆嘧啶类、异脲咪等类似氧化剂的物质，可能与蚕豆病的发病有关，但很多 G-6-PD 缺乏者在进食蚕豆后并不一定发病，故认为还有其他因素参与，尚待进一步研究。

（三）临床表现

根据诱发溶血的不同原因，可分为以下 5 种临床类型。

1. 伯氨喹型药物性溶血性贫血

伯氨喹型药物性溶血性贫血是由于服用某些具有氧化特性的药物而引起的急性溶血。此类药物包括：抗疟药（伯氨喹、奎宁等）、解热镇痛药（阿司匹林、安替比林等）、硝基呋喃类、磺胺类、砜类、萘苯胺、大剂量维生素 K、丙磺舒等。常于服药后 1～3 天出现急性血管内溶血。有头晕、厌食、恶心、呕吐、疲乏等症状，继而出现黄疸、血红蛋白尿，溶血严重者可出现少尿、无尿、酸中毒和急性肾衰竭。溶血过程呈自限性是本病的重要特点，轻症的溶血持续 1～2 天或 1 周左右临床症状逐渐改善而自愈。

2. 蚕豆病

常见于<10 岁的儿童，男孩多见，常在蚕豆成熟季节流行，进食蚕豆或蚕豆制品（如粉丝）均可致病；母亲食蚕豆后哺乳可使婴儿发病。通常于进食蚕豆或其制品后 24～48 h 内发病，表现为急性血管内溶血，其临床表现与伯氨喹型药物性溶血性贫血相似。

3. 新生儿黄疸

在 G-6-PD 缺乏症高发地区，由 G-6-PD 缺乏引起的新生儿黄疸并不少见。感染、病理产、缺氧、哺乳的母亲服用了氧化剂药物，或新生儿穿戴有樟脑丸气味的衣服等均可诱发溶血，但也有不少病例无诱因可查。黄疸大多于出生 2～4 天后达高峰，半数患者可有肝脾大，贫血大多数为轻度或中度，重者可致胆红素脑病。

4. 感染诱发的溶血

细菌、病毒感染可诱发 G-6-PD 缺乏者发生溶血，一般于感染后几天之内突然发生溶血，程度大多较轻，黄疸多不显著。

5. 先天性非球形细胞性溶血性贫血（CNSHA）

在无诱因的情况下出现慢性溶血，常于婴儿期发病，表现为贫血、黄疸、脾大；可因感染或服药而诱发急性溶血。约有半数病例在新生儿期以高胆红素血症起病。

（四）辅助检查

1. 红细胞 G-6-PD 缺乏的筛选试验

常用 3 种方法。

（1）高铁血红蛋白还原试验：正常还原率>0.75，中间型为 0.74～0.31，显著缺乏者<0.30。此试验可出现假阳性或假阴性，故应配合其他有关实验室检查。

（2）荧光斑点试验：正常 10 min 内出现荧光，中间型者 10～30 min 出现荧光，严重缺乏者 30 min 仍不出现荧光。本试验敏感性和特异性均较高。

（3）硝基四氮唑蓝（NBT）纸片法：正常滤纸片呈紫蓝色，中间型呈淡蓝色，显著缺乏者呈红色。

2. 红细胞 G-6-PD 活性测定

这是特异性的直接诊断方法，正常值随测定方法不同而有差异。

（1）世界卫生组织（WHO）推荐的 Zinkham 法为（12.1±2.09）IU/g Hb。

（2）国际血液学标准化委员会（SICSH）推荐的 Clock 与 Mclean 法为（8.34±1.59）IU/g Hb。

（3）NBT 定量法为 13.1～30.0 BNT 单位。

（4）近年开展 G-6-PD/6-PGD 比值测定，可进一步提高杂合子的检出率，成人正常值为 1.0～1.67，脐带血正常值为 1.1～2.3，低于此值为 G-6-PD 缺乏。

3. 变性珠蛋白小体生成试验

在溶血时阳性细胞>0.05；溶血停止时呈阴性。不稳定血红蛋白病患者此试验亦可为阳性。

4. G-6-PD 基因检测

可采用限制性内切酶片段长度多态性（RFLP）连锁分析、PCR-限制酶切法、等位基因特异性寡核苷酸探针点杂交（PCR-ASO）、反向点杂交（RDB）、多重 SNaPshot 基因诊断和 DNA 测序等方法检测 G-6-PD 基因突变位点。

（五）诊断

阳性家族史或过去病史均有助于临床诊断。病史中有急性溶血特征，并有食蚕豆或服药物史，或新生儿黄疸，或自幼即出现原因未明的慢性溶血者，均应考虑本病。结合实验室检查即可确诊。

（六）治疗

对急性溶血者，应去除诱因。在溶血期应供给足够水分，注意纠正电解质失衡，口服碳酸氢钠，使尿液保持碱性，以防止血红蛋白在肾小管内沉积。贫血较轻者不需要输血，去除诱因后溶血大多于 1 周内自行停止。严重贫血时，可输 G-6-PD 正常的红细胞。应密切注意肾功能，若出现肾衰竭，应及时采取有效措施。

新生儿黄疸可用蓝光治疗，个别严重者应考虑换血疗法，以防止胆红素脑病的发生。

（七）预防

在 G-6-PD 缺陷高发地区，应进行群体 G-6-PD 缺乏症的普查；已知为 G-6-PD 缺乏者应避免进食蚕豆及其制品，忌服有氧化作用的药物，并加强对各种感染的预防。

三、地中海贫血

地中海贫血又称海洋性贫血、珠蛋白生成障碍性贫血，是一组遗传性溶血性贫血的疾病。其共同特点是珠蛋白基因的缺陷使一种或几种珠蛋白肽链合成减少或不能合成，导致血红蛋白的组成成分改变。本组疾病的临床症状轻重不一。

本病以地中海沿岸国家和东南亚各国多见，我国长江以南各省均有报道，以广东、广西、海南、四川、重庆等省（自治区、直辖市）发病率较高，在北方较为少见。

（一）病因和发病机制

正常人血红蛋白（Hb）中的珠蛋白含 4 种肽链，即 α、β、γ 和 δ。根据珠蛋白肽链组合的不同，形成 3 种血红蛋白，即 HbA（$\alpha_2\beta_2$）、HbA$_2$（$\alpha_2\delta_2$）和 HbF（$\alpha_2\gamma_2$）。当遗传缺陷时，珠蛋白基因功能障碍，珠蛋白肽链合成障碍，从而出现慢性溶血性贫血。根据肽链合成障碍的不同，分别称为 α、β、γ 等地中海贫血。其中以 α 和 β 地中海贫血较常见。

1. β 地中海贫血

人类 β 珠蛋白基因簇位于第 11 号染色体短臂 1 区 2 节（11p1.2）。β 地中海贫血的病因主要是该基因的点突变，少数为基因缺失。基因缺失和有些点突变可致 β 链的生成完全受抑制，称为 $β_0$ 地中海贫血；有些点突变或缺失使 β 链的生成部分受抑制，则称为 β+地中海贫血。染色体上的两个等位基因突变点相同者称为纯合子；同源染色体上只有一个突变点者称为杂合子；等位基因的突变点不同者称为复合杂合子。

重型 β 地中海贫血是纯合子或复合杂合子状态。因 β 链生成完全或明显受到抑制，以致含有 β 链的 HbA 合成减少或消失，而多余的 α 链与 γ 链结合而成为 HbF（$α_2γ_2$），使 HbF 明显增加。由于 HbF 的氧亲和力高，致患者组织缺氧。过剩的 α 链沉积于幼红细胞和红细胞中，形成 α 链包涵体附着于红细胞膜上，使其变僵硬，幼红细胞在骨髓内大多被破坏而导致"无效造血"。部分含有包涵体的红细胞虽能成熟并被释放至外周血，但当它们通过微循环时就容易被破坏；这种包涵体还影响红细胞膜的通透性，从而导致红细胞寿命缩短。因此，患儿在临床上呈慢性溶血性贫血。贫血和缺氧刺激红细胞生成素的分泌量增加，促使骨髓增加造血，因而引起骨骼的改变。贫血使肠道对铁的吸收增加，加上在治疗过程中的反复输血，使铁在组织中大量贮存，导致含铁血黄素沉着症。

轻型 β 地中海贫血是杂合子状态，β 链的合成仅轻度减少，其病理生理改变极轻微。中间型 β 地中海贫血是复合杂合子和某些变异型的纯合子或复合杂合子状态，其病理生理改变介于重型和轻型之间。

2. α 地中海贫血

人类 α 珠蛋白基因簇位于第 16 号染色体短臂末端（16p13.3）。每条染色体各有 2 个 α 珠蛋白基因，一对染色体共有 4 个 α 珠蛋白基因。α 地中海贫血可由 α 珠蛋白基因缺失或点突变所致。若一条染色体上仅有 1 个 α 基因缺失或缺陷，则 α 链的合成仅减少，称为 α+地中海贫血；若染色体上共有 2 个 α 基因缺失或缺陷，则无 α 链合成，称为 $α_0$ 地中海贫血。

重型 α 地中海贫血是 $α_0$ 地中海贫血的纯合子状态，其 4 个 α 珠蛋白基因均缺失或缺陷，以致完全无 α 链生成，含有 α 链的 HbA、HbA_2 和 HbF 的合成均减少。患者在胎儿期即发生大量 γ 链合成 $γ_4$（Hb Bart）。Hb Bart 对氧的亲和力极高，造成组织缺氧而引起胎儿水肿综合征。中间型 α 地中海贫血是 $α_0$ 和 α+地中海贫血的双重杂合子状态，是由 3 个 α 珠蛋白基因缺失或缺陷所致，患者仅能合成少量 α 链，其多余的 β 链即合成 HbH（$β_4$）。HbH 对氧亲和力较高，又是一种不稳定的血红蛋白，容易在红细胞内变性沉淀而形成包涵体，造成红细胞膜僵硬而使红细胞寿命缩短。

轻型 α 地中海贫血是 α+地中海贫血纯合子或 $α_0$ 地中海贫血杂合子状态，它有 2 个 α 珠蛋白基因缺失或缺陷，故有相当数量的 α 链合成，病理生理改变轻微。静止型 α 地中海贫血仅有 1 个 α 基因缺失或缺陷，是 α+地中海贫血杂合子状态，α 链的合成略为减少，病理生理可没有改变。

（二）临床表现和辅助检查

1. β 地中海贫血

根据病情轻重的不同，分为以下两型。

（1）重型：又称 Cooley 贫血。患儿出生时无症状，至 3～12 个月开始发病，呈慢性进行性贫血，面色苍白，肝脾大，发育不良，常有轻度黄疸，症状随年龄增长而日益明显。需要每 4 周左右输红细胞以纠正严重贫血。长期中度或以上贫血者，由于骨髓代偿性增生，将导致骨骼变大、髓腔增宽，先发生于掌骨，以后为长骨和肋骨；1 岁后颅骨改变明显，表现为头颅变大、额部隆起、颧高、鼻梁塌陷、两眼距增宽，形成地中海贫血特殊面容。患儿易并发支气管炎或肺炎。本病若不输红细胞以纠正严重贫血，多于 5 岁前死亡。若只纠正贫血，不进行铁螯合治疗，易并发含铁血黄素沉着症，即过多的铁沉着于心肌和其他脏器（如肝、胰腺、脑垂体等）而引起该脏器损害，其中最严重的是心力衰竭，是导致患儿死亡的重要原因之一。自 20 世纪 90 年代开始，经推广规律的输红细胞和铁螯合治疗，本病的临床症状和体征可不典型，且预期寿命也明显延长。

实验室检查：外周血象呈小细胞低色素性贫血，红细胞大小不等，中央浅染区扩大，出现异形、靶形、碎片红细胞和有核红细胞、点彩红细胞、嗜多染性红细胞、豪-周小体等；网织红细胞正常或增高。骨髓象红系增生明显活跃，以中、晚幼红细胞占多数，成熟红细胞改变与外周血相同。红细胞渗透脆性明显减低。HbF 含量明显增高，大多 > 0.40，这是诊断重型 β 地中海贫血的重要依据。颅骨 X 射线片可见颅骨内外板变薄，板障增宽，在骨皮质间出现垂直短发样骨刺。

（2）轻型：患者无症状或轻度贫血，脾不大或轻度大。疾病转归良好，能存活至老年。本病易被忽略，多在重型患者家族调查时被发现。

实验室检查：成熟红细胞有轻度形态改变，红细胞渗透脆性正常或减低，血红蛋白电泳显示 HbA$_2$ 含量增高（3.5%～6.0%），这是本型的特点。HbF 含量正常。

（3）中间型：多于幼童期出现症状，其临床表现介于轻型和重型之间，中度贫血，脾脏轻度或中度大，黄疸可有可无，骨骼改变较轻。

实验室检查：外周血象和骨髓象的改变如重型，红细胞渗透脆性减低，HbF 含量约为 40%～80%，HbA$_2$ 含量正常或增高。

2. α 地中海贫血

（1）静止型：患者无症状，也可呈现正常血红蛋白量；红细胞形态正常，甚至没有红细胞体积的变小，出生时脐带血中 Hb Bart 含量为 1%～2%，但 3 个月后即消失，故容易漏诊。

（2）轻型：患者无症状。红细胞形态有轻度改变，如大小不等、中央浅染、异形等；红细胞渗透脆性正常/降低；变性珠蛋白小体阳性；HbA$_2$ 和 HbF 含量正常或稍低。患儿脐血 Hb Bart 含量为 3.4%～14.0%，于生后 6 个月时完全消失。

（3）中间型：又称血红蛋白 H 病。患儿出生时无明显症状；婴儿期以后逐渐出现贫血、疲乏无力、肝脾大、轻度黄疸；学龄期后可出现类似重型 β 地中海贫血的特殊面容。合并呼吸道感染或服用氧化性药物、抗疟药物等可诱发急性溶血而加重贫血，甚至发生溶血危象。

实验室检查：外周血象和骨髓象的改变类似重型 β 地中海贫血；红细胞渗透脆性减低；变性珠蛋白小体阳性；HbA$_2$ 及 HbF 含量正常。出生时血液中含有约 25% Hb Bart 及少量 HbH；随年龄增长，HbH 逐渐取代 Hb Bart，其含量为 2.4%～44%。包涵体生成试验阳性。

（4）重型：又称 Hb Bart 胎儿水肿综合征。常于 30～40 周时流产、死胎或胎儿娩出后半小时内死亡，胎儿呈重度贫血、黄疸、水肿、肝脾大、腹腔积液、胸腔积液。胎盘巨大且质脆。

实验室检查：外周血成熟红细胞形态改变如重型 β 地中海贫血，有核红细胞和网织红细胞明显增高。血红蛋白中几乎全是 Hb Bart 或同时有少量 HbH，无 HbA、HbA$_2$ 和 HbF。

（三）诊断与鉴别诊断

根据临床特点和实验室检查，结合阳性家族史，一般可做出诊断。有条件时，可进行基因诊断。本病须与下列疾病鉴别。

1. 缺铁性贫血

轻型地中海贫血的临床表现和红细胞的形态改变与缺铁性贫血有相似之处，故易被误诊。但缺铁性贫血常有缺铁诱因，血清铁蛋白含量减低，骨髓外铁粒幼红细胞减少，红细胞游离原卟啉升高，铁剂治疗有效等可资鉴别。对可疑病例可借助血红蛋白碱变性试验和血红蛋白电泳鉴别。

2. 遗传性球形红细胞增多症

见本节遗传性球形红细胞增多症。

3. 传染性肝炎或肝硬化

因 HbH 病贫血较轻，还伴有肝脾大、黄疸，少数病例还可有肝功能损害，故易被误诊为黄疸型肝炎或肝硬化。但通过病史询问、家族调查以及红细胞形态观察、血红蛋白电泳检查即可鉴别。

（四）治疗

静止型/轻型地中海贫血无须特殊治疗。中间型和重型地中海贫血应采取下列一种或数种方法给予治疗。

1. 一般治疗

注意休息和营养，积极预防感染。适当补充叶酸和维生素 E。

2. 输血和祛铁治疗

此为基础治疗。

（1）红细胞输注：少量输注法仅适用于中间型 α 和 β 地中海贫血，不主张用于重型 β 地中海贫血。对于重型 β 地中海贫血应从早期开始给予适量的红细胞输注，以使患儿生长发育接近正常和防止骨骼病变。其方法是先在 2～4 周内分次输注浓缩红细胞，使患儿血红蛋白含量达 120 g/L 左右；然后每隔 4～5 周输注浓缩红细胞 10～15 mL/kg，使血红蛋白含量维持在 90～140 g/L。但本法容易导致含铁血黄素沉着症，故应同时给予铁螯合剂治疗。

（2）铁螯合剂：除铁治疗是改善重型地中海贫血患者生存质量和延长寿命的主要措施。目前临床上使用的药物有去铁胺、去铁酮和地拉罗司。建议在规则输注红细胞 1 年或 10 U 后进行铁负荷评估，若有铁过载（SF>1 000 μg/L），则开始应用铁螯合剂。去铁胺每日 25～40 mg/kg，每晚 1 次，连续皮下注射 12 h，或加入等渗葡萄糖液中静脉滴注 8～12 h；每周 5～7 天，长期应用。去铁胺副作用不大，偶见过敏反应，长期使用偶可致白内障和长骨发育障碍，剂量过大可引起视力和听觉减退。维生素 C 与去铁胺联合应用可加强其从尿中排出的作用，剂量为每天 2～3 mg/kg，最大量为 200 mg/d。

3. 脾切除

对血红蛋白 H 病和中间型 β 地中海贫血的疗效较好，对重型 β 地中海贫血效果差。脾切除应在 5～6 岁以后施行并严格掌握适应证。

4. 造血干细胞移植

异基因造血干细胞移植是目前能根治重型 β 地中海贫血的方法。若有 HLA 相配的造血干细胞供者，应作为治疗重型 β 地中海贫血的首选方法。

5. 基因活化治疗

应用化学药物可增加 γ 基因的表达或减少 α 基因的表达，以改善 β 地中海贫血的症状。已用于临床研究的药物有羟基脲、沙利度胺，5-氮杂胞苷（5-AZC）、阿糖胞苷、白消安、异烟肼等。

（五）预防

开展人群普查和遗传咨询、做好婚前指导以避免地中海贫血基因携带者之间联姻，对预防本病有重要意义。采用基因分析法进行产前诊断，可在妊娠早期对重型 β 和 α 地中海贫血胎儿做出诊断并及时终止妊娠，以避免胎儿水肿综合征的发生和重型 β 地中海贫血患者的出生，这是目前预防本病行之有效的方法。

第八章

儿童发育行为障碍

第一节　注意缺陷多动障碍

注意缺陷多动障碍（ADHD）是最常见的儿童期起病的神经精神疾病之一，也是儿童心理咨询门诊、儿童发育行为门诊最常见的疾病之一，以注意障碍、过度的活动和冲动控制力差为主要临床特征。

有关 ADHD 的描述和研究，至今已有 100 多年的历史。早在 19 世纪，医学文献上就已有类似 ADHD 的记载，当时称之为"冲动性愚鲁"。1902 年，Still 首次对 ADHD 的临床特征进行了系统的描述，Still 认为该病症状主要由于行为的意志控制方面存在缺陷所致。之后，多动被认为是该症的主要特征。1947 年，Strauss 从病因角度将之命名为"轻微脑损伤综合征"。1949 年，Clements 又改称为"轻微脑功能失调"。直至 20 世纪 70 年代，Douglas 提出在这个障碍中，多动不是这些儿童唯一的或主要的问题，主要问题是注意力的保持和冲动控制的缺陷。注意缺陷开始引起了人们的关注。Barkley 等进一步证实了上述看法，并且发现多动更多出现在需要保持安静或作业时，而不是出现在自由活动时。1977 年的《国际疾病分类》第九版（ICD-9）中将本病命名为"儿童期多动综合征"。至 1980 年，美国精神病协会出版的《精神疾病诊断和统计手册》第三版（DSM-Ⅲ）将本病正式命名为"注意缺陷障碍"（ADD）。1983 年，Douglas 将本病的基本缺陷归之于注意唤起调节和抑制性控制的缺乏。进一步的研究又发现活动过度也是该病的主要特征。因此，1987 年的 DSM-Ⅲ-R 将其改称为"注意缺陷多动障碍"，并分为注意障碍和注意障碍伴多动两型。至 1994 年，DSM-Ⅳ 将其分为多动/注意缺陷混合型、注意缺陷为主型和多动/冲动为主型。故在美国，如果多动不明显，而以注意缺陷为主仍可诊断。1995 年，我国自然科学名词审定委员会将其定名为"注意缺陷多动障碍"（ADHD）。我国 2001 年的《中国精神障碍分类与诊断标准》第三版（CCMD-3）称之为多动与注意缺陷障碍（儿童多动症）。近年来，世界卫生组织在《国际疾病分类》第九版和第十版（ICD-9 和 ICD-10）中，将该疾病命名为"儿童多动综合征"。2013 年颁布的 DSM-Ⅴ 仍称其为 ADHD，但对 ADHD 不再具体分型，而是用特别说明替代。无论是"多动症"还是"注意缺陷多动障碍"，均不涉及病因，都只是症状描述用语。

一、流行病学资料

研究发现，几乎在所有文化背景不同的国家和地区均有 ADHD 发生，但在不同的国家和社会经济文化阶层中，其患病率不同。很多国家和地区进行过多次 ADHD 的流行病学调查，有关的报道资料之间的差异很大，患病率在 1.7%～17.8%。在我国的多个地区也进行过多次 ADHD 的流行病学调查，患病率报道为 3%～10%。目前，在学龄儿童中公认的患病率是 3%～5%。男童发病率明显高于女童，为（4～9）：1。ADHD 症状多在学龄前出现，到 9 岁尤为突显，随着年龄的增加，共患其他精神疾病的比例明显增加。60%～80% 的 ADHD 儿童共患一种或多种精神障碍。

二、病因和发病机制

ADHD 的病因和发病机制至今仍未明了，目前大多数学者认为该病是多种生物因素、心理—社会因素共同导致的一种异质性疾病综合征。

（一）遗传因素

近年来，学者们对 ADHD 的病因进行了众多的分析，发现遗传因素在 ADHD 的发病中起重要作用，研究主要集中在以下几个方面。

第一，家系研究发现，ADHD 具有家庭聚集性。如果一个儿童患有 ADHD，那么其直系或旁系家庭成员的 1/3 也可能患有 ADHD。如果一个患 ADHD 的儿童成年后仍有 ADHD，那么他的下一代患 ADHD 的概率超过 50%。ADHD 一级亲属患 ADHD 的概率是总体人群的 5～6 倍。二级亲属患 ADHD 的风险度约为 1.7%。

第二，对于生物学上有或无关联的一项领养儿童的研究发现，从儿童行为等级量表中得出的注意力问题的分数，其差异约有一半来自遗传的影响。ADHD 儿童的收养亲属与血缘亲属相比，患有 ADHD 或连带问题的概率要小得多。

第三，双生子的研究表明，ADHD 的遗传率为 80% 或更高。大样本的双生子研究发现，同卵双生子 ADHD 的同病率是 65%，而异卵双生子的同病率则仅为 30%。同时双生子的研究还发现，ADHD 的症状越严重，遗传的影响越大。

第四，近年来，使用分子遗传学的方法对 ADHD 儿童和他们的家庭成员进行 DNA 分析，已经发现了几种可能与 ADHD 有关联的易感性基因。这些基因主要集中在多巴胺、5-羟色胺（5-HT）、去甲肾上腺素（NE）等神经递质系统的有关功能基因。其中最受关注的是Ⅳ型多巴胺受体基因（DRD4）和多巴胺转运体基因（DAT1）。前者定位于人染色体的 11p15.5，在其第三个外显子中，有一个含有 48 bp 的重复序列，有 2～10 次重复。多个研究发现第三外显子的 48 bp 7 个重复多态性与 ADHD 存在关联/连锁。这些重复性与对多巴胺信号的迟钝反应和较少克制行为有关。主要与寻求高水平的刺激、冲动、探索及兴奋的性格特征有关。还有学者指出，ADHD 在性别分布上的差异可能是由于多巴胺受体基因在不同性别上分布密度的不同所致。亦有研究发现，ADHD 与 DAT1 的 480 bp 等位基因的重复多态性有关联，DAT1 的变异加速了多巴胺的消除速率，而且 DAT 的变异影响着利他林对患儿的疗效。除此之外，另有一些研究显示，ADHD 可能与多巴胺-β 羟化酶基因、儿茶酚胺-O-甲基转移酶基因、单胺氧化酶基因等有关联。然而，也有不一致的结果。目前多数学者认为，ADHD 可能是多基因遗传疾病，每个相关基因可能只发挥了微效的作用。

第五，近年来，ADHD 的表观遗传学研究发现，ADHD 的遗传性不仅包括基因的影响，而且也包括基因—环境的相互作用。DNA 甲基化已经成为潜在介导遗传和环境影响的机制。越来越多的证据表明，ADHD 是基因与环境相互作用的结果，早期暴露于不良的环境可以导致 ADHD 的发病率增高，而这个过程的主要机制由表观遗传学介导。

也许，正是因为 ADHD 具有复杂的表型、非常多基因的基因型以及基因与环境之间的相互作用，才使得众多有关 ADHD 行为和分子遗传学之间的研究结果不一致。

目前较为公认的观点是认为 ADHD 是遗传与环境共同作用所导致的复杂性疾病。

（二）神经生物因素

（1）脑结构改变：尽管有关 ADHD 儿童的影像学研究报道并非完全一致，但脑的影像学研究确实证实 ADHD 儿童的脑结构和功能与正常对照组儿童存在差异，而且报道异常主要集中分布在脑的额叶、扣带回、纹状体及其相关的基底节结构和神经网络。如研究发现 ADHD 儿童存在前额皮质、基底节、胼胝体和顶叶体积的异常。目前已证实前额叶和纹状体的体积小与反应抑制损伤有关。Gieed 的 MRI 研究发现，ADHD 儿童的胼胝体嘴（前运动区上部）和胼胝体嘴体（前运动区和辅助运动区）的面积较正常对照组明显增大，而且这些面积增大与 Conners 量表中的多动-冲动因子存在明显正相关。Lous 的 SPECT 研究发现，ADHD 儿童新纹状体和额叶灌注相对不足，而初级感觉区灌注相对增加，这种灌注方式在使用利他林后得以逆转，由此 Lous 认为前额叶和新皮质功能障碍在 ADHD 中起重要作用。PET 的研究发现，ADHD 成人的前额皮层、扣带回和右丘脑、尾状核海马的葡萄糖代谢均明显降低；ADHD 女童在脑克制冲动的控制注意区域的糖代谢较正常女童降低，也较 ADHD 男童低。在 ADHD 儿童的 fMRI 的研究中，Katya 等发现 ADHD 儿童在执行停止任务和运动时间的调整任务时，右侧前额叶中央区域功能都低，右侧前额下回和左尾状核在停止任务中表现都低，Katay 由此提出 ADHD 与负责高等运动控制过程的前额叶系统的兴奋不够有关。ADHD 儿童的 fMRI 研究还发现，ADHD 儿童存在 Accd（细胞结构区域 24b/24c/32）的异常。

（2）神经生化异常：神经系统的活动主要通过神经递质作为媒介进行信息交换。神经递质功能的改变可对心境、警觉、活动度、认知和很多外表行为起作用。5-羟色胺（5-HT）和去甲肾上腺素（NE）在脑内可能属于两种功能拮抗的中枢神经递质系统。动物实验证明，当 5-HT 活性低于 NE 时，动物出现高度警觉和攻击行为，而当 NE 活性低于 5-HT 时，则动物出现镇静。Wender 认为单胺类神经递质的代谢紊乱可能是活动过度的起源。动物实验以及对人的研究从不同角度提示 ADHD 存在儿茶酚胺通路的异常，其中最有力的证据之一就是几乎所有治疗 ADHD 的药物均与儿茶酚胺有关。此外，血清、尿液、脑脊液的肾上腺和多巴胺（DA）的浓度测定支持肾上腺更新率降低与低多巴胺状态的假说。PET 研究发现，ADHD 患儿 DAT（是 DA 体内清除的主要途径）水平明显高于对照组，服用利他林后 DAT 水平下降，故此，学者认为 ADHD 患儿存在脑内 DA 清除过度，致使 DA 水平下降。DA 可降低靶神经元的背景放电率，提高信/噪比，使有关信号传入增强，无关信号抑制，从而改善注意力，抑制注意分散。学者们认为 ADHD 儿童存在儿茶酚胺（CA）水平不足，以致脑抑制功能不足，对进入的无关刺激起不到滤过作用。于是，患儿对各种刺激不加选择地做出反应，从而影响注意集中并引起多动。总之，没有哪个单一的神经递质的异常能够完全解释 ADHD 的成因，ADHD 中枢神经递质系统异常应该是包括 NE、DA、5-HT 等在内的多递质系统异常。

（3）神经电生理功能异常：从神经生理的角度，注意集中过程的生理机制可理解为信息首先传到大脑皮质，由皮质对信息做出分析后，再传入脑干网状结构。网状结构的兴奋能调节皮质的觉醒状态和注意方向，即抑制其他感觉信息再传入，从而使大脑维持注意状态。ADHD 儿童脑电图的检测多发现有阵发性或弥漫性的 θ 波增加，以及脑电图功率谱分析亦发现 ADHD 儿童有慢波功率增加、α 波功率下降和平均频率下降，提示 ADHD 儿童具有觉醒不足的特点。觉醒不足属于大脑皮质抑制功能不足，从而诱发皮层下中枢活动释放，表现出多动。另有学者认为 ADHD 儿童慢波活动增多是大脑发育成熟迟缓的结果。临床资料表明，ADHD 儿童随年龄的增长，多动症状逐渐减轻，而冲动症状仍然突出，有学者对三组 ADHD 儿童、青少年、成人进行脑电功率谱分析，发现三组 θ 波均较正常对照组多，而 β 活动则相反，随年龄增加，患儿 β 活动与正常对照组的差异减小，学者推测 β 活动与患儿高水平活动有关，而 θ 活动与冲动性有关。

事件相关电位（ERP）是大脑对某一刺激信息进行认知加工时，通过电生理技术直接从人的头皮表面记录到的电位变化指标。其中 N200 和 P300 与认知的加工过程有关。N200 往往代表信号的检测，P300 则代表信号加工过程。有关 ADHD 儿童的 ERP 研究发现，ADHD 儿童的 N200 波幅降低，而这种现象随着年龄的增长而好转，这也许支持了 ADHD 儿童存在注意缺陷，但 ERP 的另一个更为常见的发现是 P300 波幅的降低和潜伏期的延长，表明 ADHD 儿童存在接收信号后的信息加工缺陷。按信息加工心理学的观点，这种缺陷表现在儿童接收信息后反应输出的异常，换句话说，儿童不能选择恰当的反应，可能是儿童的不恰当活动使我们认为儿童不能集中注意力。

（4）神经心理缺陷：大量的神经心理学研究发现，ADHD 儿童在持续性注意、执行功能、记忆和学习等认知方面均存在不同程度的缺陷。现大多数学者们认为由前额皮层调控的执行功能的缺陷是 ADHD 儿童的核心缺陷。相关研究也证实，ADHD 儿童存在反应抑制、语音工作记忆和视空间工作记忆、计划和定式转移等多项执行功能的缺陷。

（5）神经系统发育障碍：回顾性的研究经常发现，ADHD 儿童围生期异常史比例较高。有研究表明，母亲妊娠期吸烟摄入的尼古丁以及饮酒摄入的酒精都可以造成儿童大脑尾状核和额叶区域的发育出现异常。这些异常可以导致多动、冲动和注意力不集中。因此母亲在妊娠期吸烟、酗酒或吸入有毒物质（如尼古丁、可卡因），可增加子女患 ADHD 的风险。同时出生体重低、早期脑的损伤（出生时窒息）也将增加患 ADHD 的风险。虽然很少有证据能够证明这些危险因素对 ADHD 的发病所起的作用是唯一的，但是这些因素确实可提升 ADHD 发生的风险。

（三）社会心理因素

（1）家庭因素：虽然家庭和社会诸因素对 ADHD 的发生所起的作用仍不明确，但对其发展和结局肯定有影响。有资料表明，家庭和社会提供教育方式不足、双亲的养育方式不当可能增加儿童发生 ADHD 的概率。早期母爱剥夺和育婴院养育的小儿后来出现坐立不安、注意力不集中和遭他人排斥者较常见。儿童的控制行为主要从与他人的交往中模仿习得,若父母自身有精神或行为问题,必将影响儿童的行为控制。严重的生活应激事件(如父母离异、亲人死亡或患病、家庭气氛紧张等)以及父母、老师处理儿童问题不当,均可引起"情景性活动过度"和注意力不集中,但这和 ADHD 是有区别的。有研究发现家庭的经济地位和家长的养育方式对 ADHD 的主要症状虽不起主要影响,但对继发症状(如攻击行为、冲动破坏等)的发生则有一定的影响。

(2)环境因素:研究表明,ADHD 与食物过敏、食物中的糖分过多以及食物中的添加剂均无明显的关系。中到高浓度的铅暴露可以损伤脑组织,儿童体内血铅过高可能与多动、注意力不集中有关,因此接触过高浓度的铅可以看作是 ADHD 的高危因素之一。

三、临床表现

(一)注意障碍

有学者认为,ADHD 的核心缺陷是注意障碍,并由此造成患儿不能有效学习。根据心理学的观点,注意可分为有意注意和无意注意两种。前者是指有预定目的、要做一定努力的注意,受人的意志的自觉调节和支配。后者则是一种没有预定目的,也不需要做主观意志努力的注意。ADHD 儿童的注意缺陷以无意注意占优势,而有意注意减弱,而且注意力集中时间短暂,注意力维持的时间明显短于同龄儿童,注意范围狭窄,不善于分配注意。表现在玩玩具或游戏时很不专心,常常因为没有认真听游戏的规则,而不知如何进行游戏。在上课时、写作业时或做其他需要花费精力的事情时,注意力集中更困难,易被无关的刺激所吸引,以致经常没有留意课堂上所讲授的内容和遗漏老师所布置的作业,对老师的提问茫然不知或答非所问,做作业经常粗心大意,不认真审题,经常看漏题目或看错题目,出现不应有的低级错误。有些儿童或对某些特别感兴趣的事物可产生较强的动机,使得注意力集中的时间可能会长些,如在看喜爱的动画片或玩电脑游戏时可能会有所专注,不能因此而排除 ADHD 的诊断。

(二)活动过多

表现为与年龄不相称的活动过多。这种活动过多有不分场合、无明确目的性的特点。部分儿童的过度活动在婴儿期就出现,表现为易兴奋、好哭闹、睡眠差、喂食困难,属于"气质难养育型"居多。平时手脚动个不停,显得格外活泼,常常过早地从摇篮或小床往外爬。开始走路时,往往以跑代步,经常从一个房间跑到另一个房间,凡能触摸到的东西都要用手触弄不可,好翻箱倒柜、喧闹捣乱,常常将家里搞得乱七八糟,而且玩耍无长心,好破坏。进入学校后,上课时小动作特多,坐不住,屁股不停地扭动,手一刻也闲不住,不是敲打桌子、玩弄文具、书包,就是推搡别人,女童则经常表现为玩弄自己的辫梢。下课后好奔跑攀爬、冒险、大喊大叫、惹人注意,一刻不停,不知疲倦。因喜欢招惹人,常与同学发生争吵或打架。在家也是精力旺盛,动个不停,常常不能静下心写作业、边写边玩,连看电视时也是东倒西歪、扭动不停,常常多语,喜欢插嘴和干扰大人的活动,惹人厌烦。

（三）情绪不稳、冲动任性

ADHD 儿童自控能力差，情绪变化剧烈，容易兴奋，对挫折的耐受能力低，常对不愉快刺激做出过分反应，因此常常做事欠考虑、行为冲动、不顾后果，甚至伤害他人。他们要求什么，必须立即得到满足，否则吵闹不休或破坏东西。他们可能在课堂上忽然大喊大叫、来回走动，在教室外常有冒险行为，到处攀高爬下，以及不顾来往的汽车而冲上大街等，经常做出同龄儿童不敢做的事情。做作业或参加考试，经常匆匆完成，抢先交卷，即使有时间也不愿核对。

（四）学习困难

一般而言，ADHD 儿童的智力水平大都正常，极少数儿童得分处于临界水平，可能与测试时注意力不集中有关。ADHD 儿童常出现学习困难，主要与他们注意力分散，不能集中精力掌握相同年龄段儿童能学会的知识有关。ADHD 儿童的学习困难常有波动性，在家长和老师的督促下和药物的帮助下，成绩可能提高，稍一松懈，成绩又有下降，成绩很不稳定，相差悬殊。常随着年级的增高，学习困难逐渐明显。也有部分 ADHD 儿童合并特定性学习困难。

（五）社交问题

约一半以上的 ADHD 儿童有社交问题，表现为不受同龄小朋友欢迎，感到孤独，在学校没有什么朋友，这除与他们在与小朋友的交往中常常以自我为中心、喜对别人发号施令、干扰别人的游戏以及他们冲动任性的行为特征有关外，也与他们的社交技能不足及语言表达能力较差有关。

（六）其他

ADHD 儿童大多没有神经系统的异常，但也有一部分 ADHD 儿童存在知觉活动障碍。如他们在临摹图画时，往往分不清主次，不分析图形的组合，也不能将图形中各部分综合成一体。另有一些 ADHD 儿童会将 "b" 看成 "d"、将 "6" 看成 "9" 等。一部分 ADHD 儿童会出现手指精细协调运动障碍，如翻掌、对指运动不灵活，扣纽扣、绑鞋带动作笨拙等 "神经系统软体征"。另外，ADHD 儿童常常自我评价过低、无自尊心、自信心差，这与他们在生活、学习和社交方面经常遭受挫折，以及经常得到家长和老师的负性评价有关。

四、共患病

研究发现，60%以上的 ADHD 儿童同时共患一种或多种精神障碍。精神共患病的存在不仅是影响 ADHD 儿童预后的主要原因，同时也是影响 ADHD 治疗效果的主要原因，现越来越受到重视。

（一）对立-违抗性障碍（ODD）

ODD 以对抗、消极、易激惹以及敌对的行为为主要临床特征，多见于学龄期儿童，表现为经常发脾气，常与大人争吵，常拒绝服从大人的要求或违反规则，经常故意地烦扰他人，常因自己的错误或所做的坏事责备旁人，常易被旁人烦扰，常发怒或怨恨他人，常怀恨在心或心存报复，可出现学业和社会功能受损。患病率为 2%～16%，男、女患病比例接近 2∶1。持续的 ODD 往往发展为品行障碍（CD）。在 DSM-5 中将 ODD、CD 列入破坏性、冲动控制及品行障碍。ODD 是 ADHD 最常见的共患病，40%～60% 的 ADHD 儿童共患 ODD。有学者认为 ADHD+ODD/CD 者可能具有共同的遗传因素，或直接或通过遗传—环境相互作用而患病，而单纯 ODD/CD 则可能有另外的遗传因素。有研究发现，ADHD+ODD 儿童较单纯的 ADHD 儿童更易出现学校表现不良，但较 ADHD+CD 儿童少。早期伴有 ADHD 的 ODD 预后较不伴有 ADHD 者预后差，ODD 伴有 ADHD 预示着较早的、更久的和更严重的 CD。

（二）品行障碍（CD）

CD 是指在儿童青少年期反复、持续出现攻击性和反社会性行为，可表现为躯体攻击或言语攻击、破坏他人或公共的财物、故意违抗和不服从他人、说谎、偷窃、逃学或离家出走、纵火、吸毒、虐待等。CD 不仅影响儿童本身的学习和社会化功能，还损害他人或公共的利益。约 40% 的 CD 儿童成年后发展为反社会人格障碍。CD 的患病率为 2%～6%，男性发病率明显高于女性，男、女患病比例为（5～12）∶1。

据报道，21%～45% 的 ADHD 共患 CD，以男童多见。有学者认为，ADHD+CD 可能是 ADHD 的一个独特的遗传亚型。研究发现 ADHD+CD 儿童的阅读能力、言语能力以及运动能力均较单纯的 ADHD 儿童和单纯的 CD 儿童差。ADHD+CD 儿童较单纯的 ADHD 儿童、单纯的 CD 儿童退学率都要高。追踪观察还发现，ADHD+CD 者长期预后差，成年期易出现反社会行为、物质滥用和攻击性行为。

（三）抽动障碍

抽动障碍是指身体某部分肌肉或肌群突然的、快速的、不自主的、刻板的、反复的收缩或不自主发声，可呈短暂的或慢性的病程，多发于儿童期。根据发作年龄、临床表现、病程长短和是否伴有发声，抽动障碍主要分为短暂性抽动障碍、慢性运动或发声抽动障碍和发声与多种运动联合抽动障碍（Tourette sydrome，TS）三种类型。

有 35%～90% 的 ADHD 共患抽动障碍。有学者认为 TS+ADHD 是一种独立的疾病，亦有学者认为 TS+ADHD 和 ADHD 是 TS 的致病基因的不同表型。另有学者认为抽动是 ADHD+TS 严重的标志，而且与出现情绪和行为问题有关。但也有学者认为，虽然 ADHD 中有很大部分患儿有抽动，但是抽动症状对 ADHD 的结局和转归的影响非常有限。目前多数学者都认为，ADHD 是 TS+ADHD 出现更多其他严重并发症和预后不良的重要因素。

（四）抑郁障碍

儿童抑郁障碍主要表现为情绪低落、悲伤或易怒，对日常活动失去兴趣或无愉快感。其他症状和体征包括生理功能的障碍，如食欲减退和体重下降、不正常的睡眠方式（早醒、失眠或睡眠过多）、疲劳、思考能力下降、感觉无用、内疚等。严重者伴有精神病样症状，如幻听、幻觉，甚至自杀。儿童抑郁症还可表现为学习困难、拒绝上学、退缩、躯体不适、违拗、攻击行为和反社会行为。年龄较大的儿童和青少年常共患克罗恩病（Crohn disease，CD）和物质滥用。抑郁症在一般儿童的患病率为 0.4%～2.5%，在青少年的患病率为 0.4%～8.0%。儿童期男、女发病率无明显差异，在青少年男、女发病比例约为 2∶1。在许多 ADHD 儿童中，可见到不同程度的抑郁，尤其是 10 岁以上的儿童。ADHD 与单相抑郁障碍的共患率为 20%～45%。而且随着年龄的增加，共患抑郁障碍的概率增加。有学者认为，ADHD 和抑郁障碍具有共同的遗传联系。共患抑郁障碍者社会心理功能低下，住院率增高，人际关系和家庭功能损害增加。ADHD 共患抑郁障碍预示预后不良。

（五）焦虑障碍

儿童焦虑障碍是一组以过分焦虑、担心为主要体验的情绪障碍，包括分离性焦虑障碍、广泛性焦虑障碍、强迫症和社交恐怖症。ADHD 儿童患焦虑障碍的比例较一般儿童高 2 倍，约 1/3 的 ADHD 儿童共患焦虑障碍。ADHD+焦虑障碍儿童的多动和冲动症状较单纯的 ADHD 儿童轻，对中枢兴奋剂的反应也不佳，仅有 30%ADHD+焦虑障碍的儿童对中枢兴奋剂有效。ADHD 共患焦虑障碍的预后较单纯的 ADHD 和单纯的焦虑障碍差。

五、诊断

（一）诊断方法

（1）采集病史：由与孩子关系密切的家长和教师提供一个正确、完整的病史。着重注意母亲妊娠期有无吸烟、酗酒史，胎动情况，围生期有无产伤，产程是否延长，出生有无窒息，有无活动过度的表现，语言、动作和智能发育情况等。

（2）一般的体格检查和神经系统检查：注意生长发育、营养状况、听力和视力情况以及精神状态，神经系统检查主要包括肌张力、协调和共济运动、触觉辨别、生理反射以及病理反射。

（3）行为观察和临床会谈：通过观察患儿在诊室的行为表现，以及与患儿有目的地交谈，了解患儿的精神状态、心理状况、语言能力、认知水平、情绪和社会行为。

（4）心理评定：①智力测验。常用中国修订的韦氏学龄前儿童智力量表（WIPPS-CRR）和韦氏学龄儿童智力量表（WISC-CR）。智力测验表明 ADHD 儿童大多智力正常，极少数处于临界状态。②学习成就和语言能力测验。国外常用广泛成就测验（WRAT）和伊利诺斯语言发育测验（ITPA）。通过该类测验发现 ADHD 儿童常有学习成绩低下或语言方面的问题。③注意测定。常用持续性操作测验（CPT）。通过测验发现，ADHD 儿童可出现注意持续短暂、易分散。④其他神经心理测验。其包括 Stroop 测验、H-R 成套神经心理测验等。

（5）量表：目前常用 Conners 父母问卷（PSQ）、教师用量表（TRS）和学习困难筛查量表（PRS）以及 Achenbach 儿童行为量表（CBCL）。

（二）诊断标准

DSM-5 关于 ADHD 诊断标准的症状标准条目不变，增加了注释和举例说明。下面介绍 DSM-5 中有关的诊断标准。

（1）一种持续的注意缺陷和（或）多动-冲动模式干扰了功能或发育，以下列"A"或"B"为特征。

A. 注意障碍：具有下列 6 条或更多的症状，持续至少 6 个月，且达到了与发育水平不相符的程度，并直接负性地影响社会和学业职业活动。

注：这些症状不仅仅是对立行为、违拗、敌意的表现，或不能理解任务或指令。年龄较大（17岁及以上）的青少年和成人，至少需要符合下列症状中的5项：①经常不能密切关注细节，或者在作业、工作或其他活动中犯粗心大意的错误（如忽视或遗漏细节，工作不精确）；②在任务或游戏活动中经常难以维持注意力（如在听课、对话或长时间的阅读中难以维持注意力）；③当别人对其直接讲话时，经常看起来没有在听（如即使在没有任何明显干扰的情况下，也会显得心不在焉）；④经常不遵循指示以致无法完成作业、家务或工作中的任务（如可以开始执行任务但很快就失去注意力，容易分神）；⑤经常难以组织任务和活动（如难以管理有条理的任务，难以把材料和物品放得整整齐齐，凌乱，工作没头绪，时间管理不良，不能遵守截止日期）；⑥经常回避、延误或不情愿从事那些需要精神上持续努力的任务（如学校作业或家庭作业，对于年龄较大的青少年和成人则为准备报告、完成表格或阅读冗长的文章）；⑦经常丢失任务或活动所需的物品（如学校的资料、铅笔、书、文具、钱包、钥匙、文件、眼镜、手机）；⑧经常容易被外界的刺激分神（对于年龄较大的青少年和成人，可能包括不相关的想法）；⑨经常在日常生活中忘记事情（如做家务、外出办事，对于年龄较大的青少年和成人则为回电话、付账单、约会等）。

B. 多动和冲动：具有下列6条或更多的症状，持续至少6个月，且达到了与发育水平不相符的程度，并直接负性地影响社会和学业、职业活动。

注：这些症状不仅仅是对立行为、违拗、敌意的表现，或不能理解任务或指令。年龄较大（17岁及以上）的青少年和成人，至少需要符合下列症状中的5项：①经常手脚动个不停或在座位上扭动；②当被期待坐在座位上时却经常离座（如离开所在的教室、办公室或其他工作的场所，或在其他情况下需要保持原地的位置）；③经常在不适当的场合跑来跑去或爬上爬下（对于青少年或成人，可以仅限于感到坐立不安）；④经常无法安静地玩耍或从事休闲活动；⑤经常"忙个不停"，好像"被发动机驱动着"（如在餐厅、会议中无法长时间保持不动或觉得不舒服，可能被他人感受为坐立不安或难以跟上）；⑥经常讲话过多；⑦经常在提问还没有讲完之前就把答案脱口而出（如接别人的话，不能等待交谈的顺序）；⑧经常难以等待轮到他（如在排队等待时）；⑨经常打断或侵扰他人（如插入别人的对话、游戏或活动；没有询问或未经允许就开始使用他人的东西；对于青少年和成人，可能是侵扰或接管他人正在做的事情）。

（2）若干注意缺陷或多动-冲动的症状在12岁之前就已存在。

（3）若干注意缺陷或多动-冲动的症状存在于2个或更多的场合（如在家里、学校或工作中，与朋友或亲属互动中，在其他场合）。

（4）有明确的证据显示这些症状干扰或降低了社交、学业或职业功能的质量。

（5）这些症状并非仅出现在精神分裂症或其他精神障碍的病程中，也不能用其他精神障碍来更好地解释（如心境障碍、焦虑障碍、分离障碍、人格障碍、物质中毒或戒断）。

附注1：根据过去6个月的表现，进一步说明疾病类型。

（1）314.01（F90.2）组合表现：在过去的6个月内，同时符合诊断标准（1）中的"A."（注意障碍）和诊断标准（1）中的"B."（多动和冲动）。

（2）314（F90.0）主要表现为注意缺陷：在过去的 6 个月内，符合诊断标准（1）中的"A."（注意障碍），但不符合诊断标准（1）中的"B."（多动-冲动）。

（3）314.01（F90.1）主要表现为多动-冲动：在过去的 6 个月内，符合诊断标准（1）中的"B."（多动-冲动），但不符合诊断标准（1）中的"A."（注意障碍）。

附注 2：如果存在下列情况，进一步说明疾病进展情况。

部分缓解：先前符合全部诊断标准，但在过去 6 个月内不符合全部诊断标准，且症状依然导致社交、学业或职业功能方面的损害。

附注 3：说明目前疾病严重情况。

（1）轻度：存在非常少的超出诊断所需的症状，且症状导致社交或职业功能方面的轻微损害。

（2）中度：症状或功能损害介于轻度和重度之间。

（3）重度：存在非常多的超出诊断所需的症状，或存在若干特别严重的症状，或症状导致明显的社交或职业功能方面的损害。

由于 ADHD 症状的非特异性，缺乏具有鉴别意义的病因学或病理学改变，辅助诊断的客观体征和实验室资料少，ADHD 仍主要依据临床诊断，因此必须综合病史、临床观察、躯体和神经系统检查、行为评定量表、心理测验和必要的实验室检查，同时参考儿童的年龄、性别因素考虑，才能得到一个准确的诊断。

六、鉴别诊断

（一）正常儿童的多动

正常儿童的多动一般发生在 3～6 岁儿童，男童多见，也表现为好动和注意集中时间短暂。但是这些小儿的多动常由外界无关刺激过多、疲劳、学习目的不明确、注意缺乏训练、不善于正当转移、平时未养成有规律的生活习惯所致，而且这些儿童没有社会功能受损，学习成绩和与小朋友交往均正常。他们的多动常常在环境允许的场合，在不允许的场合常常能够有效地控制自己，而且他们的多动多是有目的性的。

（二）适应障碍

严重的生活应激事件，如父母离异、亲人患病或死亡、家庭搬迁、转校等，均可造成孩子的适应障碍，可表现为多动、注意力不集中，但适应障碍的病程通常在 6 个月以内，而且常发生在 6 岁以后。

（三）品行障碍

这类儿童表现出明显的违反与年龄相应的社会规范或道德标准的行为，损害个人或公共利益，有较强的攻击性行为特征，单纯的品行障碍儿童没有注意缺陷、多动不宁等表现，智力正常。但 21%～45% 的 ADHD 可与品行障碍共存。

（四）智力障碍

智力障碍患儿经常伴有多动、注意力不集中，但详细了解其生长发育史，会发现患儿有语言、运动发育迟缓，智力测验有助于鉴别。智力障碍者 IQ 常在 70 以下，而且表现为整体智力下降，社会适应能力也普遍低下。而 ADHD 儿童的 IQ 大多正常，极少数在临界水平，而且可有明显的智力发育不平衡，个别智力因子低下。

（五）儿童孤独症谱系障碍

多数孤独症谱系障碍患儿存在多动、注意力不集中，容易误诊为单纯的 ADHD。但孤独症谱系障碍常以社交障碍、兴趣狭窄和重复刻板行为为主要特征，通过详细询问病史和与患儿交谈不难鉴别。孤独症谱系障碍共患 ADHD 的比率较高，30%～80% 的孤独症谱系障碍患儿共患 ADHD。

（六）抽动-秽语综合征

抽动-秽语综合征常伴有 ADHD，但主要表现为不自主、间歇性、快速、多次重复的抽动，包括发音器官、不同部位肌肉的抽动。其症状具有特征性表现，不难鉴别。

七、治疗

ADHD 的治疗主要包括药物治疗和非药物治疗。

（一）药物治疗

（1）中枢兴奋剂：能够减少 ADHD 儿童多动、冲动性和攻击行为，并改善注意缺陷。目前国内只有哌甲酯的短效剂型和控释剂型。

利他林是哌甲酯的短效剂型。该药服用后吸收很快，血药浓度较低（7～10 ng/mL），但疗效较高，这是因为通过血脑屏障的有效性很高，而其作用的部位为大脑皮质，可加强皮质的兴奋过程，并使抑制过程易于集中。也有研究将中枢兴奋剂的作用归之于调节多巴胺和肾上腺素能神经。哌甲酯对 70%～80% 的 ADHD 儿童有效。哌甲酯的剂量与体质量没有太大相关性，但存在线性剂量-疗效关系。常用剂量为 0.1～0.6 mg/kg。对学龄儿童通常开始剂量为每次 5～10 mg，每日 1～2 次，多在早晨或午饭后给药，如治疗 1 周后仍不见效，可每次增加 5 mg，每日总剂量不超过 30 mg。国外报道最大剂量为 60 mg。由于半衰期较短，故常需每日服用 2～3 次。专注达是哌甲酯的控释剂，国内有 18 mg 和 36 mg 两种剂型。由于盐酸哌甲酯缓释片采用了口腔渗透系统设计，每日只需要服用一次便可维持有效剂量的需求，疗效至少持续 12 h。每日晨服，必须整粒吞服，不能咀嚼、掰开或碾碎服用。通常从 18 mg/d 开始，视疗效每周调整一次剂量，最大 54 mg/d。哌甲酯常见的不良反应有食欲减退、不易入睡、恶心、呕吐、腹痛或上腹部不适、头痛、口干、情绪不稳、易激惹、好哭、心率加快和（或）血压升高等短期不良反应，一般在 1～2 周后可逐渐消失，无须特殊处理或根据反应轻重可适当减量。食欲减退是用药的最大障碍，可通过适当的饮食调整增加孩子早、晚餐热量的摄入，或在临睡前加餐来减轻此不良反应。中枢兴奋剂对抽动的影响目前还未确定，建议有抽动病史的患儿首选其他不影响抽动的药物，如必须使用，建议以较低的剂量服用，而且事先与家长、患儿进行沟通讨论。

（2）非中枢兴奋剂：

A. 选择性去甲肾上腺素再摄取抑制剂托莫西汀。托莫西汀（择思达）是第一个美国 FDA 批准用于儿童和成人 ADHD 治疗的非中枢兴奋剂。托莫西汀治疗 ADHD 的作用机制与其选择性抑制突触前膜去甲肾上腺素的再摄取有关。该药可用于简单的、难治的 ADHD，尤其是对中枢兴奋剂无效者，ADHD 共患抽动、焦虑、物质依赖、破坏性行为患者。我国目前有 10 mg、25 mg、40 mg 三种剂型。最佳剂量为 $1.2 \sim 1.4$ mg/（kg·d），每日 1 次，早上用药。常见的不良反应包括消化不良、恶心、呕吐、疲劳、食欲减退、眩晕和心境不稳。偶见肝损害。为减少不良反应的发生，建议从小剂量开始用药，从 0.5 mg/（kg·d）开始，3 日后增加剂量，逐渐增加至目标剂量 $1.2 \sim 1.4$ mg/（kg·d）。通常 $2 \sim 4$ 周开始起效，大部分 8 周内起效，12 周内达最佳疗效。

托莫西汀禁忌证：闭角型青光眼、对该药或该药其他成分过敏者，不可与单胺氧化酶抑制剂合用。

B. 三环类抗抑郁药：常用的有丙米嗪、去丙米嗪。丙米嗪可以提高 ADHD 儿童的注意力，减少冲动，也可以改善萎靡儿童的情绪，故对共患焦虑和抑郁的 ADHD 儿童比较适宜。剂量自每日早、晚各 12.5 mg 开始，若疗效不显，则加至早、晚各 25 mg，总量每日不超过 50 mg。丙米嗪的不良反应有轻度激动、口干、嗜睡、头晕、便秘、震颤及肌肉抽动。去丙米嗪则对改善 ADHD 的注意力不集中、多动过度和增强自控能力有效，但不良反应较多，有引起猝死的报道，故使用三环类抗抑郁药需要使用密切的心电图和临床检测。近来有报道使用其他新型的抗抑郁药——氟西汀、文拉法辛、安非他酮治疗共患抑郁障碍的 ADHD 患儿取得一定疗效。

C. α 肾上腺素能药物：包括可乐定和胍法辛。低剂量的可乐定可作用于蓝斑部位去甲肾上腺素能神经元前突触受体，抑制去甲肾上腺素的内源性清除，可以减少 ADHD 儿童的攻击行为和突发性行为，但没有中枢兴奋剂效果明显，尤其适用于共患抽动-秽语综合征的 ADHD 儿童。有片剂和贴片两种剂型。片剂从每日 0.05 mg 开始，以后逐渐缓慢加量至每日 $0.05 \sim 0.3$ mg。偶有降低血压、嗜睡、头痛和腹痛。使用皮肤贴片则应注意局部超敏反应。用药期间应注意监测血压。停药必须缓慢，警惕撤药综合征。

2. 非药物治疗

（1）行为矫正：利用学习原理，在训练中有合适行为出现时就给予奖励，以求保持，并继续改进；如果有不恰当行为出现，就加以漠视，或剥夺一些权利，以示惩罚。实施该法前应该先确定患儿的某些行为为"靶行为"，并将具体的操作方法告知孩子，取得孩子的合作。可通过使用阳性强化法强化好的"靶行为"，使用消退法或厌恶法消除不好的"靶行为"。一般采用奖罚结合的原则，如代币制、分数法和暂时隔离相结合。此类训练必须有家庭、学校和专业机构的共同参与，才能取得较好的效果和较持久的疗效。我们的临床实践证明药物治疗结合行为矫正比单纯使用药物的疗效要好。

（2）认知行为训练：通过采用问题解决策略、自我指导训练、合理情绪疗法和认知治疗方法，运用认知行为技术，训练 ADHD 儿童的自我控制、自我指导、多加思考和提高解决问题的能力。训练的目的在于使患儿养成"三思而后行"及在活动时养成"停停、看看、听听"的习惯，以达到离我调节。

（3）疏泄疗法：让患儿将不满情绪或对事物、父母的不满全表述出来，然后与家长共同分析，对的加以肯定，错的加以指导矫正，使患儿心情舒畅，能与家长融洽相处和相互合作。并利用机会，让患儿多做户外活动，使部分旺盛的精力得到疏泄，再回到课室或做作业时就会安静很多。

（4）父母和教师的咨询：几乎所有来诊的患儿家长都带有焦虑的情绪，有些教师也是如此，因此给予家长心理支持，帮助家长提高养育技能非常重要。若能获得教师的理解和共同参与，效果会更好。首先应帮助家长和教师认识 ADHD 是一种病，改变将患儿当成"坏孩子、没得救"的想法，告知家长和教师单纯的惩罚教育不但无效，甚至可起反作用。应多理解、多鼓励、多支持孩子，家长应采取一致的教养方法，可采用奖励为主结合温和的惩罚方式教育儿童。鼓励孩子参加有规则的活动，督促完成日常的学习任务，按时作息，保证充足的睡眠和合理的营养。学校和家庭都要有始终如一的纪律要求。还可以组织小型的家长学习班，由医生讲解有关 ADHD 的知识和特殊的照管方法，帮助成立"家长联谊会"，相互交流育儿心得和经验，同时宣泄家长心中的郁闷，改正不良的教养态度和方法。

（5）社交技能训练：大部分 ADHD 儿童存在社交技能不足，可通过指导、示范、录像反馈和角色扮演的方法，提高他们的社交技能，可采用集体治疗，也可采用个人治疗。

（6）躯体训练项目：通过躯体训练项目，如拳击、柔道、举重、田径运动、游泳、健身、网球等，指导他们控制冲动和攻击行为，使他们听从指导，增强自信心、自尊心。有研究报道，使用感觉统合训练方法治疗 ADHD 儿童，尤其是伴有运动技能障碍者，效果较好。

八、预后

ADHD 的预后与病情的轻重、是否及时有效治疗、有无家族史以及是否共患其他精神障碍等有关。有 15%～20% 的 ADHD 儿童症状在儿童期或青少年期消失；一部分儿童只残留一些较轻的症状，而且没有太多的功能损害；大约 1/3 的儿童将终身患有 ADHD。ADHD 持续至成人期的危险因素包括：具有明显的 ADHD 家族史、共患其他精神障碍和家庭环境不良。如果一个 ADHD 儿童同时具备以上三个因素中的两个，那么他至成年期几乎肯定是 ADHD 患者。

九、预防

ADHD 的预防主要是避免各种危险因素及对有高危因素者进行早期干预治疗。对于有高危因素的儿童，如出生低体重儿、早产儿、出生时有脑损伤的婴儿、属于"气质难养育型婴儿"应定期追踪观察；对在婴幼儿早期和学龄前期就有好哭、少睡、注意力分散、活动过多、冲动任性等症状的儿童，在进行行为矫正的同时，应及早进行提高注意力的训练，这样有助于减少或减轻以后 ADHD 的发生。

第二节　言语和语言发育障碍

声音、言语、语言是人类相互交流的工具。声音是肺部的气流经过咽部，致声带振动发出的声波。言语即说话，表达言语的方法，通过舌、唇、下颌、声道肌肉的协调，产生可辨别的声音。语言是用有意义的方式表达自己的想法，包括口头、书面与肢体表达。儿童言语、语言的发育是一动态过程。言语包括理解、处理和交流，由编码形成的规则，如词义、形成新词汇、词的组合，故语言是因沟通需要对信息进行编码和解码的过程。言语是口头语言的交流。语言发育由于受生物因素和环境的影响，个体差异很大。语言发展及有关语言的大脑功能存在着性别差异。

语言、言语发育障碍是儿童期最为常见的发育障碍之一。发育性口吃可出现在2～5岁儿童，男童较多见。文献报道的言语、语言迟缓的发病率范围相差很大。2005年，上海市流行病学调查结果显示，24～29月龄男、女童的语言发育迟缓检出率分别为16.2%和15.2%，30～35月龄分别为8.3%和2.6%。近年一项Cochrane系统分析学龄前、学龄儿童言语或语言发育迟缓，或两者均迟缓的发病率资料，结果显示2.0～4.5岁学龄前儿童言语、语言发育均迟缓的发病率为5%～8%，语言迟缓的发病率为2.3%～19.0%。学龄前儿童言语、语言发育迟缓会导致儿童学习困难，7～8岁表现阅读与书写困难。语言发育迟缓影响5%～10%的儿童。特发性语言损害是儿童学习困难的最常见原因，影响7%～8%的学龄前儿童，可持续至成人期。

一、儿童语言发育

（一）前语言期（出生至12月龄）

婴儿在开口说话之前，已经有了语言的使用。而这时沟通的方式是非言语的，如眼神的交流、微笑等，而且在这种方式的沟通中，逐渐学会语言交往的规则。例如，成人与儿童玩"躲猫猫"游戏体现了共同的参与，而且能够培养儿童在交往中的"轮流"行为。这一时期的婴儿主要是开始发音，3～4月龄时有反复的咿呀作声，8月龄时发声已有辅音和元音的组合，12月龄时会使用1个字，同时用姿势表示意思，如挥手表示再见、用手指点图片等。

（二）初语言期（1～3岁）

这时的幼儿使用词语表示他们已经知道的事物，用词语与他人交流，但体现了以自我为中心的特点。尽管如此，幼儿仍继续用非言语的方式，并且与说话的方式结合在一起进行交流。12～18月龄的幼儿会用单词，词汇增加到20个；18～24月龄的幼儿进入2个单词组合的阶段，当幼儿对某一事物很熟悉时，他们在交流中能按照规律组合词语，于是开始出现句子，这个阶段的词汇增加到数百个，模仿能力增加，交流中的话题增多，显示较好的灵活性；24～36月龄的幼儿，词汇量明显增多，而且能将以前学到的词汇应用在交流中，能表达意图和数量，此时的幼儿用词较恰当，而且能用特殊的方式表达自己的情绪、希望、兴趣等。3岁幼儿能说自己的姓名、年龄、性别，认识常见的物品、图画，遵循连续的2～3个指令。

（三）学龄前期（3～5岁）

此阶段的小儿开始出现更复杂的语言形式，例如，能使用介词（在……上面，在……下面）、条件句（如果……那么……）、连续词（因为……所以……，……但是……）。此时的小儿更为熟练地表达自己的意图和意思，在不同的情境下使用适当的交流。学龄前期小儿会讲故事，遵循3个连续的指令，懂得期待未来发生的事。例如，"明天我们去……"，对问句"谁""何处""什么"能够做出应答，但对问句"怎样""为什么"难以做出回答（尽管他们常问别人为什么）。4岁的小儿即使在陌生人面前说话也清晰易懂。

（四）学龄早期（5～12岁）

小儿入学后，环境对小儿的要求可以全部以语言的方式来表达。例如，要求小儿在教室保持安静，教师讲课传授知识、布置作业等。在大的群体中，要求小儿遵守"轮流"的规则，适当地、灵活地使用语言，保证学业的成功，并适应学校环境，在这个过程中发展小儿的语义学。这一时期，小儿学习与学业有关的新词语，获得新的信息和指令，掌握特定的学科。7～8岁时，小儿使用抽象的语言思考问题。到12岁时，其认知和语言能力的很多方面如同成人。

二、儿童言语及语言障碍分类

DSM-5将语言障碍、言语发声障碍、童年起病的流畅性障碍（口吃）、社交性（语用性）交流障碍和未界定的交流障碍分类为交流障碍，这是一类语言、言语或任何影响言语和非言语性交流的缺陷。目前，多数专著、权威文献及ICD-10仍以言语和语言发育障碍分类。

言语障碍即有发声或语音形成问题。言语失用症是一种言语障碍，儿童语音和音节不能正确组合形成词。语言障碍有语言表达障碍和感受性语言障碍两个亚类型：有语言表达障碍的儿童可理解语言的意思，有感受性语言障碍的儿童不理解语言含义。部分儿童只有语言表达障碍，部分儿童同时有语言表达障碍和感受性语言障碍，或部分儿童存在言语及语言障碍。

言语、语言迟缓和障碍各有表现。语言表达障碍可无感受语言迟缓，但两者往往同时存在语言表达障碍/感受语言迟缓。语言问题涉及语句、语义与语音、词义与用语的错误。

三、言语障碍

（一）临床表现

言语障碍的儿童可理解与表达语言，但有构音、语言不顺畅或发声问题。

1. 功能性构音障碍

功能性构音障碍即说话不清晰，有的小儿是个别发音错误，而有的则是表达时很多发音错误，甚至导致他人难以听懂。常见的构音异常有以下几种。

（1）语音改变：省略语音的某些部分，如省略"机"的辅音"J"，"机"变"一"、"飞机"变"飞一"；省略或简单化复韵母 ao、ie、iu、ang，"蚊（wén）子"变"无（Wú）子"、"汪汪（wāng）"变"哇哇（wā）"。

（2）语音替代：多为辅音，语音中断、增加。

舌根音化：以舌根摩擦音代替舌前位的发音。如用 g、k、h 代替其他语音，如"耳朵（duō）"变"耳郭（guō）"、"草（cǎo）莓"变"考（kǎo）莓"、"头发太（tài）长（cháng）"变"头发盖（gài）扛（káng）"。

舌前音化：以舌前音 d、t 代替某些语音。如"乌龟（guī）"变"乌堆（duī）"、"公（gōng）园"变"东（dōng）园"、"裤（kù）子"变"兔（tù）子"。

不送气音：是儿童发音时的气流和语音协调的问题。汉语中有送气音，如 p、t、k、c、s 等。儿童把送气音用不适送气的音替代，即产生发音错误。如"婆婆（po）"变"伯伯（bo）"、"泡泡（pào）"变"抱抱（bào）"。

（3）构音错误：构音错误，使别人难以理解。

2. 流利性问题

说话中有停顿、重复、延长和阻塞现象，严重时会使小儿交流受挫。常始于 2.5～4 岁的儿童。

（1）重复：在小儿言语或语言发展过程中，重复可看作是正常现象。但是当重复过于频繁，每 1 000 个词语中超过 50 次重复，或者 4 岁以后症状仍持续存在时，需要干预。

（2）延长：在说某词语时拖长某一声音。

（3）连带动作：当小儿说话不流利时，伴随一些动作，如面部扭曲、张大嘴、伸舌、瞪眼、下颌抽搐等。

3. 发音障碍

发音障碍可以是功能性的，也可以是器质性的，表现为音调、响度、音质共鸣的异常。这些异常可以单独存在，但常同时存在言语或语言的问题，从而形成复合的沟通障碍。

最常见的音质问题是声音嘶哑，持久的或进行性的声音嘶哑，特别是伴有喘鸣或可听得见的呼吸音，需要进一步用纤维镜检查，以发现咽乳头状瘤、先天性声门蹼或声带结节。儿童声带结节常常因为大声说话或不停地说话所致。声带麻痹表现为嗓音柔软或缺如，弱的、喘息样的哭声。

共鸣异常表现为鼻音过重或过轻，儿童腭裂、黏膜下腭裂、神经功能障碍可影响声门关闭造成鼻音过重；而严重上呼吸道感染或鼻炎可造成鼻音过轻。儿童腺样体肥大可出现慢性的无鼻音的发声。

（二）病因

言语发育多与儿童生长、发育有关。

1. 构音问题

（1）解剖结构异常：发音的肌肉、骨骼异常，如牙齿发育问题、唇腭裂。

（2）神经系统异常：部分脑或神经损伤，控制发音的肌肉不协调，如脑瘫。

（3）听力异常：正常语言交流的听力为 500～2 000 Hz 声频，声音强度在 40～60 dB。听觉是语言感受的重要途径，儿童传导性或感觉神经性听力受损时，无法正确地感受声音传导，将明显影响言语的辨认。

（4）儿童言语失用症：为言语运动性障碍，产生严重的构音障碍。儿童的语言难以理解，多发生在语言发育延迟的 2 岁左右幼儿。该类小儿发音时舌、唇、下颌位置不正确，难以正确发音，或时而正确、时而不正确，无大动作发育迟缓，但可能有其他技能发育问题，如剪、涂色、写，影响读、拼音等学习。

2. 流利性问题

原因不很清楚。近年的研究提出儿童发育性口吃发生的能力-需要模式理论，当儿童的运动技能、语言测试技能、情绪成熟状况、认知发育水平等能力与语言环境的需要不一致时，儿童可发生口吃。此外，双胎研究结果显示口吃有遗传和环境的影响。较少见的还有神经源性口吃，即获得性口吃，因神经系统疾病或头颅外伤所致。

3. 发声障碍

当肺部气流通过声带、咽部、鼻腔、口腔和唇时出现问题可致发声障碍。发声障碍与发音器官使用不当和解剖异常有关。

（1）听力障碍：声音的质量同样与听力有关，听力丧失者自我调节发声能力下降。

（2）咽喉部疾病：先天性喉蹼与胚胎发育异常有关，为少见的出生缺陷；新生儿出生后哭声低哑，张口呼吸，喉腔间有一先天性膜状物，为先天性喉蹼；大者可占喉腔之大部，称为喉隔。此外，咽部肿瘤、腭裂或硬腭与软腭疾病等也可以导致发声障碍。

（3）声带疾病：声带肌肉或神经损伤、息肉、结节、囊肿、肉芽肿、乳头（状）瘤和溃疡等，多为声带过度使用，如尖叫、唱歌等导致。

（三）评估

1. 高危因素

言语障碍的高危因素指可能影响儿童言语、语言发育延迟或障碍的因素，包括男性、有言语与语言损害家族史、父母受教育水平低和产前因素（早产、低出生体重、难产等）。

2. 辅助检查

（1）常规听力测试：可用声阻抗测听法、耳声发射、脑干诱发电位排除听力障碍。

（2）口腔运动功能评估：包括下颌的位置是否居中、嘴唇的运动、舌的位置和运动、口的轮替运动、发声情况等。

（3）其他：患儿如果有特殊的面容体征，可考虑进行相关遗传学检测；若怀疑症状与颅脑发育异常或颅内疾病有关，可考虑行头颅 MRI。

3. 构音评估

国内目前使用普通话音素发育进程（表8-1）和中国康复研究中心构音障碍监测法来进行构音评估。

表8-1 儿童普通话音素发育进程评估

普通话音素发育进程年龄（岁）	90%标准	75%标准
1.6～2.0	d、m	d、t、m、n、h
2.1～2.6	n	b、p、g、k、x、j、g
2.7～3.0	b、t、f、h、x	f
3.1～3.6	g、k	—
3.7～4.0	p	—
4.1～4.6	t、s、j、g、r	t、s、sh、z
>4.6	sh、zh、ch、z、c	zh、ch、z、c

（四）干预训练

轻度言语障碍可逐渐消退、自愈。严重的言语障碍或问题的儿童需要言语治疗，学习掌握产生语音的方法。预后与病因有关，严重者影响交流，产生社会心理问题。

1. 构音干预

（1）构音训练：多数发音错误的儿童意识不到自己的发音问题。治疗初期，需指出儿童错误发音，让儿童通过听录音辨别自己发音与正确发音的差异。当儿童能完全辨别并意识到自己发音错误时，方可进行治疗。

音素水平治疗：治疗从正常儿童最早出现的音（最容易发的音）开始，即目标音。首先帮助儿童认识正确发目标音的口形及其他特征；然后进行听觉训练，让儿童比较自己的目标音和正常目标音之间的差别；最后采用语音定位法，即让儿童观察语音治疗师发音时的唇、舌、下颌的运动和口形，同时儿童对着镜子模仿发音。若儿童仍不能发目标音，语音治疗师可寻找与目标音接近且儿童已能发的过渡音，从过渡音学习逐渐延伸到目标音。要求儿童以镜子为视觉反馈，观察自己的唇、舌、下颌位置，甚至用手触摸声带振动，体会发音部位。儿童掌握目标音后，则继续下一步治疗。

音节水平治疗：目的是强化目标音。即将目标音与其他的元音或辅音组成无意义的音节，巩固目标音，只有在完全正确地发出音节后，才可顺延至下一组水平的治疗。

单词水平治疗：儿童掌握目标音后，语音治疗师将目标音加入有意义单词的开始、中间或末尾。注意选择儿童熟悉的、生活常用的、符合儿童认知水平的单词；同时可采用与单词对应的图片，使儿童易于记忆，又增加趣味性。

句子水平治疗：治疗师选择一些符合儿童的句子，采用放慢说话速度、重复说、模仿说、与儿童一起说等方式。在重复说时，儿童必须跟随治疗师说话的音调、强度和节奏。治疗过程中，治疗师还可以有意在说话时发出儿童以往不正确的发音，训练儿童发现差异并自行纠正。

（2）口功能训练：口腔运动功能问题可影响儿童的语言清晰度。临床上对言语问题儿童同时存在口腔运动功能问题时，可进行口功能训练。如采用每天按压或轻柔快速地弹击儿童面颊、下颌、唇部，或用软硬适中的牙刷或硅胶棒刺激口腔内的舌、牙龈、颊黏膜和硬腭，逐渐增加食物质地等方法增强口腔本体感；采用让儿童吹泡泡、喇叭，或用吸管吸食，或模仿动物叫声，或口腔快速轮替运动等方法帮助改善口腔协调运动。

2. 流利性问题干预

语言不流利现象频繁出现时，可采用儿童游戏、父母指导、改变父母与儿童交往方式、调整环境等非直接干预措施，以避免儿童情绪紧张。注意劝告家长避免直接指正儿童的不顺畅语言，可采用重说和复诵的方法，亦可在游戏中促进语言顺畅，如故事接龙、儿歌、童谣等。

3. 发音干预

发音干预主要用于有听力障碍和智能迟缓儿童的发音训练，通过呼吸放松训练、声带放松训练，增加发音的呼吸支持，提高呼吸发声协调性，放松喉部肌肉等，主要关注音调、响度、清浊音、起音和声时等的训练。

四、语言障碍

(一) 临床表现

语言障碍儿童的症状轻重不一，可有一两个症状或多个症状，语言障碍儿童往往伴有社交困难和行为问题。

1. 感受性语言障碍

表现为儿童不能理解他人的指令及语言，有感受性语言障碍的儿童常常同时伴有表达性语言障碍。

2. 表达性语言障碍

儿童语言理解正常，但是不能应用语言表达自己的想法与需要，表现为不能组织词汇为句子，或句子简单、短，或语序错误；表达时用词不正确，常用占位符，如"嗯"；用词水平低于同龄儿童；说话时漏词；反复用某些短语，或重复（回声样）部分或所有问题。

(二) 病因

1. 特发性语言损害（SLI）

SLI 是指除语言发育明显落后于同龄儿童以外，其他发育水平均在正常范围内，无智力低下、听力异常、运动性疾病、社会情感功能异常以及明确神经损伤。SLI 儿童的亲属中发生语言发育问题和学习困难的比例较高，提示遗传的作用。病例对照研究证实，发生 SLI 的高危因素包括男性、家长教育水平低、多子女等。我国有关 SLI 的研究较少，有研究发现汉语 SLI 儿童动词后常常省略"了"，只用动词原形，与英语儿童的语言困难相似。SLI 儿童的语言能力随着年龄增加会逐渐提高，但语言加工、阅读和写作能力可持续存在不同程度的缺陷。

2. 获得性语言障碍

获得性语言障碍即因其他疾病或不利因素所致的语言障碍。

（1）神经系统疾病：可有语言功能损伤、情感障碍，如 Leigh 脑病、Rett 综合征、异染性脑白质营养不良、黏多糖病等退行性神经系统疾病。又如 Landau-Kleffner 综合征，又称获得性癫痫性失语，表现为语言能力的倒退。

（2）听力障碍：儿童患中耳炎损伤中耳，可致轻度传导性听力损害。虽然有较多文献报道，中耳炎与言语、语言发育有关，但机制尚有争议。此外，中枢性听力障碍（CAPD）患儿由于特殊听知觉受损，可能会造成阅读与学习困难，因此需要评估阅读与学习困难学龄儿童的中枢性听力障碍，但诊断、处理甚至物理疗法均存在争议。

（3）忽视、虐待以及缺乏早期语言环境：儿童的语言发育与儿童-母亲关系有关，如儿童受到身体与情感忽视及虐待可损害儿童语言发育。有物质滥用的母亲，其儿童（如酗酒、可卡因）可有言语、语言问题。

（4）颅脑外伤：儿童因车祸、运动或其他外伤致闭合性颅脑损伤可能伴认知及交流问题，特别是语言表达障碍。

（三）评估

1. 高危因素

语言障碍的高危因素指即可能使儿童言语、语言发育延迟或障碍的因素，包括男性、有言语与语言损害家族史、父母受教育水平低和产前因素（早产、低出生体重、难产等）。

2. 辅助检查

进行常规听力测试。患儿如果有特殊的面容体征，可考虑进行相关遗传学检测。若怀疑症状与颅脑发育异常或颅内疾病有关，考虑行头颅 MRI。

3. 语言评估

语言评估包括语言理解和语言表达的评估。但我国近年才开展语言干预，尚无完整的标准化语言评估测试，尤其是诊断测试工具。现有的包含有语言评估内容的评估方法有图片词汇测试、年龄与发育进程问卷、丹佛发育筛查测试、早期儿童语言发育进程量表、中文早期语言与沟通发展量表——普通话版、S-S 语言发展迟缓检查法以及韦氏智力测验等。

（四）干预与预后

1. 干预

心理干预包括心理治疗、咨询、认知行为治疗。

（1）制定目标：维果斯基的"最接近发育水平"理论是主导原则，即所定的目标应是略高于个体儿童的发育水平，但儿童经过努力可实现的目标。如儿童只说一个字时，干预则可采用叠词，然后向两个字的词语发展；儿童只会短语时，干预策略为扩展词语，让儿童模仿，帮助儿童建立学习模式，逐渐扩展为句子。

（2）干预方法：适用于年幼儿童或有严重语言障碍的儿童。需要在有意义的情境与游戏活动中进行。有两种主要的方法：①以语言治疗师为主导，主要采用练习、游戏中操练和塑造三种形式。练习即儿童回答字或单词的方式，形式比较单调，儿童常缺乏动力。游戏中操练即儿童先在一个游戏活动中完成语言目标后，再给儿童感兴趣的游戏活动强化语言目标的应答。塑造是给儿童听觉刺激，逐步诱导儿童产生接近目标的反应。这三种形式均需要治疗师在有结构的框架下进行，适用于年幼儿童或严重语言异常的儿童。②以儿童为中心，语言治疗师与儿童在玩游戏时将制定的目标语言加入游戏中，以有意引导儿童学习目标语言。当儿童达到治疗目标后，语言治疗师不断反馈，采用模仿、组词、扩展技能与儿童交流。该方法适用于固执、怕羞的儿童，也适用于有一定语言能力的学前儿童。

（3）干预策略：对儿童进行语言训练需要有特殊的干预策略。对于尚未开口说话、但有一定理解力的儿童，可以吸引儿童对声音、物品的注意，以及让儿童与他人玩轮流性和想象性的游戏。同时常用的策略还有以下几种：①"听力轰炸"，即反复以单词或叠词做语言刺激；②词与实物结合，将儿童感兴趣的物品和玩具与单词相匹配；③肢体语言，鼓励儿童用姿势、发声作交流；④情绪控制，纠正儿童用哭叫、发怒、扔物等不良的交流方式；⑤情境交流，创造情境，促使儿童与他人交流，并迅速给予应答。

对已经有语言，但语言内容少、形式简单的儿童的干预策略是让儿童在想象性游戏中模仿，如要求儿童模仿治疗师的语言，逐渐引导儿童主动表达，并能在生活中应用。治疗师采用肢体语言（手势、动作）强化儿童的语言感受；鼓励儿童有意识交流，创造各种机会与儿童对话；在商店购物、接待朋友、礼仪等角色扮演的游戏中让儿童学习生活用语。

无论哪种干预策略都需要注意个体差异，需要在治疗过程中采用适合儿童个体发育水平的语言与儿童交流。

（4）家庭配合：父母和抚养者在儿童语言发育及语言治疗中起着非常重要的作用。治疗效果决定父母配合与参与的程度。训练父母在生活中应用语言治疗的方法和策略，配合治疗师共同完成儿童语言治疗目标。

2. 预后

治疗效果与病因有关。脑损伤或其他器质性疾病引起的语言障碍治疗效果较差。有言语、语言问题的学龄前儿童进入学校学习后可能仍然有语言问题或阅读与学习困难。语言障碍的儿童因理解困难和语言交流问题可致社交问题，甚至产生情绪障碍，如抑郁、焦虑及其他情绪问题。

五、监测和筛查

儿童出生后，就应该在丰富的语言环境中生活，家庭是儿童早期语言发育最重要的环境，早期积极有效的亲子交流不仅对语言发育，而且对儿童整体发育水平都有积极的促进作用。此外，还应该对儿童的语言发育进行相应的监测及定期的筛查，一旦发现异常，应尽快进行专业的诊断评估并及早干预。

（一）监测

对儿童语言、言语发育的监测包括在每次儿童保健体检时询问父母对儿童语言及言语发育方面的主观感受，记录儿童语言及言语发育的进程，了解影响语言及言语发育的高危因素以及保护性因素等。教育家长感觉儿童有言语或语言问题即应咨询医师，进行进一步筛查和评估，如诊断儿童有言语、语言问题，则应咨询专科医师，确定病因及时干预。

（二）筛查

在监测过程中发现有异常，或者父母感觉小儿有语言、言语发育问题时，应该及时进行语言、言语筛查。筛查需要由经过培训的有经验的专业人员使用标准化的筛查工具进行，目前国内现有的语言特异性筛查工具有早期儿童语言发育进程量表、中文早期语言与沟通发展量表——普通话版、S-S语言发展迟缓检查法等，也可以使用一些全面发育筛查工具，如年龄与发育进程问卷、丹佛发育筛查量表等，其中也涉及语言、言语部分的筛查。

表8-2是儿童语言发育进程，可供基层儿童保健医师及家长参考，但是应用时还是需要注意儿童发育个体差异。

表 8-2　家长筛查儿童言语、语言发育进程

项目		月龄（月）	言语、语言水平
理解语言能力	说人或物名称	15	不看或不能指出 5～10 人或物品
	要儿童去拿衣服	18	对指令无反应
	看图说身体部位	24	不能指出身体部位
	问儿童问题	30	不能以肢体语言回复（点头或摇头）
	—	36	不理解动作词汇，不理解 2 个方向的指令
表达语言能力		15	说不到 3 个词
		18	不会说"妈妈""爸爸"或其他名称
		24	说不到 25 个词
		30	不会组合 2 个词，包括"名词+动词"的短句
		36	说不到 200 个词，不问物品名称；或重复别人所说的问题，或语言倒退；不会用完整句子
		48	用 2 个词常不正确；或用相近、相关的词替代正确用词

参 考 文 献

[1] 曹玲. 儿童呼吸治疗 [M]. 北京：人民卫生出版社，2019.

[2] 桂永浩. 小儿内科学高级教程 [M]. 北京：中华医学电子音像出版社，2021.

[3] 金星明，静进. 发育与行为儿科学 [M]. 北京：人民卫生出版社，2020.

[4] 李晓捷. 实用儿童康复医学 [M]. 2 版. 北京：人民卫生出版社，2016.

[5] 邵肖梅，叶鸿瑁，丘小汕. 实用新生儿学 [M]. 5 版. 北京：人民卫生出版社，2019.

[6] 鲍一笑. 小儿呼吸系统疾病学 [M]. 2 版. 北京：人民卫生出版社，2019.

[7] 申昆玲. 儿科呼吸系统疾病实例分析 [M]. 北京：人民卫生出版社，2018.

[8] 袁越. 实用小儿心电图学 [M]. 3 版. 北京：人民卫生出版社，2018.

[9] 朱翠平，李秋平，封志纯. 儿科常见病诊疗指南 [M]. 3 版. 北京：人民卫生出版社，2018.

[10] 廖清奎. 儿科症状鉴别诊断学 [M]. 3 版. 北京：人民卫生出版社，2016.

[11] 徐虹，丁洁，易著文. 儿童肾脏病学 [M]. 北京：人民卫生出版社，2018.

[12] 祝益民. 儿科危重症监护与护理 [M]. 2 版. 北京：人民卫生出版社，2017.

[13] 张琳琪，王天有. 实用儿科护理学 [M]. 北京：人民卫生出版社，2018.

[14] 穆玉明. 儿童肾脏病学 [M]. 北京：人民卫生出版社，2018.

[15] 许峰. 实用儿科机械通气操作手册 [M]. 北京：人民卫生出版社，2018.

[16] 刘湘云，陈荣华，赵正言. 儿童保健学 [M]. 5 版. 南京：江苏科学技术出版社，2017.

[17] 许尤佳，杨京华. 中西医结合儿科学 [M]. 3 版. 北京：科学出版社，2017.

[18] 马路一. 儿科急危重症 [M]. 北京：中国协和医科大学出版社，2018.

[19] 朱翠平. 儿科急症救治临床指引 [M]. 北京：人民卫生出版社，2018.

[20] 申昆玲，黄国英. 儿科学 [M]. 北京：人民卫生出版社，2016.